Doença Cerebrovascular na Infância e Adolescência

Doença Cerebrovascular na Infância e Adolescência

Maria Valeriana Leme de Moura Ribeiro
Professora Titular de Neurologia Infantil do Departamento de Neurologia da Faculdade de Ciências Médicas da Universidade de Campinas (FCM-Unicamp)
Professora-Associada do Departamento de Neurociências e Ciências do Comportamento da Faculdade de Medicina de Ribeirão Preto da Universidade de São Paulo (FMRP-USP)
Membro da International Pediatric Stroke Study (IPSS) – Toronto, Canadá
Coordenadora do Grupo CNPq de Pesquisa em Anormalidades Neurovasculares na Infância e Adolescência

Thieme
Rio de Janeiro • Stuttgart • New York • Delhi

Dados Internacionais de Catalogação na Publicação (CIP)

R484d

Ribeiro, Maria Valeriana Leme de Moura
Doença Cerebrovascular na Infância e Adolescência/Maria Valeriana Leme de Moura Ribeiro. – 1. Ed. – Rio de Janeiro – RJ: Thieme Revinter Publicações, 2021.

260 p.: il; 16 x 23 cm.

Inclui Índice Remissivo e Bibliografia.
ISBN 978-65-5572-006-8
eISBN 978-65-5572-007-5

1. AVC. 2. Doença Cerebrovascular. I. Título.

CDD: 616.81
CDU: 616.831-005.1

Contato com a autora:
valerian@unicamp.br

Nota: O conhecimento médico está em constante evolução. À medida que a pesquisa e a experiência clínica ampliam o nosso saber, pode ser necessário alterar os métodos de tratamento e medicação. Os autores e editores deste material consultaram fontes tidas como confiáveis, a fim de fornecer informações completas e de acordo com os padrões aceitos no momento da publicação. No entanto, em vista da possibilidade de erro humano por parte dos autores, dos editores ou da casa editorial que traz à luz este trabalho, ou ainda de alterações no conhecimento médico, nem os autores, nem os editores, nem a casa editorial, nem qualquer outra parte que se tenha envolvido na elaboração deste material garantem que as informações aqui contidas sejam totalmente precisas ou completas; tampouco se responsabilizam por quaisquer erros ou omissões ou pelos resultados obtidos em consequência do uso de tais informações. É aconselhável que os leitores confirmem em outras fontes as informações aqui contidas. Sugere-se, por exemplo, que verifiquem a bula de cada medicamento que pretendam administrar, a fim de certificar-se de que as informações contidas nesta publicação são precisas e de que não houve mudanças na dose recomendada ou nas contraindicações. Esta recomendação é especialmente importante no caso de medicamentos novos ou pouco utilizados. Alguns dos nomes de produtos, patentes e design a que nos referimos neste livro são, na verdade, marcas registradas ou nomes protegidos pela legislação referente à propriedade intelectual, ainda que nem sempre o texto faça menção específica a esse fato. Portanto, a ocorrência de um nome sem a designação de sua propriedade não deve ser interpretada como uma indicação, por parte da editora, de que ele se encontra em domínio público.

© 2021 Thieme
Todos os direitos reservados.
Rua do Matoso, 170, Tijuca
20270-135, Rio de Janeiro – RJ, Brasil
http://www.ThiemeRevinter.com.br

Thieme Medical Publishers
http://www.thieme.com

Capa: Thieme Revinter Publicações Ltda.

Impresso no Brasil por BMF Gráfica e Editora Ltda.
5 4 3 2 1
ISBN 978-65-5572-006-8

Também disponível como eBook:
eISBN 978-65-5572-007-5

Todos os direitos reservados. Nenhuma parte desta publicação poderá ser reproduzida ou transmitida por nenhum meio, impresso, eletrônico ou mecânico, incluindo fotocópia, gravação ou qualquer outro tipo de sistema de armazenamento e transmissão de informação, sem prévia autorização por escrito.

AGRADECIMENTOS

Agradeço aos Profissionais da Equipe de Estudos em Anormalidades Vasculares da Infância e Adolescência (ANVIA).

Durante décadas organizaram e concluíram pesquisas em Doenças Cerebrovasculares na Infância e Adolescência, resultando em publicações relevantes, nacionais e internacionais.

Sylvia Maria Ciasca, Katia Maria Ribeiro Silva Schmutzler, Carolina Camargo de Oliveira, Marina Junqueira Airoldi, Karla Maria Ibraim da Freiria Elias, Sonia das Dores Rodrigues, Janaina Aparecida de Oliveira Augusto e Walter Luiz Magalhães Fernandes.

Agradeço também aos profissionais da Editora Thieme Revinter, que, com dinamismo e competência, trabalharam para a finalização desta obra.

PREFÁCIO

Foi em um longínquo Congresso da Academia Brasileira de Neurologia na década de 90, que eu tive meu primeiro contato com a Professora Dra. Maria Valeriana Leme de Moura Ribeiro. Neste, como nos encontros a seguir, sempre saí impressionado com as suas observações visionárias sobre as doenças cerebrovasculares que ocorrem durante a infância e adolescência. Até aquele momento, poucas eram as descrições epidemiológicas encontradas na literatura médica mundial sobre as doenças cerebrovasculares nesta faixa etária, incluindo raros casos associados à má-formações cardíacas congênitas, que se somavam aos relatos de má-formações arteriovenosas cerebrais, tromboses venosas, e também aos eventos diagnosticados durante o parto. Em detrimento destas manifestações vasculares e neurológicas, o AVC isquêmico da infância e adolescência, quando incluído, era pouco valorizado do ponto de vista epidemiológico e frequentemente tinha origem infecciosa.

Naquele tempo, a tomografia de crânio tinha sido recentemente incorporada no diagnóstico das doenças neurológicas, contribuindo muito para o diagnóstico de AVC nestas faixas etárias precoces da vida, retificando o elevado número de casos hemorrágicos existentes, em detrimento dos eventos isquêmicos. Além disto, a introdução da tomografia e, a seguir, da ressonância magnética permitiu aprimorar o diagnóstico etiológico destes pacientes, já nas fases mais precoces, identificando *stroke mimics* e suas principais características clínicas, como ocorreu no adulto. Isto colaborou para o esclarecimento das principais síndromes neurovasculares e etiologias do AVC da infância e adolescência.

Ao tentar entender como a doença cerebrovascular na infância tinha tido tamanho desenvolvimento conceitual no Brasil naquele momento, diferente do que ocorria na maioria dos outros paises, soube através do tempo, que isto não ocorreu por acaso, e sim pelo empenho daqueles que construíram os alicerces do que é hoje a Neurologia Infantil no país, em particular pela capacidade agregadora de seu fundador, o Professor Antonio Frederico Branco Lefèvre e pela habilidade construtiva da Professora Maria Valeriana, que soube estruturar o conhecimento científico e a prática médica desta subespecialidade da Neurologia Infantil no Brasil. No capítulo sobre a História deste início no Brasil, o(a) leitor(a) poderá compreender e confirmar minhas observações pontuais com o texto referenciado da Professora. Como no adulto, este período pode ser classificado em diferentes fases com síndromes clínicas e etiologias diferentes, começando com o AVC na fase fetal, depois na perinatal, infância e por último na adolescência.

O AVC perinatal tem sido mais diagnosticado recentemente, em parte devido ao avanço dos métodos de imagem não invasivos, que permitiram o diagnóstico precoce e consequentemente reduziram as complicações neurológicas desta fase, como as encefalopatias epilépticas. Além disto, há uma relação importante destes eventos com a condição materna, que contribui para o aumento do risco vascular, tanto isquêmico como hemorrágico.

O AVC isquêmico na infância demanda uma atenção maior para o seu diagnóstico clínico. As síndromes motoras, as mais frequentes, podem apresentar alguma dificuldade ao examinador inexperiente, em particular quando o déficit motor for discreto. O erro no reconhecimento dos sinais e sintomas de AVC na fase precoce compromete todo o tratamento e o prognóstico destes pacientes. Muitos apresentam lesões que acometem as regiões proximais das artérias cerebrais médias, e anteriores, com envolvimento dos núcleos da base. As oclusões arteriais e arteriopatias focais da infância são frequentes nos casos de AVC isquêmico. Estes casos englobam etiologias distintas como dissecção arterial e vasculites virais. Não devemos esquecer duas etiologias que estão presentes mais frequentemente nesta faixa etária: a doença de Moyamoya e o AVC isquêmico associado à anemia falciforme. Ambos podem alterar a circulação intracraniana com estreitamento segmentar em suas diferentes fases evolutivas.

Pouco tempo atrás, por orientação da Professora, tive o prazer de ler o original da tese de doutorado apresentada em 1972 no Programa de Pós-Graduação do Departamento de Neurologia da Faculdade de Medicina da Universidade de São Paulo, pela neurologista infantil Dra. Satoe Gazal, sob orientação do Professor Dr. Antonio Frederico Branco Lefèvre. Nesta tese já se discutia o papel importante das arteriopatias focais na infância com documentação angiográfica dos casos. Entre as doenças descritas incluíram-se casos com doença de Moyamoya. Devido a experiências clínicas, como a da Dra. Gazal, hoje no Brasil contamos com neurocirurgiões infantis especializados em cirurgia de revascularização cerebral para os casos de doença de Moyamoya, na tentativa de reduzir os danos causados pela hipoperfusão crônica, que ocorre devido a evolução do processo obstrutivo.

A anemia falciforme em países multiétnicos como o Brasil, representa um problema de saúde pública com um grande impacto socioeconômico. Contudo, os serviços de Neurologia e Neuropediatria do nosso país têm exercido um papel ativo no sentido de realizar um diagnóstico integrado e precoce dos casos com envolvimento vascular intracraniano através do Doppler transcraniano, prevenindo o AVC nesta população. Estes pacientes, quando orientados adequadamente nesta fase de suas vidas, poderão evitar lesões vasculares encefálicas, que comprometeriam funcionalmente seu futuro.

Se ainda havia indefinição diagnóstica para muitos dos casos de AVC que ocorriam na infância e adolescência naquela época, o que dizer sobre o tratamento preventivo adotado para estes pacientes até recentemente, baseado apenas em opinião de especialistas, e o que dizer do inexistente tratamento da fase aguda? Um fator fundamental que revolucionou este quadro foi a criação de grupos de trabalhos internacionais organizados através de Sociedades Médicas e a incorporação desta área nos eventos das Sociedades de AVC no mundo. Com a ajuda da Professora Maria Valeriana, eu tive o prazer de incluir pela primeira vez no Congresso da Organização Mundial de AVC de 2012 em Brasília, uma parte significativa do programa científico dedicada especificamente a Neurologia Vascular da infância e adolescência, que persiste até hoje no programa dos congressos posteriores. O resultado deste ato foi a inclusão do Brasil nestes grupos internacionais de trabalho, pela ampla participação brasileira no evento e o surgimento das primeiras diretrizes médicas trazendo o conhecimento baseado em evidência para orientar a conduta médica a estes pacientes.

Por fim, devemos discutir o prognóstico em longo prazo destes pacientes. Haverá um comprometimento cognitivo na fase adulta? Como a transformação atual da reabilitação neurológica do AVC no adulto, introduzindo técnicas que influenciam a reorganização cerebral, atuariam na infância e adolescência?

Que este seja o primeiro dos muitos livros que virão para solidificar o conhecimento desta subespecialidade, mais uma concretização dos projetos visionários da Professora Dra. Maria Valeriana Leme de Moura Ribeiro.

Ayrton Roberto Massaro
Médico Neurologista
Hospital Sírio-Libanês

APRESENTAÇÃO

A insaciável capacidade da Prof. Dra. Maria Valeriana Leme de Moura Ribeiro de se envolver completamente com assuntos da maior importância em Neurologia Infantil, fez com que sua atenção se voltasse para a necessidade de destacar a doença cerebrovascular na infância, assunto que tem se constituído nos últimos anos no foco principal de sua brilhante carreira no ensino, na pesquisa e na divulgação deste tema, como a mais importante das tarefas.

O destaque merecido, para esta patologia que no passado se chegou a pensar ser principalmente do adulto, encontrou na pessoa da Prof. Maria Valeriana a maior entusiasta do tema Acidente Vascular Cerebral na Infância. Ela foi capaz de proporcionar no Brasil o importante destaque que merece tanto nas patologias cerebrovasculares em geral como na infância em particular.

Tive os primeiros contatos com Valeriana, uma bela jovem que se destacava por seu grande interesse pela Neurologia Infantil, saindo de Ribeirão Preto para participar dos famosos *rounds* liderados pelo Prof. Antonio Branco Lèfevre. Nessas oportunidades, aproveitei muito mais do que podia imaginar ao ter o mestre ao nosso lado sempre pronto a ensinar. Lèfevre foi o fundador da Neurologia Infantil no que foi seguido pela Prof. Maria Valeriana em Ribeirão Preto e por mim no Rio Grande do Sul. Temos, portanto, uma caminhada desde 1965 e seguramente aprendemos juntas muito mais do que ensinamos.

Todos os autores dos capítulos deste livro foram convidados por seus méritos e por suas experiências no assunto. Vários destes autores conheço por suas vivências em relação a este e a outros temas e, seguramente, são corresponsáveis pelo excelente livro que teremos em mãos dentro em breve.

O primeiro capítulo sobre o histórico do AVC na infância e na adolescência já nos dá a dimensão da abrangência do tema e como ele é tratado. O segundo capítulo a respeito do AVC neonatal traz um aspecto fundamental relacionado ao momento do nascimento como uma situação muito mais frequente para esta patologia do que se imaginaria a menos que se possa seguir sempre a neurologia fetal e neonatal. O capítulo 3, que aborda a angiogênese e vasculogênese, os capítulos 4 e 5 com imagens extremamente elucidativas, o capítulo 6, que trata do importante assunto fatores de risco no AVC; seguido pelo capítulo 7, que aborda os infartos subcorticais profundos, são extremamente necessários e esclarecedores.

O capítulo 8, Genética e AVC, é um dos capítulos mais abrangentes uma vez que, sem dúvida os aspectos genéticos são os que mais se desenvolveram nos últimos anos. O capítulo 9 aborda as anormalidades vasculares na infância e adolescência. O capítulo 10, Trombose Sinovenosa Cerebral na Criança, o capítulo 11, Doença de Moyamoya e AVC e

Síndrome de Down contribuem com informações adequadas e abrangentes das peculiaridades de cada uma destas síndromes. O capítulo 12 se dedica a delinear e a explicar as diferenças do AVC que ocorre na medula espinal da criança. O capítulo 13 trata com maestria dos aspectos evolutivos do AVC isquêmico e mostra as diferenças entre o que ocorre no adulto e na criança. No capítulo 16, dedicado à fisioterapia no AVC pediátrico, os autores discorreram sobre a importância da fisioterapia voltada para os distúrbios vasculares cerebrais na infância.

Os capítulos 14, 15, 17 e 18 tratam de temas da maior importância, como: processamento auditivo em crianças com doença cerebrovascular; evolução cognitiva e acadêmica pós-AVC na Infância e Qualidade de vida pós-AVC na infância, desafios no ambiente familiar e social são temas multidisciplinares que encerram de forma magistral essa obra única na literatura neurológica nacional.

Agradeço a oportunidade que tive de relembrar nossa caminhada na Neuropediatria e parabenizo de antemão a Prof. Dra. Maria Valeriana Leme de Moura Ribeiro e seus colaboradores pelo sucesso que terá o livro e por todo o entusiasmo com que se obteve sua realização.

Newra Tellechea Rotta
Neuropediatra
Livre-Docente em Neurologia
Membro Emérito da Academia Brasileira de Neurologia
Membro Emérito da Academia Ibero Americana de Neurologia Pediátrica
Membro Honorário da Academia Sul Riograndense de Medicina

COLABORADORES

ALFREDO LEBOREIRO FERNANDEZ
Professor Adjunto
Chefe da Disciplina de Neurologia do Hospital de Clínicas da Universidade Federal do Triângulo Mineiro (HC-UFTM)
Responsável do Serviço de Neurofisiologia Clínica do HC-UFTM
Título de Especialista em Neurofisiologia Clínica e Neurologia pela Sociedade Brasileira de Neurofisiologia Clínica e Academia Brasileira de Neurologia

ANA CAROLINA COHAN
Professora Doutora de Neurologia Infantil do Departamento de Neurologia da Faculdade de Ciências Médicas da Universidade Estadual de Campinas (FCM-Unicamp)

ANAMARLI NUCCI
Livre-Docente do Departamento de Neurologia da Faculdade de Ciências Médicas da Universidade Estadual de Campinas (FCM-Unicamp)
Professora Associada do Departamento de Neurologia da FCM-Unicamp

CAROLINA ARAÚJO RODRIGUES FUNAYAMA
Livre-Docente do Departamento de Neurociências e Ciências do Comportamento da Faculdade de Medicina de Ribeirão Preto da Universidade de São Paulo (FMRP-USP)

CAROLINA CAMARGO DE OLIVEIRA
Professora de Fisioterapia da Universidade São Francisco
Doutora pelo Departamento de Neurologia da Faculdade de Ciências Médicas da Universidade Estadual de Campinas (FCM-Unicamp)
Membro do grupo CNPq Anormalidades Neurovasculares na Infância e Adolescência (ANVIA)

CRISTIANE MARGARIDA DOS SANTOS
Bacharel em Direito pela Universidade Santa Cecília (Unisanta)
Pedagoga pela Universidade de Santo Amaro (Unisa)
Pós-Graduação em Educação – Gestão e Tutoria no Centro Universitário Leonardo da Vinci (Uniasselvi)
Coordenadora Pedagógica do Município de São Vicente

GERUZA PERLATO BELLA
Fisioterapeuta do Ambulatório de Reabilitação da Motricidade Infantil do Hospital das Clínicas da Universidade Estadual de Campinas (HC-Unicamp)
Docente do Curso de Especialização em Reabilitação Aplicada à Neurologia Infantil da Faculdade de Ciências Médicas da Unicamp
Doutora em Ciências da Cirurgia pela Faculdade de Ciências Médicas da Unicamp

GUALBERTO RUAS
Professor do Curso de Fisioterapia da Universidade Federal do Triângulo Mineiro (UFTM)
Pós-Doutor em Fisioterapia Respiratória pela Universidade Federal de São Carlos (UFSCAR)

GUILHERME AUGUSTO SOUZA ALCÂNTARA
Médico Residente de Neurocirurgia do Hospital das Clínicas da Faculdade de Medicina de Ribeirão Preto da Universidade de São Paulo (FMR-USP)

HELIO RUBENS MACHADO
Professor Titular do Departamento de Cirurgia e Anatomia da Faculdade de Medicina de Ribeirão Preto da Universidade de São Paulo (FMRP-USP)
Neurocirurgião da Divisão de Neurocirurgia do Hospital das Clínicas da FMRP-USP
Chefe da Divisão de Neurocirurgia Pediátrica do Hospital das Clínicas da FMRP-USP

INÊS ELCIONE GUIMARÃES
Psicóloga e Neuropsicóloga
Mestre e Doutora pela Faculdade de Ciências Médicas da Universidade Estadual de Campinas (FCM-Unicamp)
Professora da Universidade Metropolitana de Santos nos Cursos de Psicologia e Educação Especial

IVONE ELISABETE FERREIRA LEBOREIRO
Título de Especialista em Terapia Intensiva pela Sociedade Brasileira de Terapia Intensiva
Médica Cardiologista

JANAÍNA APARECIDA DE OLIVEIRA AUGUSTO
Neuropsicóloga}
Especialização em Neuropsicologia Aplicada à Neurologia Infantil pela Faculdade de Ciências Médicas da Universidade Estadual de Campinas (FCM-Unicamp)
Membro do grupo CNPq Anormalidades Neurovasculares na Infância e Adolescência (ANVIA) e da Equipe do Centro de Investigação da Atenção e Aprendizagem CIAPRE

JOSEMAR MARCHEZAN
Neurologista Infantil
Professor de Pediatria
Mestre em Saúde da Criança e Adolescente pela Universidade Federal do Rio Grande do Sul

JOSIANE RANZAN
Neurologista Infantil
Preceptora de Neuropediatria do HC de Porto Alegre
Doutora em Saúde da Criança e Adolescente pela Universidade Federal do Rio Grande do Sul

KARLA MARIA IBRAIM DA FREIRIA ELIAS
Fonoaudióloga
Mestre e Doutora em Ciências Biomédicas pela Faculdade de Ciências Médicas da Universidade Estadual de Campinas (FCM-Unicamp)
Membro do Grupo CNPq Anormalidades Neurovasculares na Infância e Adolescência (ANVIA)
Clínica Paparella de Otorrinolaringologia – Ribeirão Preto, SP

KATIA MARIA RIBEIRO SILVA SCHMUTZLER
Neuropediatra
Assistente das Disciplinas de Neurologia Infantil e Neonatologia do CAISM – Unicamp
Mestre e Doutora pela Universidade Federal de São Paulo (Unifesp)
Membro do Grupo CNPq Anormalidades Neurovasculares na Infância e Adolescência (ANVIA)

LÍDIA MAYUMI NAGAE
Professora-Associada em Neurorradiologia do Departamento de Radiologia da Universidade da Flórida – Gainesville, EUA

MARCO ANTONIO RODRIGUES GOMES DE OLIVEIRA
Graduação em Educação Física pela Universidade Metropolitana de Santos e Fisioterapia – Faculdade Don Domênico – Guarujá
Mestre em Anatomia dos Animais Domésticos e Silvestres – Ciências da Saúde na Universidade de São Paulo
Especialização em Bases Fisiológicas e Metodológicas do Treinamento Desportivo pela Universidade Federal de São Paulo (Unifesp)

MARINA JUNQUEIRA AIROLDI
Fisioterapeuta Proprietária da Clínica Therapies – Campinas, SP
Mestre em Ciências Médicas pela Faculdade de Ciências Médicas da Universidade Estadual de Campinas (Unicamp)
Membro do Grupo CNPq Anormalidades Neurovasculares na Infância e Adolescência (ANVIA)

MÔNICA APARECIDA PESSOTO
Professora Doutora do Departamento de Pediatria da Faculdade de Ciências Médicas na Universidade Estadual de Campinas (FCM-Unicamp) e Divisão de Neonatologia do CAISM – Unicamp

PAULO JUNQUEIRA
Residência Médica em Neurologia Pediátrica pela Universidade Estadual Paulista (Unesp)
Mestre em Neurologia pela Faculdade de Ciências Médicas na Universidade Estadual de Campinas (FCM-Unicamp)
Título de Especialista em Pediatria com Atuação em Neurologia Pediátrica pela AMB
Membro Titular da Academia Brasileira de Neurologia (ABN)
Membro da Academia Brasileira de Neurofisiologia Clínica

REGINA CÉLIA TUROLLA DE SOUZA
Docente do Curso de Especialização em Reabilitação Aplicada à Neurologia Infantil da Faculdade de Ciências Médicas na Universidade Estadual de Campinas (FCM-Unicamp)
Docente da Fisioterapia da Pontifícia Universidade Católica de Campinas (PUC-Campinas)
Doutora em Ciências Médicas pelo Departamento de Neurologia da FCM-Unicamp

RENATA CRISTINA FRANZON BONATTI
Professora-Associada da Disciplina de Neurologia do Hospital das Clínicas da Universidade Federal do Triângulo Mineiro (HC-UFTM)
Chefe da Unidade do Sistema Neurológico do HC-UFTM
Título de Especialista em Neurofisiologia Clínica e Neurologia pela Sociedade Brasileira de Neurofisiologia Clínica e Academia Brasileira de Neurologia

RICARDO SANTOS OLIVEIRA
Neurocirurgião Pediátrico da Divisão de Neurocirurgia Pediátrica do Hospital das Clínicas da Faculdade de Medicina de Ribeirão Preto da Universidade de São Paulo (HC-FMRP-USP)
Doutor e Pós-Doutor pela FMRP-USP
Fellowship de Neurocirurgia Pediátrica do Hôpital Necker-Enfants Malades – Paris, França
Professor Livre-Docente do Departamento de Cirurgia e Anatomia da FMRP-USP

SÉRGIO TADEU MARTINS MARBA
Professor Titular do Departamento de Pediatria da Faculdade de Ciências Médicas da Universidade Estadual de Campinas (FCM-Unicamp)
Divisão de Neonatologia do CAISM – Unicamp

SILVYO DAVID ARAÚJO GIFFONI
Médico Pediatra
Neurologista Infantil pela Universidade Estadual Paulista (Unesp)
Mestre em Ciências Médicas, Área de Concentração em Genética pela Faculdade de Ciências Médicas da Universidade Estadual de Campinas (FCM-Unicamp)
Doutor em Genética pela FCM-Unicamp
Neuropediatra do Centro de Investigação da Atenção e Aprendizagem DISAPRE e CIAPRE – Unicamp
Neuropediatra do Sensi Saúde, SP
Professor de Neurologia da Faculdade São Leopoldo Mandic

SÔNIA DAS DORES RODRIGUES
Graduação em Pedagogia pela Faculdade de Ciências Médicas da Universidade Estadual de Campinas (FCM-Unicamp)
Especialização em Psicopedagogia e Psicomotricidade na Pontifícia Universidade Católica de Campinas (PUC-Campinas)
Mestre e Doutora em Ciências Médicas pela FCM-Unicamp
Pesquisadora do DISAPRE
Diretora Presidente do CIAPRE

SYLVIA MARIA CIASCA
Professora Livre-Docente do Departamento de Neurologia
Coordenadora do DISAPRE
Membro do grupo CNPq Anormalidades Neurovasculares na Infância e Adolescência (ANVIA)

WALTER LUIZ MAGALHÃES FERNANDES
Residência em Pediatria no Hospital das Clínicas Samuel Libânio da Universidade do Vale do Sapucaí (Univás)
Residência em Neurologia Infantil no Hospital das Clínicas da Universidade Estadual de Campinas (Unicamp)
Pesquisador Colaborador do DISAPRE
Docente da Disciplina de Pediatria da Faculdade de Medicina do Vale do Sapucaí (Univás)
Membro das Equipes de Neurorradiologia das Clínicas de Ressonância Magnéticada Magsul e CIM, MG e CIM Poços de Caldas, MG
Ex-Líder do Serviço de Pediatria/Neuropediatria da Rede SARAH de Hospitais de Reabilitação

SUMÁRIO

1. HISTÓRICO DO AVC NA INFÂNCIA E ADOLESCÊNCIA 1
   Maria Valeriana Leme de Moura Ribeiro ▪ Ana Carolina Cohan ▪ Equipe CNPq

2. AVC PERINATAL: ASPECTOS CLÍNICOS E NEUROLÓGICOS 11
   Mônica Aparecida Pessoto ▪ Sérgio Tadeu Martins Marba

3. ANGIOGÊNESE E VASCULOGÊNESE 21
   Renata Cristina Franzon Bonatti ▪ Gualberto Ruas ▪ Alfredo Leboreiro Fernandez

4. NEUROIMAGEM E DOENÇAS CEREBROVASCULARES NA INFÂNCIA 31
   Walter Luiz Magalhães Fernandes ▪ Maria Valeriana Leme de Moura Ribeiro

5. PAPEL DA IMAGEM POR TENSORES DE DIFUSÃO NO AVC NA INFÂNCIA E ADOLESCÊNCIA 63
   Lídia Mayumi Nagae

6. VIVÊNCIAS EM FATORES DE RISCO NO AVC 75
   Josiane Ranzan ▪ Josemar Marchezan

7. INFARTOS SUBCORTICAIS PROFUNDOS NA INFÂNCIA (INFARTOS ESTRIATOCAPSULAR E LENTICULOESTRIADO) 85
   Alfredo Leboreiro Fernandez ▪ Ivone Elisabete Ferreira Leboreiro
   Maria Valeriana Leme de Moura Ribeiro

8. GENÉTICA E AVC 99
   Silvyo David Araújo Giffoni

9. ANORMALIDADES VASCULARES NA INFÂNCIA E NA ADOLESCÊNCIA 105
   Ricardo Santos Oliveira ▪ Helio Rubens Machado ▪ Guilherme Augusto Souza Alcântara

10. TROMBOSE SINOVENOSA CEREBRAL 139
    10.1 Trombose Sinovenosa Cerebral na Criança 139
    Katia Maria Ribeiro Silva Schmutzler

    10.2 Fatores Associados a Tromboses 157
    Carolina Araújo Rodrigues Funayama

11. DOENÇA DE MOYAMOYA E AVC NA SÍNDROME DE DOWN 165
    Paulo Junqueira

12. ACIDENTES VASCULARES DA MEDULA ESPINAL 181
    Anamarli Nucci

13 ASPECTOS EVOLUTIVOS DE CRIANÇAS COM ACIDENTE VASCULAR CEREBRAL ISQUÊMICO PERINATAL 187
Marina Junqueira Airoldi

14 PROCESSAMENTO AUDITIVO CENTRAL 191
Karla Maria Ibraim da Freiria Elias

15 EVOLUÇÃO COGNITIVA E ACADÊMICA APÓS ACIDENTE VASCULAR CEREBRAL NA INFÂNCIA 195
Sônia das Dores Rodrigues ▪ Inês Elcione Guimarães ▪ Sylvia Maria Ciasca
Maria Valeriana Leme de Moura Ribeiro

16 FISIOTERAPIA NO AVC PEDIÁTRICO 203

    16.1   Fisioterapia Neurofuncional no AVC Pediátrico 203
    Marina Junqueira Airoldi ▪ Carolina Camargo de Oliveira ▪ Geruza Perlato Bella
    Regina Célia Turolla de Souza

    16.2   Fisioterapia Aquática em Crianças com Sequelas de AVC 213
    Marco Antonio Rodrigues Gomes de Oliveira

17 QUALIDADE DE VIDA APÓS ACIDENTE VASCULAR CEREBRAL NA INFÂNCIA E ADOLESCÊNCIA 217
Sylvia Maria Ciasca ▪ Janaína Aparecida de Oliveira Augusto

18 AVC NA INFÂNCIA: DESAFIOS NO AMBIENTE FAMILIAR E SOCIAL 223
Cristiane Margarida dos Santos

    ÍNDICE REMISSIVO 229

Doença Cerebrovascular na Infância e Adolescência

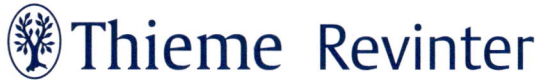

HISTÓRICO DO AVC NA INFÂNCIA E ADOLESCÊNCIA

CAPÍTULO 1

Maria Valeriana Leme de Moura Ribeiro
Ana Carolina Cohan
Equipe CNPq*

HISTÓRICO DO ACIDENTE VASCULAR CEREBRAL NA INFÂNCIA NO BRASIL

A identificação de doença cerebrovascular (DCV) em crianças e adolescentes foi registrada no século XVII e considerada rara, sendo inicialmente estudada por Gowers em 1888, por Osler em 1889, e Freud em 1897. Em seu livro *La Pratique Neurologique*, Pierre Marie, em 1911, apresenta o descritivo da paralisia cerebral em criança, valorizando a etiologia vascular. Objetivamente, em pacientes vivos, somente após o advento da angiografia cerebral, foi possível comprovar o envolvimento vascular na hemiplegia cerebral. A angiografia cerebral, introduzida em 1927 por Egas Moniz, possibilitou melhor compreensão da fisiopatologia das várias anormalidades vasculares em adultos e crianças.

No Brasil, assim como na América Latina, o primeiro trabalho científico sobre acidente vascular cerebral (AVC) na infância foi a tese de doutorado apresentada pela neurologista Infantil Satoe Gazal, sob orientação do Prof. Dr. Antonio Frederico Branco Lefèvre (Faculdade de Medicina da Universidade de São Paulo), em 1972, sob o título Acidentes Cerebrovasculares em Crianças: Estudo Clínicoangiográfico em 20 Doentes com Oclusões Arteriais. A partir de então, outros pesquisadores apresentaram publicações em nosso país com destaque ao grupo coordenado pela Prof[a]. Dra. Maria Valeriana Leme de Moura Ribeiro, na Universidade Estadual de Campinas, que desde a década de 1990 publicam trabalhos pioneiros no Brasil nesta temática. Estudos deste grupo de pesquisa enfatizaram e comprovaram sequelas cognitivas decorrentes do AVC na infância e a necessidade de detecção precoce a fim de se otimizar o prognóstico cognitivo, comportamental e acadêmico a longo prazo.[1-4] Este grupo de pesquisa encontra-se vinculado formalmente ao *International Pediatric Stroke Study – IPSS*, Toronto Canadá.

CONSIDERAÇÕES GERAIS

O AVC é emergência médica que leva a incapacidades variadas em adultos e crianças, além de impacto no paciente e seus familiares. Existe elevado custo econômico para o sistema de saúde em todos os países do mundo, particularmente naqueles onde a prevalência e a mortalidade não estão sob controle, como o Brasil. A identificação dos fatores de risco

---

* Grupo de Pesquisa CNPq "Anormalidades Neurovasculares na Infância e Adolescência": Carolina Camargo de Oliveira, Karla Maria Ibraim da Freiria Elias, Janaína Aparecida de Oliveira Augusto, Marina Airoldi Junqueira, Katia Maria Ribeiro Schmutzler, Sylvia Maria Ciasca e Maria Valeriana Leme de Moura Ribeiro

junto ao indivíduo possibilita a introdução de estratégias preventivas primárias e secundárias ao AVC. Em pacientes adultos, com o diagnóstico do AVC a partir de constatações clínicas, neurológicas e exames de neuroimagem, se recomenda tratamento em 3 a 4 horas da instalação do episódio agudo.

É necessário valorizar o conceito de reperfusão envolvendo o bom entendimento da proteção neuronal em área de penumbra bem definida em pacientes adultos, e seguramente realçar peculiaridades próprias da macro e microestrutura no cérebro fetal, no cérebro do neonato, do lactente, do pré-escolar e escolares, em diferentes fases do desenvolvimento. Nestes, a apreciação adicional deve levar em consideração mecanismos relacionados com o fluxo sanguíneo cerebral nas áreas encefálicas, bem como fluxo sanguíneo na substância cinzenta e branca, em contínuo e pleno desenvolvimento.

Relembramos que o peso cerebral do recém-nascido a termo é de 330 gramas, o peso do cérebro do lactente com 12 meses é 930 gramas, envolvendo aceleradas modificações estruturais e ultraestruturais bem conhecidas no transcorrer do neurodesenvolvimento. Portanto, o AVC na infância distingue-se daqueles ocorridos em adultos em relação a fisiopatologia, fatores de risco, apresentação clínica, diagnóstico, tratamento e prognóstico. No AVC da infância, é relevante sinalizar o diagnóstico de AVC: I. Fetal; II. Perinatal; III. Infância e Adolescência.

AVC Fetal

Ocorre a partir da 14ª semana gestacional. Ao redor do 35º dia de gestação, há formação do tecido mesodérmico, de redes vasculares primitivas, devidamente remodeladas, e primórdios de estruturas cerebrais (hemisférios cerebrais), bem como os primórdios vasculares referentes à artéria carótida interna e seus ramos, artéria cerebral média e demais artérias que se formarão. No AVC fetal, a lesão pode ser detectada *in utero* por US ou TC precoces. O AVC que ocorre no período fetal (antes de 20 semanas de gestação), em geral, apresenta-se com lesões cavitárias circundadas por áreas de malformação cortical[5].

AVC Perinatal

Constitui "grupo de condições heterogêneas em que há disfunção focal do fluxo sanguíneo cerebral secundário à trombose cerebral (arterial ou venosa) ou embolização, ocorrendo entre 20 semanas gestacionais a 28 dias de vida pós-natal, confirmada por estudos de neuroimagem ou estudo neuropatológico".[6] São inseridas nesta definição os AVCs arteriais isquêmicos, as tromboses venosas profundas e AVCs hemorrágicos. No berçário apresenta incidência de 1 para 4.000 nascidos vivos por ano,[1] com aumento nas últimas décadas atribuído à melhoria do diagnóstico por imagem e aumento da sobrevida de pacientes com doenças que predispõem a AVCs perinatais.[7] Ocorrem em recém-nascidos a termo com predominância no sexo masculino;[1,8] maior envolvimento da artéria cerebral média em mais de 50% dos recém-nascidos e discreto predomínio lesional no hemisfério cerebral esquerdo, possivelmente relacionado com o mecanismo de oclusão, como direção preferencial do êmbolo.[5]

Os fatores de risco podem ser identificados em 60/70% dos neonatos com AVC perinatal.[9] Entre os fatores de risco **maternos** destacam-se hipertensão arterial sistêmica, diabetes, anormalidades cardíacas, pré-eclâmpsia, gestações múltiplas, restrição de crescimento intrauterino, uso de drogas ilícitas, infertilidade, líquido amniótico meconial, corioamnionite, tocotraumatismo, parto cesárea, hipoglicemia. Entre os fatores de risco do **recém-nascido** merecem realce os distúrbios hematológicos, doenças cardíacas, infecções (meningite, sepse), traumas, desidratação e outros. A presença de fatores protrombóticos em pacientes com AVC perinatal estão associados a pior prognóstico neurológico.

Avaliação Clínica Neurológica

Os AVCs perinatais, de maneira geral, apresentam sintomas após 48 horas de vida e estão relacionados com anormalidades no parto, embolismo placentário, tocotraumatismo e com fatores previamente descritos. Os AVCs neonatais tardios ocorrem entre 4 e 28 dias de vida e estão associados a doenças cardíacas, infecções pós-natais ou outros eventos.[5]

Os AVCs perinatais **presumidos** são diagnosticados em lactentes ou crianças jovens através de neuroimagem mostrando lesões compatíveis com AVC de longa evolução.

Em relação aos AVCs perinatais arteriais isquêmicos, as crises epilépticas constituem sintoma comum, ocorrendo em 70% de neonatos, podem ser sutis, levando a atraso no diagnóstico;[10] podem apresentar apneia, letargia, dificuldade de sucção e hipotonia. Tardiamente, observa-se preferência manual precoce, uso diminuído de uma das mãos e alterações do tono em membros inferiores. A forma hemiparética de paralisia cerebral é sequela comum detectada a longo prazo. Na evolução, podem ocorrer crises epilépticas recorrentes, déficits cognitivos e comportamentais.[1]

A trombose de seio venoso em neonatos ocorre nas primeiras 48 horas de vida. Os sintomas são, em geral, sutis e incluem crises epilépticas, irritabilidade, letargia, desconforto respiratório, apneia e dificuldade de sucção. Algumas comorbidades específicas podem estar presentes: desidratação, meningite, sepse, defeitos cardíacos em recém-nascidos pré-termo ou a termo. Além de exames laboratoriais pertinentes, recomenda-se a avaliação cardiológica, de fatores protrombóticos e ultrassom transfontanela, que é de fácil utilização e baixo custo.

A tomografia computadorizada (TC) de crânio é utilizada com frequência para confirmar o AVC perinatal. No entanto, além da radiação ionizante, a TC apresenta baixa sensibilidade para detectar lesões isquêmicas nas primeiras horas após o evento.[11] Imagem por ressonância magnética (RM) apresenta maior sensibilidade e é considerada o padrão-ouro. Entre 24 a 48 horas até uma semana após a ocorrência do AVC arterial isquêmico, as imagens de RM ponderadas em T2 mostram hipersinal e as imagens em T1 hipossinal no córtex e substância branca afetados. A partir do final da primeira semana, esse padrão começa e se modificar, com as imagens ponderadas em T2 mostrando menor intensidade de sinal cortical, enquanto as imagens ponderadas em T1 mostram elevação da intensidade de sinal. Sequências ponderadas de difusão apresentam papel importante no diagnóstico de AVC arterial isquêmico em razão de elevada sensibilidade para a detecção de lesões nas primeiras horas a dias do evento isquêmico, com aumento da intensidade de sinal nas imagens ponderadas de difusão e diminuição concomitante da intensidade de sinal no mapa de coeficiente de difusão aparente (restrição à difusão).[12]

Tratamento

Na fase aguda do AVC perinatal, as opções terapêuticas estão voltadas a medidas de suporte, com manutenção adequada de oxigenação, níveis de glicose, hemoglobina eletrólitos, hidratação. As crises convulsivas devem ser revisadas do ponto de vista clinicoeletrencefalográfico e tratadas adequadamente em ambulatório. Na trombose de seio venoso, o tratamento da causa primária deve ser prontamente estabelecido.

O tratamento específico das causas do AVC perinatal, demandam exames complementares. No AVC arterial isquêmico, é necessária avaliação cardíaca, pesquisa de trombofilias, triagem infecciosa, triagem metabólica (incluindo dosagem de colesterol total e frações), gasometria e punção liquórica. No AVC hemorrágico, faz-se necessário estudo da coagulação e plaquetas, hemograma, dosagens de ferro, folato e eletroforese de hemoglobina.[13]

Objetivamente, o tratamento em **neonatos** com AVCI em primeiro episódio de origem não cardioembólica, não está indicada anticoagulação nem terapia com aspirina. Em **neonatos** com AVCI **recorrente**, iniciar anticoagulação ou terapia com aspirina.

Constatada por imagem trombose de seio venoso sem hemorragia intracraniana, deve-se iniciar anticoagulação com heparina convencional ou enoxaparina, mantida por no mínimo 6 semanas e no máximo 3 meses. Se houver hemorragia intracraniana, é recomendável manter cuidadosa monitorização radiológica por 5 a 7 dias, com uso de anticoagulação diante de evidente propagação do trombo.

A abordagem neurocirúrgica está indicada nos pacientes que apresentarem hidrocefalia ou hematoma cerebral na evolução.[13]

Após a alta hospitalar, o tratamento deve ser direcionado à reabilitação das sequelas motoras, fonoaudiológicas, cognitivas, comportamentais, com equipe multiprofissional.

AVC EM CRIANÇAS E ADOLESCENTES

Doenças cerebrovasculares estão entre as 10 principais causas de óbito na infância, particularmente nos 3 primeiros anos de vida.[14]

AVC Isquêmico em Crianças e Adolescentes

O atraso no diagnóstico do AVC na criança está associado à falta de conscientização de pediatras no reconhecimento de sintomas e sinais neurológicos, levando à investigação equivocada em diagnósticos diferenciais. Hemiparesia aguda é o déficit mais comum;[13] outros déficits incluem alterações da fala, ataxia, vertigem, diplopia e cefaleia, impossíveis de serem identificados em lactentes. Crises epilépticas são frequentes na fase aguda do AVC em crianças e lactentes.[15] Os principais fatores de risco identificados são arteriopatia, doenças cardíacas, doenças protrombóticas/hematológicas e infecções. Estudo recente do *International Pediatric Stroke Group* avaliando 676 crianças constatou como fatores de risco mais frequentes arteriopatias (53%), doenças cardíacas (31%), infecção (24%), trauma agudo de crânio e pescoço (23%), doenças sistêmicas agudas (22%), doenças sistêmicas crônicas (19%), distúrbios protrombóticos (13%).[16] Constitui fator de risco associado à ocorrência de AVC subsequente a ataque isquêmico transitório em crianças do sexo feminino com arteriopatia e doença autoimune.[3,17]

Arteriopatias

Arteriopatias são causas de AVC isquêmico na infância, presente em mais de 50% dos pacientes com risco de recorrência e pior prognóstico.[18] Incluem a arteriopatia estereotípica ("arteriopatia cerebral transitória"), possivelmente relacionada com infecção ou inflamação, além de dissecção arterial e síndrome moyamoya.[19]

A arteriopatia infecciosa/inflamatória é comum em pré-escolares e escolares; de forma geral é unilateral, afetando a porção proximal da artéria cerebral média, envolvendo artérias lenticuloestriadas, ou artéria cerebral anterior ou parte distal da carótida interna. Na avaliação inicial, pode haver dificuldade para a diferenciação entre arteriopatia cerebral transitória e arteriopatia progressiva. Recentemente foi sugerido o termo "arteriopatia focal cerebral".[20] A causa provavelmente está relacionada com mecanismos infecciosos, pós-infecciosos e/ou inflamatórios, sendo destacável a angiopatia pós-varicela que afeta as artérias lenticuloestriadas.

Existe melhora em alguns meses; foram relatadas, também, anormalidades pós-vacinação[21] (Fig. 1-1).

Nos AVCs arteriais isquêmicos tem sido investigada a associação de infecção de vias aéreas superiores, viroses e arteriopatia em crianças, bem como AVC associado à meningite bacteriana em crianças e lactentes.[1,22] Crianças com HIV podem desenvolver arteriopatia com AVC isquêmico ou hemorrágico.[23]

Dissecções arteriais são responsáveis por AVC isquêmicos em crianças (20%), particularmente na artéria carótida ou vertebrobasilar, decorrentes de traumas no pescoço ou coluna.

Moyamoya corresponde à oclusão progressiva das artérias do círculo de Willis, com formação de rede de pequenos vasos colaterais, e peculiar aparência na arteriografia de fumaça de cigarro.[24] O quadro clássico envolve ambas as porções distais das artérias carótidas internas, com possibilidade de envolvimento da circulação posterior. A doença de Moyamoya idiopática predomina na população asiática; a síndrome moyamoya pode ocorrer em associação a outras doenças como anemia falciforme, síndrome de Down, neurofibromatose e arteriopatias congênitas determinando hipoperfusão.[24,25] A doença

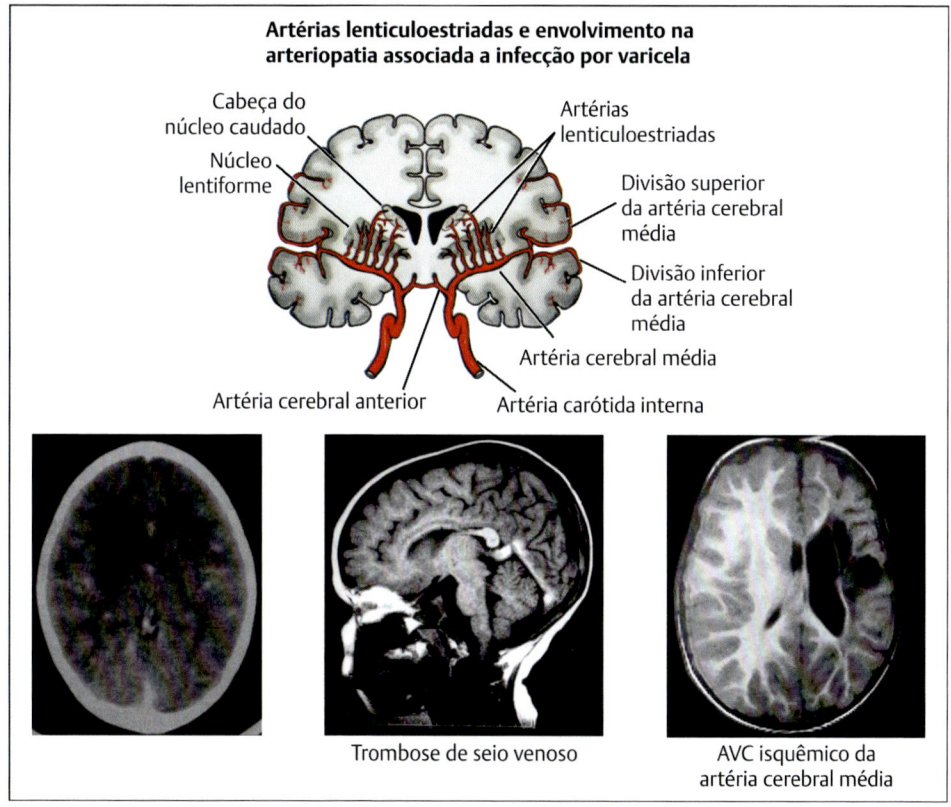

Fig. 1-1. Exemplos de acidentes vasculares cerebrais na infância e adolescência.

de Moyamoya está associada a mutações no RNF213 em japoneses. Outras mutações foram descritas em síndrome Moyamoya, incluindo os genes BRCC3/MTCP1 e GUCY1A3.[26]

Doenças Cardíacas
A doença cardíaca constitui fator de risco para AVCI na infância e adolescência (12 a 28%).[27] As doenças cardíacas congênitas complexas cianóticas apresentam maior risco de AVC com recorrência e os procedimentos cirúrgicos corretivos, por sua vez, aumentam os riscos. Diferentes etiologias cardíacas adquiridas também estão associadas a AVCs na infância e incluem endocardites infecciosas, cardiomiopatias infecciosas, metabólicas, doença cardíaca valvar, forame oval patente.[28]

Doenças Protrombóticas/Hematológicas
Trombofilias são anormalidades dos sistemas de coagulação, fibrinolítico e plaquetário que predispõem à formação patológica de trombos. Apesar de eventos protrombóticos estarem associados a AVC na infância, apresentam fatores de risco adicionais no momento do evento. A maioria dos distúrbios da coagulação estão associados a infartos venosos, sendo importante a deficiência do fator V de Leiden.[29]

Anemia falciforme é doença frequente em nosso meio, com elevado risco de AVC, sendo responsável por 10% da mortalidade. Cerca de 25% das crianças com anemia falciforme apresentam AVC sintomático ou assintomático, do tipo AVCI ou AVCH,[30] com recorrência frequente bem como acometimento cerebral bilateral.[30] Há dois mecanismos associados a AVCI na anemia falciforme: arteriopatia progressiva da carótida interna em decorrência de dano endovascular decorrente do aumento crônico do fluxo sanguíneo cerebral contendo células falciformes e oclusão de pequenas artérias cerebrais pelas células falciformes levando a pequenos infartos multifocais.[31] É importante o acompanhamento dessas crianças com Doppler transcraniano, e indicado terapia para redução do fluxo sanguíneo cerebral, e redução de risco do AVC.[30]

Os fatores de risco para trombose de seio venoso variam conforme a idade. Em lactentes, desidratação é a principal causa. Infecções de cabeça e pescoço são responsáveis por 30% em pré-escolares e escolares. Mais da metade dos pacientes apresentam múltiplos fatores de risco. Distúrbios protrombóticos são encontrados em 20 a 80% das crianças com trombose de seio venoso.[32]

AVC Hemorrágico em Crianças e Adolescentes
A apresentação clínica se caracteriza por cefaleia de início súbito ou insidioso de forte intensidade, acompanhada por náusea, vômito, com ou sem crises epilépticas. Em crianças menores, sinais neurológicos focais choro e irritabilidade pode ser o sintoma inicial. Entre as anormalidades vasculares destacam-se: malformações arteriovenosas, cavernomas, angiomas venosos, aneurismas, síndromes genéticas com alterações vasculares, trauma com dissecção arterial, arteriopatias (doença ou síndrome Moyamoya, anemia falciforme, vasculite, vasculopatia pós-irradiação), transformação hemorrágica de AVCs isquêmicos, fístulas durais arteriovenosas. Entre os fatores sistêmicos, merecem destaque as coagulopatias (neoplasias hematológicas, deficiência de fatores de coagulação), trombocitopenia, hipertensão arterial.

Como em adultos, a TC confirma a área de hipodensidade no território AVCI e pode demonstrar sinal hiperdenso do trombo arterial, transformação hemorrágica e edema cerebral maligno. No AVC hemorrágico, a TC de crânio é o exame de escolha.[11]

A RM oferece maior sensibilidade para o diagnóstico do AVC nas fases iniciais, tem custo elevado e necessita de sedação em crianças. No AVC hemorrágico, as sequências de angiografia arterial e venosa (bem como sequências com alta sensibilidade para detectar produtos sanguíneos, como gradiente eco e imagem ponderada de suscetibilidade podem auxiliar o diagnóstico etiológico, em crianças com traumas, cavernomas e endocardite.[33]

Angiografia computadorizada é o exame padrão-ouro para definição da etiologia em crianças com AVC hemorrágico.

Tratamento e Orientações Gerais

Na fase aguda dos AVCs são essenciais as medidas para prevenção de dano cerebral secundário, garantindo aporte adequado de oxigênio e glicose, nutrientes ao tecido cerebral, níveis de pressão arteriais para os vários grupos etários. As crises epilépticas aumentam a demanda metabólica cerebral e devem ser prontamente tratadas.[34] Recentes estudos experimentais têm demonstrado resultados promissores com o uso de substâncias neuroprotetoras na fase aguda do AVC.

A segurança e a eficácia do uso de medicação trombolítica ou trombectomia mecânica na fase aguda de AVCs arteriais isquêmicos em crianças ainda não foram determinadas. Apesar de estudos demonstrando evidência de dissolução do trombo com terapia trombolítica foram observados percentuais expressivos de crianças com elevadas taxas de hemorragias.[35] Estudos recentes têm avaliado a aplicabilidade da terapia trombolítica no AVC na infância, incluindo o uso de microbolhas e hipotermia leve associados ao trombolítico.[13]

A prevenção de recorrência do AVC deve ser preocupação básica do médico assistente, observando fatores de risco e etiologia do AVC.

Há evidências consistentes de segurança e diminuição das taxas de recorrência com o uso precoce de agentes antitrombóticos, tanto anticoagulantes quanto antiplaquetários. Estudos indicam que a transformação hemorrágica de AVCs arteriais isquêmicos em crianças não têm aumento com o uso de anticoagulantes.[36] Contraindicação para o uso de anticoagulantes incluem hemorragia intracraniana, hipertensão arterial descontrolada e distúrbios da coagulação.[37,38] É importante enfatizar a carência de pesquisas bem conduzidas na população pediátrica. Apesar da ausência de ensaios clínicos, o ácido acetilsalicílico é recomendado como prevenção secundária em crianças com AVC arterial isquêmico, em dose de 2 a 5 mg/kg/dia.

O risco de síndrome de Reye é considerado baixo.

O edema cerebral maligno na fase aguda dos AVC I podem-se desenvolver em obstruções arteriais proximais (AVC do tronco da artéria cerebral média). Esse edema pode ser identificado em até 72 horas, mas pode-se manifestar em menos de 24 horas e deve ser providenciada redução imediata da pressão intracraniana. Em crianças, estudos randomizados mostram redução da mortalidade com craniectomia descompressiva.[39]

Para o tratamento da trombose venosa profunda, deve ser instituída a terapia anticoagulante e mantida por 3 a 6 meses. Apenas hemorragias intracerebrais maciças ou sangramentos sistêmicos são considerados contraindicações relativas. Se o tratamento anticoagulante não for instituído, novo exame de imagem deve ser realizado em 5 a 7 dias, a fim de avaliar a possibilidade de propagação do trombo, que pode ocorrer em 20 a 30% dos pacientes.[13]

A reabilitação deve ser instituída precocemente com amparo de equipe multidisciplinar, visando melhoras das sequelas motoras, fonoaudiológicas, cognitivas, comportamentais e repercussões psicossociais.[38,40]

Evolução

Mais da metade das crianças com AVCI arterial evoluem com **déficits** neurológicos moderados a graves, epilepsia; e mortalidade variável de 5 a 13%. Foram identificados em pesquisas na FCM UNICAMP fatores associados a pior prognóstico na evolução de crianças com AVC[1] associados à:

1. Idade abaixo de 12 meses.
2. Alteração da consciência ou crises epilépticas na fase aguda da doença.
3. Extensão e localização do território vascular comprometido.

A *International Alliance for Pediatric Stroke (IAPS)* nas últimas duas décadas tem procurado reunir instituições e grupos de pesquisa em AVC pediátrico em todos os países do mundo, visando promover ampla conscientização, pois: "O AVC Pode Acontecer em Qualquer Idade".

As principais sequelas do AVC na infância e adolescência incluem: hemiparesia, epilepsia, funções relacionadas com linguagem, comprometimento cognitivo (inteligência, atenção, memória, outras) e emocional. Também podem ser constatados impactos nos processos de aprendizagem, constituindo preocupação para as famílias de crianças acometidas.[2,4,23,30,41-43]

A função auditiva é particularmente vulnerável aos acometimentos vasculares porque existe envolvimento do território da artéria cerebral média.[1,44] É exatamente esta artéria e seus ramos os responsáveis pelo suprimento de nutrientes em áreas corticais auditivas localizadas na região temporal, parietal e ínsula, e sua interrupção pode levar a distúrbio das habilidades de processamento auditivo (reconhecimento e interpretação de todos os tipos sonoros). Esse acometimento repercutirá na transmissão, análise, organização, transformação, elaboração, armazenamento, recuperação e/ou uso das informações auditivas.[45] Existe dificuldade de compreender a linguagem falada em situações desfavoráveis de escuta, como a que ocorre na presença de mensagens competitivas, nos ambientes ruidosos ou com reverberação; dificuldade de localização sonora; em sustentar a atenção; seguir instruções complexas; entre outros. Estes comprometimentos resultam na perda parcial ou total das informações sonoras com solicitação frequente de se repetir a mensagem, muitas vezes fazendo com que a criança seja considerada distraída ou desmotivada.[45]

Outro achado destacável da pesquisa foi a constatação de que as crianças que evoluíram com epilepsia após o AVC apresentaram desempenho inferior aos indivíduos que não tiveram esta condição.[43]

Comportamentos como agressividade e hiperatividade com certa frequência são observados, bem como ansiedade, baixa autoestima, sintomas depressivos, dificuldades ou falta de repertório para habilidades sociais e, também, transtornos psiquiátricos.

Por outro lado, não se pode ignorar o impacto que tal condição traz às famílias dos pacientes. Os sintomas mais observados no cuidador estão relacionados com estresse, depressão e ansiedade. Portanto, as intervenções realizadas com a criança ou adolescente devem ser complementadas com orientações familiares.[46,47]

Estudos como os citados corroboram com a relevância do acompanhamento ambulatoriais a curto, médio e longo prazos de caráter interdisciplinar para que anormalidades possam ser identificados com estabelecimento de planos de reabilitação adequados às necessidades de cada paciente, superação, qualidade de vida, profissionalização, com inserção no mercado de trabalho.

REFERÊNCIAS BIBLIOGRÁFICAS

1. Moura-Ribeiro MVL, Ferreira LS, Montenegro MA, Vale-Cavalcante M, Piovesana AMSG, Scotoni AE et al. Doença cerebrovascular na infância: II. Aspectos clínicos em 42 casos. Arq Neuropsiquiatr. 1999;57:594-8.
2. Rodrigues SD, Ciasca SM, Moura-Ribeiro MVL. Ischemic cerebrovascular disease in childhood: cognitive assessment of 15 patients. Arq Neuropsiquiatr. 2004;62:802-7.
3. Elias KMIF, Moura-Ribeiro MVL. Stroke caused auditory attention deficits in children. Arq Neuropsiquiatr. 2013;71:11-7.
4. Elias KMIF, Oliveira CC, Franco KMD, Rodrigues SD, Ciasca SM, Moura-Ribeiro MVL. Central auditory processing outcome after stroke in children. Arq Neuropsiquiatr. 2014;72:680-6.
5. Govaert P, Ramenghi L, Taal R, de Vries L, de Veber G. Diagnosis of perinatal stroke I: definitions, differential diagnosis and registration. Acta Paediatr. 2009;98:1556-67.
6. Raju TN, Nelson KB, Ferriero D, Lynch JK. Ischemic perinatal stroke: summary of a workshop sponsored by the National Institute of Child Health and Human Development and the National Institute of Neurological Disorders And Stroke. Pediatrics. 2007;120:609-16.
7. Nelson KB, Lynch JK. Stroke in newborn infants. Lancet Neurol. 2004;3:150-7.
8. Chabrier S, Husson B, Dinomais M, Landrieu P, Nguyen The Tich S. New insights (and new interrogations) in perinatal arterial ischemic stroke. Tromb Res. 2011;12:13-22.
9. Lee J, Croen LA, Backstrand KH, Yoshida CK, Henning LH, Lindan C et al. Maternal and infant characteristics associated with perinatal arterial stroke in the infant. JAMA. 2005;293:723-9.
10. Beslow LA, Smith SE, Vossough A, Licht DJ, Kasner SE, Favilla CG et al. Hemorrhagic transformation of childhood arterial ischemic stroke. Stroke. 2011;42:941-6.
11. Mallick AA, Ganesan V, Kirkham FJ, Fallon P, Hedderly T, McShane T et al. Diagnostic delays in paediatric stroke. J Neurol Neurosurg Psychiatry. 2015;86:917-21.
12. Dudink J, Mercuri E, Al-Nakib L, Govaert P, Counsell SJ, Rutherford MA et al. Evolution of unilateral perinatal arterial ischemic stroke on conventional and diffusion-weighted MR imaging. AJNR Am J Neuroradiol. 2009;30:998-1004.
13. Moura-Ribeiro MVL, Schmutzler KMRS. Afecções vasculares na infância: abordagens médicas, fisioterápica, fonoaudiológica, psicológica e odontológica. In: Moura-Ribeiro MVL, Ferreira LS, Schmutzler KMRS (Eds.). Condutas em Neurologia Infantil. 3. ed. Rio de Janeiro-RJ: Thieme Revinter Publicações; 2017. p. 149-74.
14. Murphy SL. Deaths: Final Data for 1998. Natl Vital Stat Rep. 2000;48:1-105.
15. Abend NS, Beslow LA, Smith SE, Kessler SK, Vossough A, Mason S et al. Seizures as a presenting symptom of acute arterial ischemic stroke in childhood. J Pediatr. 2011;159:479-83.
16. Mackay MT, Wiznitzer M, Benedict SL, Lee KJ, de Veber GA, Ganesan V. Arterial ischemic stroke risk factors: the International Pediatric Stroke Study. Ann Neurol. 2011;69:130-40.
17. Lehman LL, Watson CG, Kapur K, Danehy AR, Rivkin MJ. Predictors of stroke after transient ischemic attack in children. Stroke. 2016;47:88-93.
18. Goldenberg NA, Bernard TJ, Fullerton HJ, Gordon A, de Veber G. Antithrombotic treatments, outcomes, and prognostic factors in acute childhood-onset arterial ischaemic stroke: a multicentre, observational, cohort study. Lancet Neurol. 2009;8:1120-7.
19. Sébire G, Fullerton H, Riou E, de Veber G. Toward the definition of cerebral arteriopathies of childhood. Curr Opin Pediatr. 2004;16:617-22.
20. Rosa M, De Lucia S, Rinaldi VE, Le Gal J, Desmarest M, Veropalumbo C et al. Paediatric arterial ischemic stroke: acute management, recent advances and remaining issues. Ital J Pediatr. 2015;41:95.
21. Wirrell E, Hill MD, Jadavji T, Kirton A, Barlow K. Stroke after varicella vaccination. J Pediatr. 2004;145:845-7.
22. Amlie-Lefond C, Bernard TJ, Sébire G, Friedman NR, Heyer GL, Lerner NB et al. Predictors of cerebral arteriopathy in children with arterial ischemic stroke: results of the International Pediatric Stroke Study. Circulation. 2009;119:1417-23.
23. Rotta NT, da Silva AR, da Silva FL, Ohlweiler L, Belarmino E Jr, Fonteles VR et al. Cerebrovascular disease in pediatric patients. Arq Neuropsiquiatr. 2002;60:959-63.

24. Kronenburg A, Braun KP, Van Der Zwan A, Klijn CJ. Recent advances in Moyamoya disease: pathophysiology and treatment. Curr Neurol Neurosci Rep. 2014;14:423.
25. Junqueira PA, Moura-Ribeiro MVLD. Moyamoya And Down Syndrome: Study Conducted By Meta-Analysis. Arq Neuropsiquiatr. 2002;60:274-80.
26. Guey S, Tournier-Lasserve EM, Hervé D, Kossorotoff M. Moyamoya disease and syndromes. From genetics to clinical management. Appl Clin Genet. 2015;8:49-68.
27. Ganesan V, Prengler M, McShane MA, Wade AM, Kirkham FJ. Investigation of risk factors in children with arterial ischemic stroke. Ann Neurol. 2003;53:167-73.
28. Omeroglu RE, Olgar S, Nisli K, Elmaci T. Recurrent hemiparesis due to anterior mitral leaflet myxomas. Pediatr Neurol. 2006;34:490-4.
29. Barreirinho S, Ferro A, Santos M, Costa El, Pinto-Basto J, Sousa A et al. Inherited and acquired risk factors and their combined effects in pediatric stroke. Pediatr Neurol. 2003;28:134-8.
30. Oliveira CCD, Ciasca SM, Moura-Ribeiro MVL. Stroke in Patients With Sickle Cell Disease: Clinical And Neurological Aspects. Arq Neuropsiquiatr. 2008;66:30-33.
31. Hoppe C, Klitz W, D'Harlingue K, Cheng S, Grow M, Steiner L et al. Confirmation of an association between the TNF(-308) promoter polymorphism and stroke risk in children with sickle cell anemia. Stroke. 2007;38:2241-6.
32. Ichord RN, Benedict SL, Chan AK, Kirkham FJ, Nowak-Göttl U. Paediatric cerebral sinovenous thrombosis: findings of the International Paediatric Stroke Study. Arch Dis In Child. 2015;100:174-9.
33. Klein I, Iung B, Labreuche J, Hess A, Wolff M, Messika-Zeitoun D et al. Cerebral microbleeds are frequent in infective endocarditis: a case-control study. Stroke. 2009;40:3461-5.
34. Montenegro M, Guerreiro MM, Scotoni AE, Tresoldi AT, Moura-Ribeiro M. Doença cerebrovascular na infância: I. Manifestações epilépticas. Arq. Neuro-Psiquiatr. 1999;57:587-93.
35. Rivkin MJ, deVeber G, Ichord RN, Kirton A, Chan AK, Hovinga CA et al. Thrombolysis in pediatric stroke study. Stroke. 2015;46:880-5.
36. De Veber G, Macgregor D, Curtis R, Mayank S. Neurologic outcome in survivors of childhood arterial ischemic stroke and sinovenous thrombosis. J Child Neurol. 2000;15:316-24.
37. Monagle P, Chalmers E, Chan A, deVeber G, Kirkham F, Massicotte P et al. Antithrombotic therapy in neonates and children: American College Of Chest Physicians evidence-based clinical practice guidelines (8th ed.). Chest. 2008;133:887s-968s.
38. Rivkin MJ, Bernard TJ, Dowling MM, Amlie-Lefond C. Guidelines for urgent management of stroke in children. Pediatr Neurol. 2016;56:8-17.
39. Ramaswamy V, Mehta V, Bauman M, Richer L, Massicotte P, Yager JY. Decompressive hemicraniectomy in children with severe ischemic stroke and life-threatening cerebral edema. J Child Neurol. 2008;23:889-94.
40. de Veber G. In pursuit of evidence-based treatments for paediatric stroke: the UK and Chest Guidelines. Lancet Neurol. 2005;4:432-6.
41. Ciasca SM, Moura-Ribeiro MVL. Avaliação neuropsicológica em criança com diagnóstico de DCV. Arq Neuropsiq. 2001;59(Suppl 1):120-2.
42. Oliveira KT, Moura-Ribeiro MVL, Ciasca SM. Cerebrovascular disease: language acquisition in preschool children. Arq Neuropsiquiatr. 2005;63:807-13.
43. Rodrigues SD, Ciasca SM, Guimarães IE, Elias KMIF, Oliveira CC, Moura-Ribeiro MVL. Does stroke impair learning in children? Stroke Res Treat. 2011;2011:369836.
44. Amelie-Lefond C, Sebire G, Fullerton H. Recent developments in childhood arterial ischemic stroke. Lancet Neurol. 2008;7:425-35.
45. Carvalho MC, Ciasca SM, Rodrigues SDD. Há relação entre desenvolvimento psicomotor e dificuldade de aprendizagem? Estudo comparativo de crianças com transtorno de déficit de atenção e hiperatividade, dificuldade escolar e transtorno de aprendizagem. Rev Psicopedag. 2015;32:293-301.
46. Augusto JAO, Ciasca SM. Avaliação da memória em crianças e adolescentes com histórico de acidente vascular cerebral e crianças com queixas de dificuldades escolares. Rev Psicopedag. 2015;32:128-35.
47. Gordon AL, Ganesan V, Towell A, Kirkham FJ. Functional outcome following stroke in children. J Child Neurol. 2002;17:429-34.

AVC PERINATAL: ASPECTOS CLÍNICOS E NEUROLÓGICOS

Mônica Aparecida Pessoto
Sérgio Tadeu Martins Marba

INTRODUÇÃO

Para muitas pessoas pode parecer estranho que um recém-nascido apresente acidente vascular cerebral (AVC), entidade muito conhecida e frequente entre adultos e idosos. Entretanto, não é evento tão raro em pediatria, e é mais provável ocorrer no período perinatal do que em qualquer outro momento da infância.[1,2]

O AVC neonatal tem-se tornado cada vez mais conhecido em razão do aumento da realização de neuroimagem para investigação de alterações neurológicas de recém-nascidos[2] e é considerado uma das principais causas de paralisia cerebral e morbidade neurológica ao longo da vida.[3]

DEFINIÇÃO

O AVC perinatal é definido como lesão cerebrovascular que pode ocorrer intrauterinamente, no parto ou no período neonatal, e compreende uma lesão cerebral focal aguda por conta da oclusão arterial ou venosa, ou em decorrência de hemorragia primária.[1,4-6]

Em *workshop* internacional sobre o tema, realizado em 2006, o AVC isquêmico perinatal foi definido como "um grupo de condições heterogêneas em que há interrupção focal do fluxo sanguíneo cerebral secundário à trombose ou embolização venosa ou arterial, desde a 20ª semana de gestação até 28 dias de vida pós-natal, confirmado por neuroimagem ou estudos neuropatológicos".[1]

CLASSIFICAÇÃO

Os subtipos mais comuns de AVC isquêmico no período perinatal são AVC isquêmico arterial e trombose sinovenosa cerebral. Os vasos são ocluídos em todos os tipos de lesão, geralmente por trombose ou embolia.[4] A oclusão pode ser causada por trauma direto, compressão, espasmo ou obliteração por processo inflamatório.[4]

Segundo a época de aparecimento, o AVC isquêmico pode ser classificado em: **isquêmico fetal**, diagnosticado antes do nascimento, utilizando métodos de imagem fetal ou em natimortos por exame neuropatológico; **isquêmico neonatal,** diagnosticado após o nascimento ou antes de 28 dias pós-natal, confirmado por características clínicas e alterações detectadas por neuroimagem, e **isquêmico perinatal presumido**, definido pela presença de déficits neurológicos focais (hemissíndrome, lateralidade precoce) que aparecem após o período neonatal até 1 ano de vida e que, através de neuroimagem, pode ser identificada alteração em área cerebral correspondente às alterações clínicas.[4,7]

Por outro lado, o AVC hemorrágico perinatal, por definição, geralmente é limitado aos recém-nascidos a termo ou quase termo, que se apresentam com sinais de encefalopatia, convulsões, comprometimento do estado comportamental e/ou déficit neurológico nos primeiros 28 dias de vida, com coleção sanguínea focal intraparenquimatosa cerebral confirmada por neuroimagem ou necropsia.[3] É diferente da hemorragia intracraniana dos recém-nascidos prematuros, onde hemorragias na matriz germinativa são comuns. Da mesma forma que seu homólogo isquêmico, o AVC hemorrágico é dividido em: **neonatal,** que manifesta precocemente e é secundário à transformação hemorrágica de uma lesão isquêmica primária (arterial, venosa ou hipóxica) e **presumida** em caso de apresentação tardia.[3]

INCIDÊNCIA

A incidência de AVC perinatal é variável na literatura, dependendo do tipo de lesão. Em muitos estudos a incidência é baseada em dados hospitalares em que as frequências são, invariavelmente, mais altas do que as baseadas em dados populacionais.[5] Estimativa de prevalência ao nascimento de AVC perinatal com base populacional foi descrita de 37-67/100.000 nascidos vivos.[8] Para os subtipos há relatos de 6-17 casos de AVC isquêmico arterial/100.00 nascidos vivos; 20-29 de AVC isquêmico presumido/100.000 nascimentos; 16 de AVC hemorrágico/100.000 nascimentos e 1,4-12 de trombose de seio venoso/100.000 nascimentos.[9]

No serviço de neonatologia do CAISM-UNICAMP, em um levantamento de 2003 a 2016, a incidência encontrada de AVC foi de 56/100.000 nascidos vivos (Estatística do Serviço de Neonatologia – UNICAMP).

PATOGÊNESE

A patogênese do AVC perinatal é complexa e multifatorial. Embora diversos fatores de risco tenham sido associados ao AVC isquêmico e arterial, pouco se sabe sobre os mecanismos fisiopatológicos responsáveis pela maioria dos casos. Em geral, acredita-se que o forame oval patente permita a passagem de trombos derivados da placenta ou da circulação venosa, resultando na oclusão de uma artéria preferencialmente para o principal local de infarto, que é hemisfério cerebral esquerdo, talvez por causa da via direta da aorta para a artéria carótida comum esquerda.[2,6,9,10]

Alguns estudos associaram o AVC perinatal com fatores de risco específicos como características maternas, alterações placentárias, complicações de gestação e parto e fatores neonatais.[6,11-14] Contudo, é provável que a etiologia do AVC seja multifatorial e o risco aumente quando vários fatores estiverem presentes ao mesmo tempo.[2,6,9,15]

Com relação aos fatores maternos, o AVC já foi associado a infertilidade, pré-eclâmpsia, corioamnionite, doenças autoimunes, distúrbios de coagulação, síndrome de transfusão feto-fetal, tabagismo e uso de cocaína.[2,6,7,11,12,16] Para os distúrbios placentários destacam-se trombose placentária, infecção placentária, hemorragia, corioangioma placentário.[2,7,11,12] Algumas dessas condições predispõem a uma redução do fluxo sanguíneo placentário favorecendo a hipoperfusão cerebral fetal, levando à isquemia global ou focal, bem como na formação potencial de êmbolos. Outras condições relacionadas com o parto, como bradicardia fetal, desacelerações fetais, bolsa rota prolongada e trabalho de parto prolongado, cesarianas de urgência, também foram associadas a risco aumentado de AVC neonatal.[2,7,11,12,16]

A gravidez é um momento de relativa hipercoagulabilidade durante o qual várias proteínas plasmáticas são afetadas e a geração de trombina é aumentada.[17] O tromboembolismo venoso é comum durante a gestação, com maior risco durante o terceiro trimestre e o puerpério, períodos em que a maioria dos acidentes vasculares cerebrais pode ocorrer.[17] A associação de coagulopatia no contexto da gravidez pode levar à trombose. Os distúrbios da coagulação materna, como anormalidades protrombóticas, presença de anticorpos do fator V Leiden ou antifosfolipídeos, já foram associados a risco aumentado de trombose na gravidez e AVC perinatal. Entretanto, o mecanismo pelo qual essas alterações podem provocar o AVC perinatal é indeterminado, mas pode ser em decorrência de trombose na placenta, onde as artérias espirais uterinas maternas perfuram os vasos vilosos fetais em uma área de baixa pressão.[11]

A formação de trombos na placenta pode impedir a circulação materno-fetal e, potencialmente, levar a complicações na gravidez ou embolização. A trombose, no lado materno, pode levar a aborto espontâneo, pré-eclâmpsia e restrição de crescimento intrauterino; no lado fetal, pode fornecer fonte de êmbolos que poderiam contornar a circulação hepática, pulmonar e embolizar o cérebro fetal.[11]

Os fatores de risco neonatais associados ao AVC neonatal incluem gênero masculino, cardiopatia congênita, anormalidades protrombóticas, índice de Apgar no 5º minuto inferior a 7, hipoglicemia, infecção e distorções vasculares.[2,7]

A força mecânica aplicada à cabeça e pescoço do recém-nascido durante o trabalho de parto com extensão ou rotação exagerada do pescoço/cabeça poderia comprometer o fluxo sanguíneo ou lesão arterial no sistema vertebrobasilar ou no sistema carotídeo ou artérias vertebrais com aumento do risco de dissecção arterial e, consequentemente, aumento do risco de AVC.[2,7]

Os distúrbios cardíacos constituem fator de risco comum para o AVC isquêmico em recém-nascidos e crianças. Esses distúrbios podem levar ao desenvolvimento de trombos intracardíacos que podem embolizar para o cérebro.[2,11] Nas cardiopatias congênitas o AVC pode ocorrer nos períodos pré-, intra ou pós-operatório.[2,7] As características da lesão cardíaca e seu manuseio são determinantes do AVC, associações mais fortes com desvio intracardíaco da direita para a esquerda, atriosseptostomia com balão pré-operatório, transposição das grandes artérias ou ventrículo único. Outros fatores como duração do *bypass*, a idade da correção cirúrgica, necessidade de reoperação, procedimentos diagnósticos como cateterismo cardíaco e oxigenação por membrana extracorpórea também aumentam o risco de AVC.[2,7]

A trombofilia e fatores genéticos permanecem associados ao AVC neonatal. Os fatores mais comumente implicados nesse tipo de lesão cerebrovascular são mutação do fator V de Leiden, mutação da protrombina, deficiência de metilenotetra-hidrofolato redutase (MTHFR) (com hiper-homocisteinemia resultante), deficiência de proteína C, deficiência de antitrombina III, e lipoproteína α elevada.[2,7,18,19] Embora presente em 30 a 70% dos casos de AVC neonatal, esses fatores geralmente são combinados com outros fatores patogenéticos que favoreçam a trombose ou embolia, como pré-eclâmpsia, vasculopatia placentária, corioamnionite, sinais de asfixia perinatal, sepse e cardiopatia congênita.[2]

A infecção promove estado de hipercoagulabilidade e é fator de risco para AVC perinatal.[11] Tanto a trombose arterial como a venosa têm sido relatadas como complicação de meningite, coagulação intravascular disseminada e sepse.[2,11] Durante a infecção grave, há destruição rápida da proteína C e da antitrombina III, que normalmente inibem a coagulação. A infecção produz lesão endotelial e liberação de citocina inflamatórias, o que pode levar à regulação negativa da trombomodulina.[11]

A anormalidade do volume sanguíneo, como por exemplo, a desidratação hipernatrêmica, leva à trombose e, por uma combinação de causas vasculares e hipovolêmicas, está incluída a trombose neonatal, afetando as artérias ou veias, mais comumente as veias.[2]

A policitemia raramente tem sido associada a lesões isquêmicas neonatais, frequentemente complicadas por hemorragia. Ela pode levar à trombose arterial ou venosa e a natureza da patologia em neonatos não é clara.[2,20]

Quanto aos fatores de risco para o AVC hemorrágico, os dados na literatura sugeridos incluem malformações vasculares, diáteses hemorrágicas e, possivelmente, trauma; embora responsáveis por poucos casos. Os distúrbios sanguíneos parecem ser comuns, incluindo trombocitopenia grave e coagulopatias. Anormalidades vasculares compreendem malformação arteriovenosa, cavernoma e aneurisma.[3]

DIAGNÓSTICO
Quadro Clínico
A manifestação clínica mais frequente do AVC perinatal é a crise convulsiva do tipo focal, que em geral acontece após 12 horas de vida, mais frequentemente nos primeiros 3 dias de vida.[2,5-7,9,20,21]

Frequentemente são repetitivas e podem evoluir para mal epiléptico.[5,6] Muitos recém-nascidos podem apresentar apneia ou crise de cianose.[5]

Alterações do nível de consciência, anormalidade do tono muscular, déficits neurológicos focais, apneia inexplicada e dificuldades respiratórias ou alimentares também podem ser encontradas nos recém-nascidos com AVC, porém, em menor frequência.[6,9,20,22] Em recém-nascido pré-termo, as manifestações clínicas agudas são incomuns e o diagnóstico, muitas vezes, é feito incidentalmente na triagem sistemática por neuroimagem.[5,9,21]

Em 40% das crianças, a identificação clínica é tardia.[6,23,24] As crianças com AVC perinatal presumido apresentam lateralidade precoce, diminuição do uso de uma das mãos, rigidez do membro superior observado pelos pais, enquanto as crianças brincam ou se vestem. Essas características tornam-se progressivamente óbvias em exames neurológicos repetidos.[6,23,24]

Neuroimagem
A suspeita clínica do AVC deve ser confirmada por neuroimagem. A ultrassonografia (US) craniana é fácil de ser realizada no período neonatal, mas também a menos sensível das modalidades de neuroimagem disponíveis. A tomografia computadorizada de crânio proporciona maior resolução de imagem que a US, mas expõe a criança à irradiação excessiva e tem baixa sensibilidade na fase aguda.[9,25,26] A ressonância magnética (RM) é o método diagnóstico que fornece alta resolução anatômica, melhor sensibilidade para detectar o AVC, especificar a extensão e fornecer elementos prognósticos, porém, requer o transporte do paciente até o aparelho de RM.[2,7,9,25,27,28]

O AVC arterial isquêmico quase sempre pode ser visualizado com US, exceto pequenos infartos corticais distantes do transdutor. Pode, no entanto, levar vários dias antes que a mudança hiperecoica seja evidente.[5,29] As vantagens da ultrassonografia craniana incluem sua rapidez, acessibilidade, capacidade de ser realizada à beira do leito e de excluir outros diagnósticos.[9,25,27] No entanto, é dependente do operador, fornece janelas limitadas e é relativamente pouco sensível à detecção de lesão cerebral isquêmica aguda nas primeiras

24 horas.[27,28] Quando o operador é experiente, a sensibilidade geral da ultrassonografia craniana na detecção de lesões sugestivas de AVC isquêmico arterial pode chegar a 87%, sendo 83% nas primeiras 24 horas, 86% entre 24-48 horas e 93% além de 48 horas.[28] Com equipamentos modernos de US e equipe médica treinada, a US é ferramenta útil para a detecção do AVC isquêmico até que a RM possa ser realizada.

Sequências específicas importantes para obter imagens com RM incluem imagens ponderadas por difusão (DWI), imagens ponderadas em T1 e T2 (T1W e T2W) (Fig. 2-1) e imagem ponderada de susceptibilidade.[2,7,25,26] Essas imagens possibilitam detectar mudanças de sinal na substância branca e substância cinzenta, mas especialmente sinal hiperintenso na sequência ponderada por difusão e uma queda no coeficiente de difusão aparente em relação ao edema citotóxico (restrição de difusão).[26] Uma sequência de gradiente ponderada em T2 indica possível componente hemorrágico. O edema citotóxico secundário à isquemia é visível nos primeiros minutos após o AVC isquêmico na forma de hipersinal na sequência ponderada pela difusão e uma diminuição no coeficiente de difusão aparente calculada enquanto as alterações de sinal nas sequências T1 e T2 ainda são discretas. Como a queda do coeficiente de difusão é máxima entre o dia 2 e o dia 4 após a isquemia, é nesse estágio que a avaliação da localização e extensão das lesões é a mais precisa e a RM deve ser realizada.[2,5,26] Alto sinal nas sequências ponderadas em T2 com perda de diferenciação de matéria branca e cinza e baixo sinal nas sequências T1 tornam-se evidentes após alguns dias. Este padrão evolui rapidamente para perda de tecido levando à mudança cística visualizada a partir do dia 14.[9]

A angiorressonância magnética da cabeça e pescoço pode ser considerada na investigação de arteriopatia craniocervical e tem como vantagem ser facilmente adicionada à avaliação inicial da RM[7,9] (Figs. 2-2 e 2-3).

A RM é, portanto, a modalidade de escolha para confirmar o diagnóstico e fornecer informações prognósticas adicionais. Quanto mais extensa e profunda a lesão, atingindo os gânglios da base, pior o prognóstico. O comprometimento completo do território Sylviano

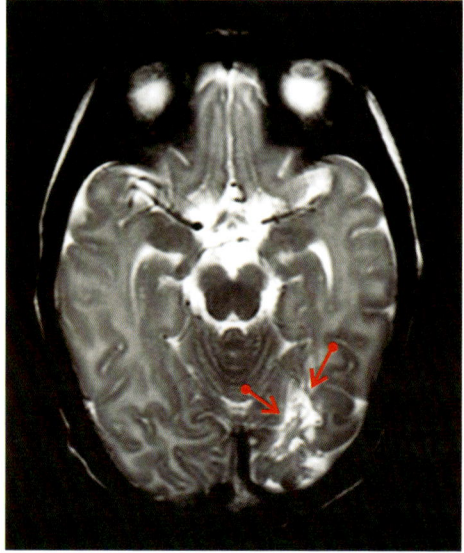

Fig. 2-1. Ressonância nuclear magnética de AVC neonatal.

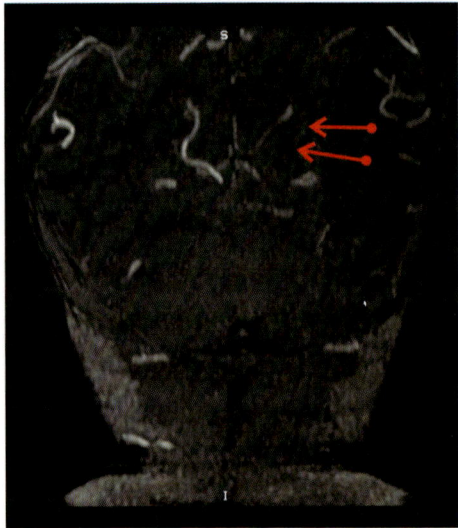

Fig. 2-2. Angioressonância nuclear magnética de imagem de AVC neonatal.

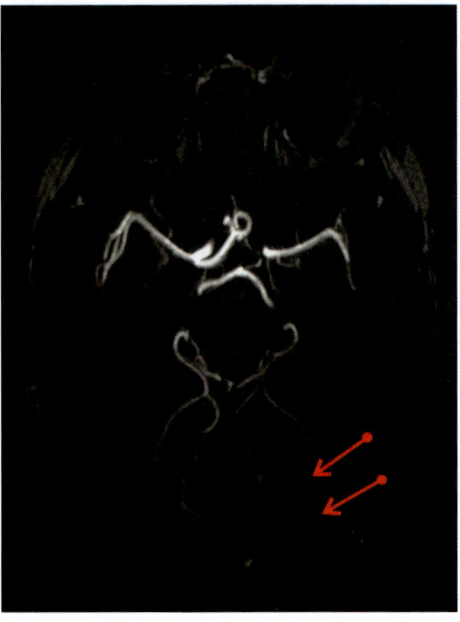

Fig. 2-3. Angioressonância nuclear magnética de imagem de AVC neonatal.

sempre é acompanhado por déficit motor unilateral. Um extenso envolvimento do trato corticospinal na RM de difusão na fase aguda está associado a risco muito elevado de desenvolver hemiparesia unilateral.[26]

Eletroencefalograma

O eletroencefalograma (EEG) é de particular importância no acompanhamento da criança com lesão cerebrovascular, pois os achados focais podem auxiliar na identificação da localização do AVC.[2] Um registro de rotina do EEG geralmente é suficiente. Ondas agudas focais interictais com atividade de fundo preservada no hemisfério saudável são os achados típicos. Se disponível, a monitorização contínua precoce de vídeo por EEG, para detectar convulsões subclínicas e monitorizar a resposta terapêutica, pode auxiliar na condução do quadro convulsivo.[9,30]

TERAPÊUTICA

A principal terapêutica na fase aguda do AVC é o tratamento das convulsões, pois tanto dados experimentais quanto clínicos indicam que as convulsões neonatais podem determinar ou aumentar a lesão cerebral.[2,7] Também são de fundamental importância o tratamento de suporte e controle de comorbidades, como manutenção da homeostase da glicemia, prevenção de trombocitopenia e administração profilática de vitamina K, quando indicada.[2]

A trombólise não é recomendada, pois nem a eficácia nem a segurança foram demonstradas em recém-nascidos.[5,7,26] Em situações específicas, como trombose intracardíaca ou em grande vaso sistêmico ou dissecção da artéria carótida, há recomendação para heparinização, por período de meses em alguns casos. Para os demais quadros de AVC, anticoagulação ou terapia antiplaquetária não é recomendada, pois o risco de recorrência do AVC é baixo.[2,5]

O tratamento para além do período neonatal inclui reabilitação com implementação precoce da fisioterapia, terapia ocupacional e fonoaudiologia.[2,7,31]

EVOLUÇÃO

Quanto à evolução do AVC perinatal, pode-se afirmar que o óbito no período neonatal é incomum, principalmente para o AVC isquêmico arterial que ocorre em menos de 2%.[2,6,7,21] Entretanto, para a trombose sinovenosa, a taxa de óbito é variável, podendo refletir, em grande parte, os distúrbios associados que levam à trombose bem como às lesões parenquimatosas, especialmente quando múltiplos seios estão envolvidos.[2]

Os estudos de evolução tardia do AVC perinatal são escassos e os resultados variam dependendo dos subtipos de AVC incluídos, da duração do acompanhamento e medidas usadas para a análise dos desfechos.[22,32]

As sequelas neurológicas, a longo prazo, das lesões vasculares no período perinatal podem incluir, principalmente, déficits motores, distúrbios cognitivos, comportamentais e epilepsia.[2,6,7,9,21,22,24,32,33]

As deficiências sensório-motoras assimétricas (hemiparesia/hemiplegia congênita) são as consequências mais comuns, afetando até metade das crianças com AVC neonatal.[2,7,21,22] Embora alguns estudos relatem capacidade cognitiva normal ou quase normal após AVC neonatal, outros revelaram déficits cognitivos variáveis.[22]

Com relação à evolução para epilepsia, os dados na literatura também são variáveis. Recém-nascidos com AVC comumente apresentam convulsão. Inicialmente, as convulsões podem ser repetidas e refratárias ao tratamento. Na maioria dos casos, têm remissão e as crianças não terão convulsões novamente no futuro, entretanto, muitas desenvolverão epilepsia.[7] Uma metanálise de 10 estudos revelou incidência de epilepsia em pacientes com AVC isquêmico arterial de 27,2% durante período médio de estudo de 10,4 anos.[33]

Como a fisiopatologia do AVC permanece incerta para a maioria dos casos, ainda há poucos tratamentos específicos para a doença e nenhuma estratégia de prevenção está atualmente disponível.[22] Apesar desses fatos, é importante investigar os casos suspeitos, tratar as crises convulsivas, as complicações associadas, encaminhar precocemente as crianças à reabilitação, acompanhamento ambulatorial multiprofissional, além de fornecer acolhimento, apoio e orientações aos familiares.[31]

REFERÊNCIAS BIBLIOGRÁFICAS

1. Raju TN, Nelson KB, Ferriero D, Lynch JK. NICHD-NINDS Perinatal Stroke Workshop Participants. Ischemic perinatal stroke: summary of a workshop sponsored by the National Institute of Child Health and Human Development and the National Institute of Neurological Disorders and Stroke. Pediatrics. 2007 Sep;120(3):609-16.
2. Inder TE, Volpe JJ. Stroke in the newborn. In: Volpe JJ, Inder TE, Darras BT, de Vries LS, du Plessis AJ, Neil JJ et al (Eds.). Volpe's neurology of the newborn. 6th ed. Philadelphia, PA: Elsevier; 2017. p. 564-89.
3. Cole L, Dewey D, Letourneau N, Kaplan BJ, Chaput K, Gallagher C et al. Clinical Characteristics, Risk Factors, and Outcomes Associated With Neonatal Hemorrhagic Stroke: A Population-Based Case-Control Study. JAMA Pediatr. 2017 Mar 1;171(3):230-8.
4. Govaert P, Ramenghi L, Taal R, de Vries L, de Veber G. Diagnosis of perinatal stroke I: definitions, differential diagnosis and registration. Acta Paediatr. 2009 Oct;98(10):1556-67.
5. Govaert P, Dudink J. Neonatal Stroke: Clinical Presentation, Imaging, Treatment, and Prognosis. In: Buonocore G, Bracci R, Weindling M (Eds.). Neonatology. Springer, Cham; 2016.

6. Chabrier S, Husson B, Dinomais M, Landrieu P, Nguyen The Tich S. New insights (and new interrogations) in perinatal arterial ischemic stroke. Thromb Res. 2011 Jan;127(1):13-22.
7. Lehman LL, Rivkin MJ. Perinatal arterial ischemic stroke: presentation, risk factors, evaluation, and outcome. Pediatr Neurol. 2014 Dec;51(6):760-8.
8. Laugesaar R, Kolk A, Tomberg T, Metsvaht T, Lintrop M, Varendi H, Talvik T. Acutely and retrospectively diagnosed perinatal stroke: a population-based study. Stroke. 2007 Aug;38(8):2234-40.
9. Fluss J, Dinomais M, Chabrier S. Perinatal stroke syndromes: Similarities and diversities in aetiology, outcome and management. Eur J Paediatr Neurol. 2019 May;23(3):368-83.
10. van der Aa NE, Benders MJ, Groenendaal F, de Vries LS. Neonatal stroke: a review of the current evidence on epidemiology, pathogenesis, diagnostics and therapeutic options. Acta Paediatr. 2014 Apr;103(4):356-64.
11. Lynch JK. Epidemiology and classification of perinatal stroke. Semin Fetal Neonatal Med. 2009 Oct;14(5):245-9.
12. Lee J, Croen LA, Backstrand KH, Yoshida CK, Henning LH, Lindan C et al. Maternal and infant characteristics associated with perinatal arterial stroke in the infant. JAMA. 2005 Feb 9;293(6):723-9.
13. Darmency-Stamboul V, Cordier AG, Chabrier S. [Neonatal arterial ischemic stroke in term or near-term newborns: prevalence and risk factors]. Arch Pediatr. 2017 Sep;24(9S):9S3-9S11.
14. Li C, Miao JK, Xu Y, Hua YY, Ma Q, Zhou LL, et al. Prenatal, perinatal and neonatal risk factors for perinatal arterial ischaemic stroke: a systematic review and meta-analysis. Eur J Neurol. 2017 Aug;24(8):1006-15.
15. Martinez-Biarge M, Cheong JL, Diez-Sebastian J, Mercuri E, Dubowitz LM, Cowan FM. Risk Factors for Neonatal Arterial Ischemic Stroke: The Importance of the Intrapartum Period. J Pediatr. 2016 Jun;173:62-8.
16. Darmency-Stamboul V, Chantegret C, Ferdynus C, Mejean N, Durand C, Sagot P et al. Antenatal factors associated with perinatal arterial ischemic stroke. Stroke. 2012 Sep;43(9):2307-12.
17. ESHRE Capri Workshop Group. Venous thromboembolism in women: a specific reproductive health risk. Hum Reprod Update. 2013 Sep-Oct;19(5):471-82.
18. Günther G, Junker R, Sträter R, Schobess R, Kurnik K, Heller C et al. Symptomatic ischemic stroke in full-term neonates: role of acquired and genetic prothrombotic risk factors. Stroke. 2000 Oct;31(10):2437-41.
19. Kenet G, Lütkhoff LK, Albisetti M, Bernard T, Bonduel M, Brandao L, et al. Impact of thrombophilia on risk of arterial ischemic stroke or cerebral sinovenous thrombosis in neonates and children: a systematic review and meta-analysis of observational studies. Circulation. 2010 Apr 27;121(16):1838-47.
20. Moura-Ribeiro MVL, Pessoto MA, Marba ST. Cerebrovascular disease in neonates. Evaluation of four cases. Arq Neuropsiquiatr. 1999 Mar;57(1):84-7.
21. Kirton A, Armstrong-Wells J, Chang T, de Veber G, Rivkin MJ, Hernandez M et al. Symptomatic neonatal arterial ischemic stroke: the International Pediatric Stroke Study. Pediatrics. 2011 Dec;128(6):e1402-10.
22. Lõo S, Ilves P, Männamaa M, Laugesaar R, Loorits D, Tomberg T et al. Long-term neurodevelopmental outcome after perinatal arterial ischemic stroke and periventricular venous infarction. Eur J Paediatr Neurol. 2018 Nov;22(6):1006-15.
23. Golomb MR, MacGregor DL, Domi T, Armstrong DC, McCrindle BW, Mayank S et al. Presumed pre- or perinatal arterial ischemic stroke: risk factors and outcomes. Ann Neurol. 2001 Aug;50(2):163-8.
24. Kirton A, de Veber G, Pontigon AM, Macgregor D, Shroff M. Presumed perinatal ischemic stroke: vascular classification predicts outcomes. Ann Neurol. 2008 Apr;63(4):436-43.
25. Debillon T, Ego A, Chabrier S. Clinical practice guidelines for neonatal arterial ischaemic stroke. Dev Med Child Neurol. 2017 Sep;59(9):980-981.
26. Saliba E, Debillon T, Auvin S, Baud O, Biran V, Chabernaud JL et al. [Neonatal arterial ischemic stroke: Review of the current guidelines]. Arch Pediatr. 2017 Feb;24(2):180-8.

27. Lee S, Mirsky DM, Beslow LA, Amlie-Lefond C, Danehy AR, Lehman L et al. Pathways for Neuroimaging of Neonatal Stroke. Pediatr Neurol. 2017 Apr;69:37-48.
28. Olivé G, Agut T, Echeverría-Palacio CM, Arca G, García-Alix A. Usefulness of Cranial Ultrasound for Detecting Neonatal Middle Cerebral Artery Stroke. Ultrasound Med Biol. 2019 Mar;45(3):885-90.
29. Cowan F, Mercuri E, Groenendaal F, Bassi L, Ricci D, Rutherford M et al. Does cranial ultrasound imaging identify arterial cerebral infarction in term neonates? Arch Dis Child Fetal Neonatal Ed. 2005 May;90(3):F252-6.
30. Nguyen The Tich S. [Place of EEG in the management of arterial ischemic stroke newborn]. Arch Pediatr. 2017 Sep;24(9S):9S41-9S45.
31. Dinomais M, Marret S, Vuillerot C. [Brain plasticity and early rehabilitative care for children after neonatal arterial cerebral infarction]. Arch Pediatr. 2017 Sep;24(9S):9S61-9S68.
32. Vuillerot C, Marret S, Dinomais M. [Long term outcome of perinatal stroke]. Arch Pediatr. 2017 Sep;24(9S):9S51-9S60.
33. Rattani A, Lim J, Mistry AM, Prablek MA, Roth SG, Jordan LC et al. Incidence of Epilepsy and Associated Risk Factors in Perinatal Ischemic Stroke Survivors. Pediatr Neurol. 2019 Jan;90:44-55.

ANGIOGÊNESE E VASCULOGÊNESE

Renata Cristina Franzon Bonatti
Gualberto Ruas
Alfredo Leboreiro Fernandez

A formação de vasos sanguíneos, uma das primeiras estruturas funcionais desenvolvidas no embrião, pode ocorrer por meio de diversos processos como a neovascularização, angiogênese e vasculogênese. Esses processos são altamente dinâmicos e plásticos em que estão envolvidos mecanismos celulares no organismo vivo.[1]

NEOVASCULOGÊNESE, ANGIOGÊNESE E VASCULOGÊNESE

Segundo Tirziu & Simons,[2] a neovascularização é definida como o crescimento de novos vasos sanguíneos que pode ocorrer como resultado de um ou mais processos distintos, da vasculogênese, angiogênese e arteriogênese.

Semenza[3] constatou em seus estudos que os primeiros vasos sanguíneos do embrião são desenvolvidos por vasculogênese, processo em que os hemangioblastos, células progenitoras endoteliais e hematopoiéticas, migram para os sítios de vascularização, formando agregados celulares ou ilhotas sanguíneas em que a população celular interna diferencia-se em precursores hematopoiéticos e a população externa em células endoteliais.

O termo angiogênese tem origem grega (*aggeîon*: vaso; e *génesis*: formação, constituição). Hertig (1935) utilizou pela primeira vez este termo para descrever o desenvolvimento da placenta de macacas, atualmente empregado para descrever a formação de novos vasos a partir de vênulas pós-capilares e para demonstrar os processos de crescimento e remodelamento de rede vascular primitiva, até se tornar uma rede complexa.[4,5]

A angiogênese é processo que acontece em resposta a estímulos locais liberando fatores pró-angiogênicos como FGFb (fator de crescimento de fibroblasto básico), VEGFs (fatores de crescimento vascular endotelial), interleucinas, ciclo-oxigenase 2 (COX-2).[6-8]

Os autores de pesquisas enfatizam neurogênese e angiogênese como um complexo dinâmico acoplando neurônios e células endoteliais via VEGF, neutrofinas e seus receptores; VEGF, desempenha papel essencial na angiogênese, constitui mitógeno potente para células endoteliais, produzido por células neuroectodérmicas em desenvolvimento e sua pró-gênese glial e neural em resposta à hipóxia, desempenha papel importante na regulação da angiogênese normal e anormal. A maioria da regulação sinalizadora biológica da angiogênese cerebral ocorre por meio do VEGF receptor 2; VEGF promove angiogênese em diferentes modelos experimentais e, além disso, pacientes com AVC com maior número de vasos sanguíneos na área de penumbra parece ter menos morbidade.[9,10]

O desenvolvimento da vasculatura ocorre em dois estágios: vasculogênese (formação de vaso sanguíneo *de novo* durante a embriogênese e angiogênese) e angiogênese (o crescimento de novos vasos sanguíneos a partir de vasos preexistentes (Fig. 3-1).

A vasculogênese ocorre fora do cérebro com a formação do plexo perineural. Capilares brotam e penetram no tubo neural. O crescimento subsequente ocorre inteiramente pela angiogênese, sendo que a primeira fase envolve migração e proliferação de células endoteliais vasculares.[12] A próxima fase da angiogênese é a estabilização vascular, durante a qual as células endoteliais formam tubos capilares, reforçam suas funções intercelulares e recrutam células musculares lisas para suas paredes (Fig. 3-2).

A estabilização vascular envolve interações recíprocas entre as células endoteliais e os pericitos que são precursores das células musculares lisas vasculares. Os pericitos cerebrais surgem do mesoderma e da crista neural e acompanham os brotamentos capilares; à medida que penetram no cérebro, a diferenciação dos pericitos parece ser ativada pelos fator beta de crescimento derivado de plaquetas (PDGF-β e TGF-β1). Quando os pericitos se diferenciam, agem de volta sobre endotélios vasculares para suprimir o brotamento capilar, estimular o crescimento da parede e promover formações intercelulares[12] (Fig. 3-3).

A angiogênese envolve distintas formas de crescimento vascular. Têm início com a dilatação de vênulas preexistentes, que podem sofrer brotamento, ou tornarem-se divididas por colunas de células periendoteliais, processo denominado intussuscepção, ou por pontes de células transendoteliais, que dividem o vaso em capilares distintos[14] (Fig. 3-4).

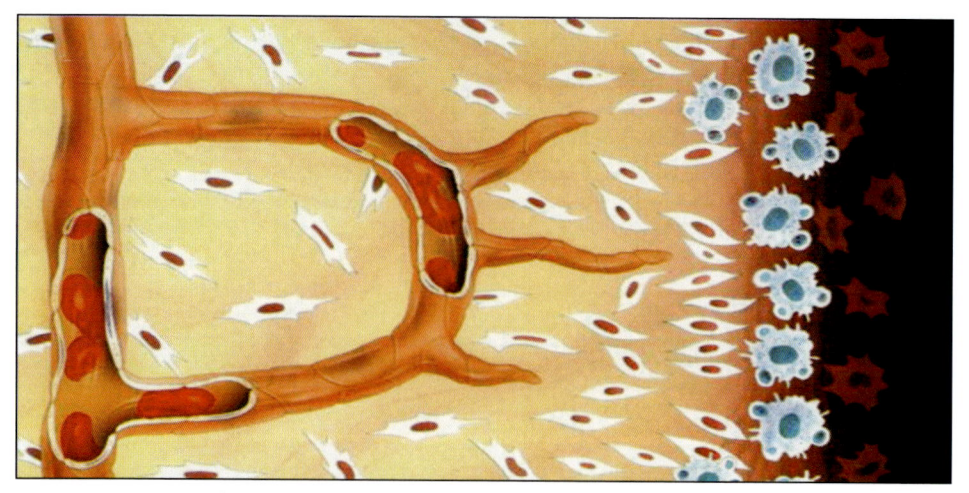

Fig. 3-1. Crescimento de novos vasos sanguíneos a partir de vasos preexistentes. (Fonte: Andreasen & Andreasen, 1994.)[11]

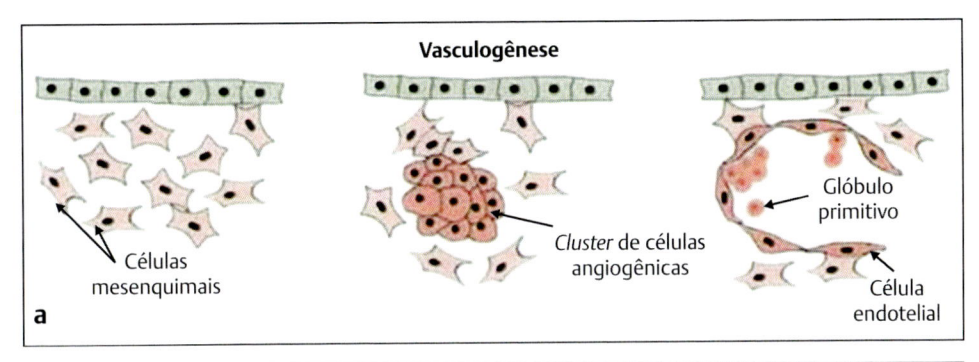

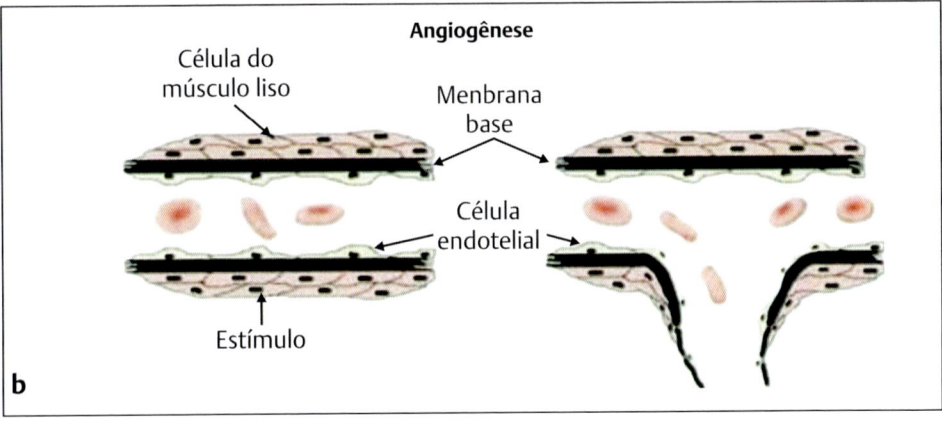

Fig. 3-2. Vasculogênese (a) *versus* angiogênese (b).

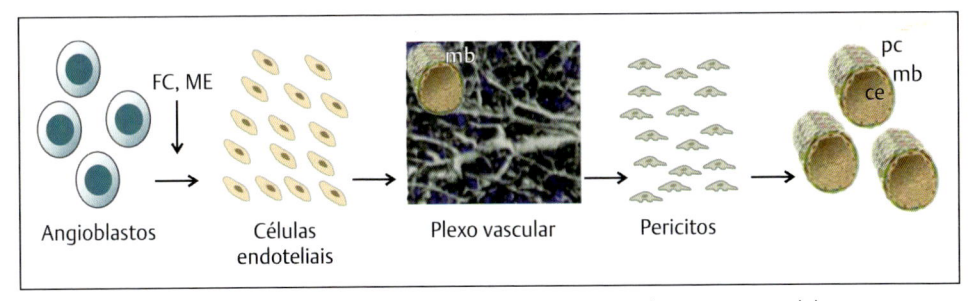

Fig. 3-3. Vasculogênese. FC, fator de crescimento; ME, componentes da matriz extracelular; mb, membrana basal; ce, célula endotelial; pc, pericito. (Adaptada de Bae et al, 2012.)[13]

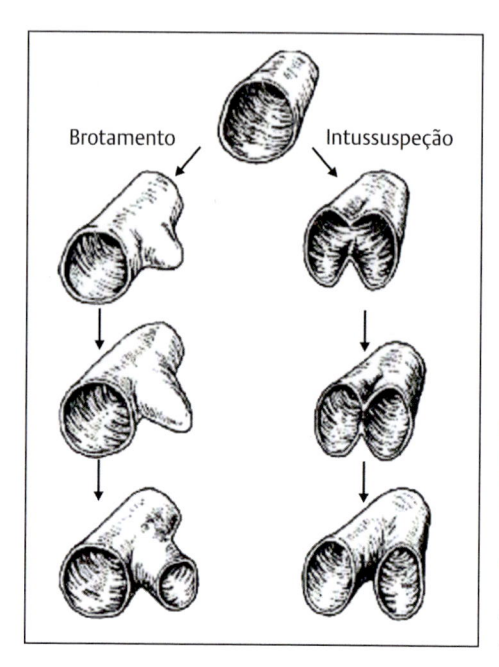

Fig. 3-4. Processos da angiogênese. A angiogênese pode ocorrer por brotamento (lado esquerdo da figura) ou intussuscepção (lado direito da figura). Em ambos os movimentos morfogenéticos há aumento do número de microvasos. Recentes evidências têm sugerido que a intussuscepção pode ser o meio principal de formação de capilares durante o desenvolvimento. (Adaptada de Prior et al, 2004.)[14]

O processo por brotamento acontece em razão da proliferação e da migração de células endoteliais do vaso sanguíneo previamente existente, levando à formação de um broto vascular conectado ao vaso preexistente (Fig. 3-5).

Já o processo por intussuscepção, as células endoteliais dos lados opostos se abrem interiormente no lúmen vascular até se encontrarem, formando assim um septo e dividindo longitudinalmente o vaso sanguíneo em dois[4] (Fig. 3-6).

Esses processos apresentam papéis importantes no desenvolvimento embrionário, o plexo vascular primitivo se origina do mesoderma por vasculogênese. Células precursoras, denominadas angioblastos, diferenciam-se *in situ* em células endoteliais, em que se reúnem formando uma rede vascular primitiva. Essa rede consiste numa teia de tubos e

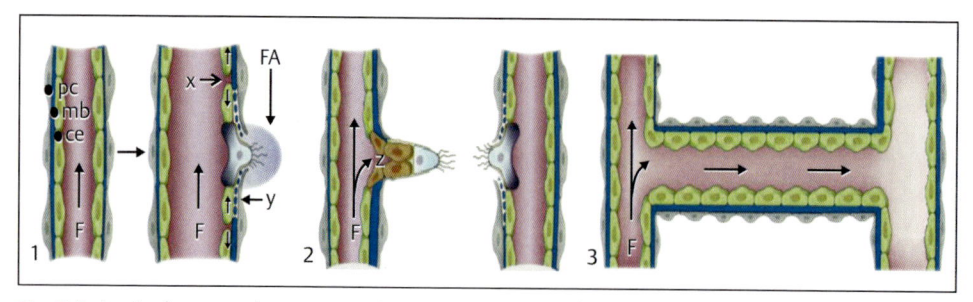

Fig. 3-5. Angiogênese por brotamento. *1.* vaso quiescente e seleção da célula de ponta; *2.* alongamento e orientação da ponta; *3.* resolução da falange quiescente. FA, fator angiogênico; F, fluxo; x, perda da junção; y, remodelamento da matriz; z, formação do lúmen; mb, membrana basal; ce, célula endotelial; pc, pericito. (Adaptada de Carmeliet & Jain, 2011.)[15]

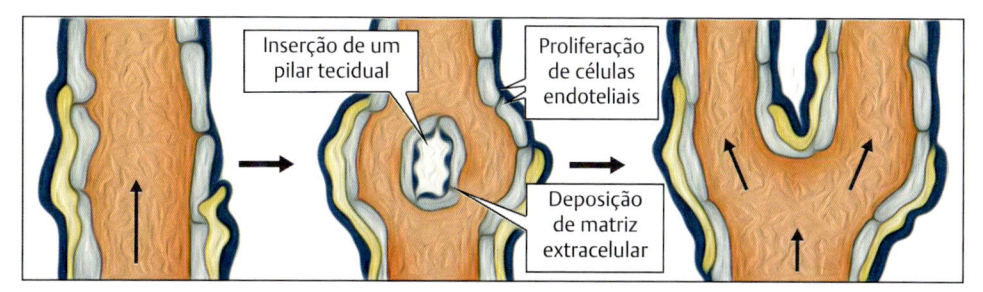

Fig. 3-6. Crescimento intussusceptivo. Nessa fase ocorre o crescimento de um pilar longitudinal no lúmen capilar, dividindo-o em dois. Requer menor proliferação celular endotelial. Ao final do processo há a divisão de um único vaso em outros dois capilares. (Adaptada de Adams & Alitalo, 2007.)[16]

sacos de células endoteliais, que posteriormente sofrem remodelamento transformando-se em rede vascular madura. O remodelamento envolve a formação de pequenos e grandes vasos, estabelecimento de um fluxo direcional, associações a células murais, denominadas células periendoteliais (pericitos e músculo liso), e ajuste da densidade vascular para satisfazer as exigências nutricionais do tecido.

DESENVOLVIMENTO CEREBROVASCULAR EMBRIONÁRIO

Segundo Scher,[17] o desenvolvimento cerebrovascular embrionário compreende modificações em cinco períodos.

- *Primeiro período:* no 24º dia após concepção, ocorre o surgimento de canais revestidos de endotélio primordial não identificados como artérias ou veias. É nesse estágio embrionário que inicia a vasculogênese sem circulação.
- *Segundo período:* caracterizado pela diferenciação do sistema primordial em discretos vasos sanguíneos identificados como artérias, veias e capilares. Nesse período ocorre a continuação da vasculogênese e o início da angiogênese; durante este período, há comunicação direta com o sistema aórtico primitivo e drenagem pelas veias primitivas do cérebro. A circulação sanguínea pode ser identificada pela primeira vez no cérebro, a partir do 30º dia pós-concepção no estágio de 4 mm.
- *Terceiro período:* sistemas vasculares apresentam separados e distintos a partir do mesoderma (isto é, dura-máter) e subdivide-se em superficiais e profundos, com subsequente desenvolvimento de crânio membranoso. Três estratos podem ser observados: a. externo; b. dural e c. cerebral no período embrionário de 40 a 45 dias pós-concepção (12-20 mm).
- *Quarto período:* esse período se estende até o fetal. Refere-se ao reajuste contínuo dos canais sanguíneos para o crescimento e mudança da forma cerebral, além disso, são estabelecidos os sistemas arteriais (40 mm) e venosos (80 mm) que corresponde às formas adultas.
- *Quinto período:* corresponde ao período após 24 semanas de gestação, apresentando alterações histológicas dos vasos que as converte em sua forma adulta final, estendendo-se ao longo do período fetal e perinatal.

DESENVOLVIMENTO CRONOLÓGICO DA VASCULARIZAÇÃO ARTERIAL CEREBRAL

Segundo Menshawi,[18] as artérias sofrem inúmeras alterações. No 24º dia do estágio embrionário (3 mm), as artérias carótidas internas (ACI) aparecem a partir da combinação das artérias do 3º arco braquial e os segmentos distais das aortas dorsais pareadas. Já o 2º arco braquial da porção ventral desconecta-se da aorta dorsal próxima à origem da ACI e torna-se a artéria faríngea ventral; por meio de alguns eventos a artéria faríngea ventral e a ACI se fundem para formar a artéria carótida comum (ACC) e o segmento distal da artéria faríngea ventral se torna a artéria carótida externa (ACE).

No 28º dia, no estágio de 4 mm, a ACI ramifica-se em anterior e posterior. A anterior favorece as regiões óticas e olfativas por meio das artérias primitivas. No estágio embrionário posterior, a divisão anterior da ACI dará origem à artéria cerebral anterior (ACA), à artéria cerebral média (ACM) e à artéria cerebral média, a artéria corióidea anterior (AChA), enquanto a divisão posterior produzirá a artéria cerebral posterior (PCA) e a artéria corióidea posterior (PChA). Nesta fase a artéria cerebelar superior será ramo da artéria basilar e a única fonte de sangue para o cerebelo primitivo. A formação da circulação posterior, primeiro com a artéria basilar e depois com as artérias vertebrais (AV), será por meio do crescimento do lobo occipital e do tronco encefálico.

No estágio de 4-5 mm, a fossa posterior, rombencéfalo, é suprida por duas artérias neurais paralelas. Essas artérias obtêm suprimento das anastomoses vertebrobasilares carotídeas dadas pela artéria trigeminal, artéria ótica, artéria hipoglossal e artéria proatlantal (ProA) durante a fase de 5-8 mm a partir da consolidação das artérias neurais, com vida útil de uma semana, e quando a artéria comunicante posterior (PCOMM) se desenvolve e se liga ao ramo da artéria basilar distal, as três artérias pré-segmentares regridem e a ProA persistem até que a AV esteja completamente desenvolvida, além disso, um segmento da ProA é incorporado ao segmento V3 da AV e às porções distais da artéria occipital.

No estágio de 7 a 12 mm, a AV forma-se a partir de anastomoses transversas entre artérias intersegmentares cervicais, começando com o ProA e seguindo para baixo até a 6ª artéria intersegmentar, que, eventualmente, forma a origem da AV adulta da artéria subclávia.

No 35º dia do estágio de 11-12 mm, o desenvolvimento da ACM é identificado como sendo pequenos brotos próximos da ACA na divisão anterior da ACI primitiva. Embora a ACM ainda seja plexiforme e não uma verdadeira artéria, é a principal fonte de sangue para os hemisférios cerebrais neste estágio. No estágio de 16-18 mm, a ACM torna-se mais proeminente, os plexos se fundem em uma única artéria e outros ramos perfuram o hemisfério cerebral. No estágio embriológico de 18 mm, o tronco da ACA dá origem à artéria olfativa. A ACA continua a crescer medialmente em direção à ACA contralateral, eventualmente levando à formação da ACOMM no estágio embriológico de 21-24 mm. Distalmente, as pequenas artérias mergulham no córtex cerebral em padrão radialmente orientado em direção à parede do córtex cerebral e com o desenvolvimento dos ventrículos laterais, formando anastomoses entre eles. O aspecto posterior do Poligono de Willis (PW) é formado nos estágios iniciais, quando o PCA fetal se transforma em PCOMM, o PCA adulto se conecta com o AB como ramos do PCA fetal, fundem-se medialmente para formar a extremidade distal do AB, e o PChA incorpora o PCA adulto. Consequentemente, o desenvolvimento completo da ACA e da ACOMM marca a realização final do PW adulto no estágio embriológico de 6-7 semanas.

DESENVOLVIMENTO CRONOLÓGICO DA VASCULARIZAÇÃO VENOSA CEREBRAL

Segundo Streeter,[19] o sistema venoso surge, inicialmente, em um vaso transiente na linha média da região rombencéfalo (estágio embrionário de 3-6 mm), conforme Figura 3-7.

A angiogênese cerebral cessa após o nascimento, mas pode ser reativada em resposta aos estímulos fisiológicos, incluindo exercícios, enriquecimento sensorial, hipóxia crônica, estresse tendendo à dissecção, certos hormônios, e em condições patológicas como tumores, AVC e traumas.[12] Os mecanismos da recuperação do AVC neonatal não estão bem esclarecidos. Há vários estudos sobre a recuperação após AVC como parte da regulação do fator 1 hipóxia induzida e sobre a cascata de eventos envolvendo o fator de crescimento endotelial vascular (VEGF) ou sobre o efeito do VEGF na recuperação histológica e resposta angiogênica no cérebro em desenvolvimento. Dentro da região peri-infarto, a angiogênese reparativa e a repopulação neuronal ocorrem facilitando as interações de suporte entre neurônios e células endoteliais.

Os vasos sanguíneos angiogênicos servem como base para progenitores neuronais permitirem aos neurônios migrarem para regiões peri-isquêmicas. A angiogênese pode ocorrer por várias semanas e os vasos se desenvolvem em vasos menores para dentro do núcleo isquêmico por mecanismos já citados, brotamento ou intussuscepção, 2 a 28 dias após o íctus. Há forte reação glial no núcleo caudado isquêmico e depois remodelamento axonal que constitui aspecto crítico da recuperação cerebral e contribui para melhora

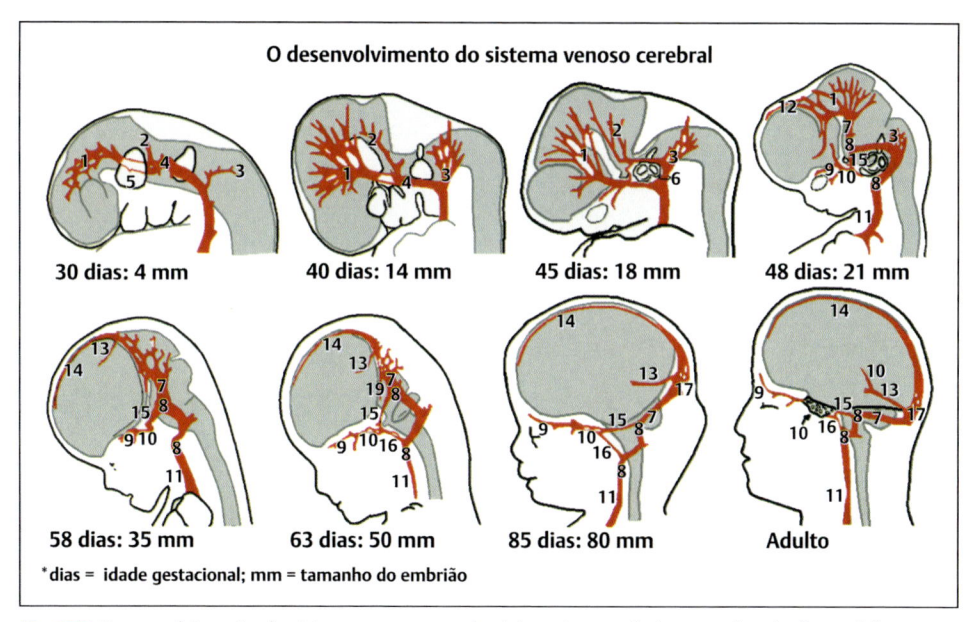

Fig. 3-7. Desenvolvimento do sistema venoso cerebral durante o período gestacional e fase adulta.
1. plexo anterior; 2. plexo medial; 3. plexo posterior; 4. veia primitiva da cabeça; 5. núcleo do nervo trigêmeo; 6. forame da jugular; 7. seio transverso; 8. seio sigmoide; 9. veia oftálmica; 10. seio cavernoso; 11. veia jugular interna; 12. plexo sagital; 13. seio reto; 14. seio sagital superior; 15. seio petroso superior; 16. seio petroso inferior; 17. confluência dos seios durais; 18. seio sagital inferior; 19. veia cerebral inferior.

dos déficits neurológicos pós-AVC.[20] Estudo em roedores neonatais com injeção de fatores de inibição dos receptores tipo 2 do VEGF promove morte celular, limita a proliferação de células endoteliais e a exacerbação da lesão; podem ser explicados por desvio do destino celular a partir da apoptose para necrose no espectro contínuo da morte celular bem como efeitos na angiogênese no cérebro lesionado. Demonstra-se que a angiogênese é essencial para reparação a longo prazo.[21]

Estudos em ratos com hipóxia neonatal usando eritropoietina recombinante humana resultaram em aumento da revascularização neurogênica e maior sobrevida de células neuronais e endoteliais, melhor reparação da unidade neurovascular.[22]

REFERÊNCIAS BIBLIOGRÁFICAS

1. Fedlmeden DC, Blann AD, Lip GY. Angiogenesis: basic pathophysiology and implications for disease. Eur Heart J. 2003 Apr;24(7):586-603.
2. Tirziu D, Simons M. Angiogenesis in the human heart: gene and cell therapy. Angiogenesis. 2005;8(3):241-51.
3. Semenza GL. Vasculogenesis, angiogenesis and arteriogenesis: mechanisms of blood vessel formation and remodeling. J Cell Biochem. 2007;102:840-7.
4. Risau W. Mechanisms of angiogenesis. Nature. 1997;386:671-4.
5. D'Amore PA, Thompson RW. Mechanisms of angiogenesis. Annu Rev Physiol. 1987. p. 453-64.
6. Risau W, Flamme I. Vasculogenesis. Annu Rev Cell Dev Biol. 1995;11:73-91.
7. Burri PH, Hlushchuck R, Djonov V. Intussusceptive angiogenesis: its emergence, its characteristics, and its significance. Development Dynamics. 2004;231:474-88.
8. Matsumoto K, Yoshitoni Z, Zeret KS. Liver organogenesis promoted by endothelial cells prior to vascular function. Science. 2001;294:559-63.
9. Shimotake J, Derugin N, Wengland M, Vexler Z, Ferriero DM. Vascular endothelial growth factor receptor-2 inhibition promotes cell death and limits endothelial cell proliferation in a neonatal rodent model of stroke. Stroke. 2010;41(2):343-9.
10. Vallon M, Chang J, Zhang H, Kuo CJ. Developmental and pathological angiogenesis in the central nervous system. Cell Mol Life Sci. 2014;71(18):3489-506.
11. Andreasen JO, Andreasen FM. Textbook and atlas of traumatic injuries to the teeth. Saint Louis: Mosby; 1994.
12. Leblanc GG, Golanov E, Awad IA, Young WL. Biology of vascular malformations of the brain. Stroke. 2009;40(12):694-702.
13. Bae H, Puranik AS, Gauvin R, Edalat F, Conde BC, Peppas NA et al. Building vascular networks. Sci Transl Med. 2012;4(160):1-12.
14. Prior BM, Yang HT, Terjung RL. What makes vessels grow with exercise training? J Applied Physiol. 2004;97:1119-28.
15. Carmeliet P, Jain RK. Molecular mechanisms and clinical applications of angiogenesis. Nature. 2011;473(7347):298-307.
16. Adams RH, Alitalo K. Molecular regulation of angiogenesis and lymphangiogenesis. Nature Reviews. 2007;8:464-78.
17. Scher MS. Normal and abnormal cerebrovascular development: gene-environment interactions during early life with later life consequences. In: Dulac O, Lassonde M, Sarnat HB (Eds.). Pediatric Neurology Part II. Elsevier B; 2013. v. 112. p. 1021-42.
18. Menshawi K, Gutierrez JPM. A functional perspective on the embryology and anatomy of the cerebral blood supply. J Stroke. 2015;17(2):144-58.
19. Streeter GL. The developmental of the venous sinuses of the dura mater in the human embryo. Am J Anat. 1915;18:145-78.
20. Dzietko M, Derugin N, Wendland MF, Vexler ZS, Ferriero DM. Delayed VEGF treatment enhances angiogenesis and recovery after neonatal focal rodent stroke. Transl Stroke Res. 2013;4(2):189-200.

21. Shimotake A, Matsumoto R, Ueno T, Kunieda T, Saito S, Hoffman P et al. Direct exploration of the role of the ventral anterior temporal lobe in semantic memory: cortical stimulation and local field potential evidence from subdural grid electrodes. Cerebral Cortex. 2015;25(10):3802-17.
22. Titomanlio L, Fernandez-Lopez D, Manganozzi L, Moretti R, Vexler Z, Gressens P. Pathophysiology and neuroprotection of global and focal perinatal brain injury: lessons from animal models. Pediatr Neurol. 2015;52(6):566-84.

NEUROIMAGEM E DOENÇAS CEREBROVASCULARES NA INFÂNCIA

Walter Luiz Magalhães Fernandes
Maria Valeriana Leme de Moura Ribeiro

INTRODUÇÃO

As lesões vasculares encefálicas na infância, anteriormente consideradas de baixa frequência e de boa evolução, vêm sendo reconhecidas como causa importante de mortalidade e morbidade na criança.[1]

O acidente vascular encefálico acomete as estruturas cerebrais e de fossa posterior, contudo, o termo acidente vascular cerebral (AVC) foi oficialmente consagrado e será usado neste texto. A prevalência desta anormalidade teve melhor avaliação dos achados a partir de 1990 e início dos anos 2000, quando os exames de neuroimagem passaram a ser mais acessíveis, pois foi disponibilizado maior número de tomografia computadorizada e de ressonância magnética em nosso meio. A partir de então, houve aumento dos casos diagnosticados de AVC na infância. Anteriormente, estes eventos eram diagnosticados tardiamente, em particular em crianças hemiparéticas, onde os achados de neuroimagem demonstravam a etiologia vascular em muitos destes pacientes.

No Brasil, a partir de então, houve interesse crescente sobre AVC na infância, com alguns grupos que se destacaram, como na Universidade Federal do Rio Grande do Sul, liderados pelas Dras. Newra Telechea Rotta e Josiane Ranzan, e pelo grupo de Estudos em Doenças Cerebrovasculares da Universidade Estadual de Campinas (UNICAMP), liderados pela Profa. Dra. Maria Valeriana Leme de Moura Ribeiro e Profa. Dra. Sylvia Maria Ciasca, que contribuiu de maneira significativa em pesquisas sobre etiologia, aspectos cognitivos, aprendizado, prognóstico motor, de linguagem, achados de neuroimagem e a repercussão destes eventos sobre o neurodesenvolvimento. Em uma destas pesquisas foi realizado o levantamento de 42 pacientes internados na enfermaria de Pediatria do Hospital das Clínicas da Unicamp (HC-UNICAMP), no período entre 1990 e 1998, com diagnóstico confirmado de AVC, com expressivo número de pacientes menores de 1 ano de idade.[2] A partir destes achados houve interesse multiprofissional em pesquisa científica sobre este tema, sendo implantado em 2010 o grupo de estudo em doenças cerebrovasculares na infância, no ambulatório de distúrbios do aprendizado (DISAPRE) do Hospital das Clínicas da UNICAMP, que passou, oficialmente, a participar do *The International Pediatric Stroke Study* (IPSS), que reúne grupos de pesquisadores sobre AVC na criança nos vários países do mundo. Este grupo passou a sugerir protocolos de investigação e tratamento destes quadros, inclusive neuroimagem.

A neuroimagem desempenha papel vital na detecção destas lesões, na investigação etiológica, tratamento e avaliação do prognóstico.[3-7] A maioria dos protocolos de neuroimagem em eventos agudos e na sua evolução inclui ressonância magnética convencional (RM) e tomografia computadorizada.[4-7]

DEFINIÇÃO

A Organização Mundial da Saúde estabeleceu que o AVC constitui quadro agudo, decorrente de alterações vasculares, isquêmicas ou hemorrágicas, no sistema nervoso central, com sintomas e sinais que persistem por mais de 24 horas ou mais (OMS-2006). Sob este critério ficariam excluídos outras alterações, como ataque isquêmico transitório e sangramentos decorrentes de traumas e tumores.[8]

Os eventos vasculares na infância podem ser dos tipos:

- Isquêmico: onde estão incluídos os de natureza arterial, venosa e também de etiologia hemodinâmica;
- Hemorrágico: que é subdividido em relação à sua localização em intraparenquimatosos, intraventriculares e subaracnóideo.

INCIDÊNCIA

A incidência na infância varia segundo os diferentes locais de estudos, sendo considerado perinatal eventos durante 28ª semana de gestação até 28 dias de vida, que ainda podem ser subdivididos em agudo e presumidamente crônico. Após este grupo etário são considerados AVC na infância e adolescência até os 18 anos. Os achados epidemiológicos têm prevalência entre 2,5-13:1.000.000/ano, sendo que no período neonatal esta taxa é mais elevada, chegando, em alguns estudos, a 63:100.000 nascidos vivos.[1-4]

A frequência destes eventos é discretamente mais elevada no sexo masculino e em pessoas de origem asiática e africana, esta última em decorrência de anemia falciforme.[1]

A frequência dos eventos vasculares hemorrágicos encefálicos é de 50% para cada sexo, na dependência da região e do país estudado.

Globalmente, houve aumento da prevalência de AVC na infância, porém, em países desenvolvidos, houve redução na prevalência de AVC, tanto hemorrágicos quanto isquêmicos, sugerindo que a melhora dos padrões de acesso à saúde contribui para a redução destes índices.[8]

RECORRÊNCIA

Os achados de recorrência também variam conforme o local do estudo. Em torno de 10% das crianças terão desfecho fatal; 75% das crianças apresentaram déficits neurológicos a longo prazo; 12% dos pacientes terão recorrência no primeiro ano e em torno de 19% terão novo evento isquêmico até o quinto ano após o íctus.[1,4,8]

FISIOPATOLOGIA

A interrupção do fluxo sanguíneo cerebral leva a uma cascata de eventos, e se não for interrompida, determina morte das células do parênquima encefálico. Estes eventos iniciam com a limitação da produção energética mitocondrial, levando a disfunções de canais iônicos dependentes de ATP, que interferem na neurotransmissão com liberação de neurotransmissores excitatórios, e impossibilidade da recaptação sináptica destes como o glutamato. Este neurotransmissor ligado a receptores NMDA e AMPA promove o influxo de cálcio para o interior do neurônio, disparando as enzimas fosfolipases e proteases, que, por sua vez, degradam proteínas, comprometendo as membranas essenciais à manutenção da integridade celular. O estresse oxidativo leva à produção de radicais livres que lesam lipídeos, proteínas, ácidos nucleicos e colaboram com a disfunção mitocondrial e, consequentemente, levam à apoptose.

Esta cadeia de eventos leva a aumento do conteúdo de água e altera sua mobilidade no interior da célula (edema citotóxico), que é possível identificar pelos métodos de imagem assim como o aumento do conteúdo de lactato.

Os progressos no conhecimento sobre a fisiopatologia e o tratamento das doenças cerebrovasculares na infância auxiliam no tratamento do evento agudo, na prevenção de recorrências e melhora da qualidade de vida, a médio e longo prazos, dos pacientes acometidos.

QUADRO CLÍNICO

A ocorrência de eventos neurológicos agudos é direcionada para Unidades de Emergência Infantil e Unidades de Tratamento Intensivo Neonatal. O AVC deve ser sempre lembrado e analisado por profissionais que valorizem sintomas e sinais nos diferentes grupos etários, desde o período neonatal até a adolescência.

As falhas no diagnóstico ocorrem em razão da possibilidade de múltiplas etiologias para eventos neurológicos agudos, como anóxia, alterações metabólicas, iônicas no período perinatal, crises epilépticas, paralisia de Todd e encefalites em idades mais tardias, consideradas como primeira possibilidade entre pediatras e mesmo entre os neurologistas infantis. Nos grupos etários mais tardios, o diagnóstico ocorre após 24 horas do íctus, dificultando medidas de proteção da lesão.[4]

A apresentação clínica e etiologia dos AVCs diferem daquelas encontradas no adulto, onde a hemiparesia, disfasia e alterações no equilíbrio chamam a atenção. No período neonatal, o AVC pode cursar com quadros de encefalopatia e/ou crises epilépticas, que podem ser sutis. Em crianças de idade pré-escolar e escolar, a manifestação clínica pode cursar com cefaleia, sonolência, vômitos, crises epilépticas e déficits motores, estes últimos presentes em torno de 60-90%;[1,4-8] nos quadros hemorrágicos, as apresentações clínicas são mais graves.[1,8] Na fase crônica das lesões vasculares estas crianças podem conviver com déficits motores, consideradas como paralisia cerebral, déficits cognitivos e epilepsia.[1,8]

ETIOLOGIA

As principais causas de AVC na infância são as cardiopatias congênitas e adquiridas, anemia falciforme, processos infecciosos e arteriopatias (intra e extracraniana), distúrbios da coagulação e processos infecciosos, dependendo da localização do centro em que a pesquisa foi realizada.

Durante o levantamento realizado na enfermaria de Pediatria do HC-UNICAMP, Moura-Ribeiro et al.[2] encontraram como as principais causas: alterações hematológicas (anemia falciforme, leucemia), malformações arteriovenosas (MAVs) e cardiológicas, arterite infecciosa, colagenoses, displasia fibromuscular, homocistinúria, doença de Fabry.[2] Em outro estudo conduzido no Brasil, por Ranzan & Rotta,[9] encontraram achados semelhantes, como doenças hematológicas, cardíacas e genéticas, apesar de 50% não ter a etiologia esclarecida. Outras condições podem levar ao AVC na infância, como a doença de moya-moya, enxaqueca hemiplégica, doenças infecciosas e malformações arteriovenosas, descritos por Junqueira & Moura-Ribeiro, em 2002.[10]

Durante a anamnese deve ser dada atenção aos dados de etnia, antecedentes de anemia, cardiopatias, processos infecciosos, principalmente varicela e antecedentes de traumas, mesmo pequenos. Estes últimos favorecem a dissecção arterial cervical.[7,8]

Um quinto das crianças com AVC isquêmico (AVCI) de origem desconhecida tem história de varicela prévia, que pode ocorrer com até um ano de antecedência.[11,12]

NEUROIMAGEM

Como citado anteriormente, as técnicas de neuroimagem contribuem de maneira decisiva para a identificação e compreensão dos quadros de AVC na infância, informando sobre a presença de lesão vascular, o local da obstrução, áreas cerebrais comprometidas e de risco para isquemias, presença ou não de sangramento e também a presença de lesões que determinem efeito de massa. Os principais recursos técnicos de imagem para o estudo de anormalidades vasculares encefálicas são: ultrassonografia com Doppler, ressonância magnética (RM) e angiografia por ressonância (angio-RM), tomografia computadorizada (TC) e angiotomografia (angio-TC), medicina nuclear (SPECT), tomografia por emissão de pósitrons (PET), e angiografia com subtração digital (DSA).

Na presença de criança com alterações de consciência ou déficits motores, sugestivos de AVC, a investigação por neuroimagem é mandatória. Existem vários protocolos para estudo de neuroimagem, principalmente de fase aguda, que recomendam a avaliação por neurologista infantil, tão cedo quanto possível, assim como a realização de exame de imagem, principalmente, por TC e, se possível RM, nas primeiras 48 horas.[4-8,12,13]

ABORDAGEM POR NEUROIMAGEM EM EVENTOS AGUDOS

Na fase hiperaguda de eventos isquêmicos, isto é, com menos de 6 horas de evolução, quando a opção pela terapia trombolítica e trombectomia mecânica podem ser avaliadas, é necessária a avaliação por neuroimagem para determinar a extensão da lesão, localização da obstrução vascular, áreas de risco e áreas com lesão definida, presença ou não de sangramento.

ACHADOS POR TOMOGRAFIA COMPUTADORIZADA

A técnica de TC utiliza a capacidade de absorção de raios X para diferenciar os tecidos. Sua realização dura poucos minutos, sendo o método mais empregado em nosso meio. Os novos aparelhos de TC usam a técnica de multidetectores (*multislice*), permitindo a obtenção de imagens em poucos segundos, reduzindo a necessidade de sedação, com realização de estudos vasculares e perfusão, após injeção de contraste. Os objetivos deste método são:

1. Visualizar o aumento do conteúdo de água no parênquima cerebral, nas áreas de isquemia, que apresenta menor atenuação em relação aos tecidos íntegros.
2. Detectar a presença de sangue, que apresenta maior densidade em relação ao parênquima encefálico.

A TC detecta precocemente eventos hemorrágicos, contraindicando medidas trombolíticas, e detecta tardiamente eventos isquêmicos, geralmente com mais de 6 horas após o início do íctus, evidenciando o surgimento de áreas hipoatenuantes no território lesionado. Esta técnica predomina em nosso meio, por sua disponibilidade, rapidez de execução e menor custo em relação à RM.

FASE AGUDA DE AVC ISQUÊMICO-TC

Os principais achados de alterações isquêmicas de fase aguda na TC são a hipodensidade (aumento do conteúdo de agua) dos territórios vasculares acometidos, como nos gânglios da base, e o sinal da fita (insular *ribbonsign*), com hipodensidade no córtex insular, onde é possível comparar com o lado contralateral. Neste último achado é necessário afastar a possibilidade de encefalite herpética.[5]

Evolução (TC) de AVCI durante 72 horas após o Íctus (Fig. 4-1)

O sinal da artéria cerebral média densa (hiperdensidade no interior do vaso), que está presente entre 1-50% dos casos de AVCs isquêmicos, e pode estar relacionado com pior prognóstico, quando encontrado no segmento proximal e onde a trombólise deve ser criteriosamente estudada.[13]

Evolução radiológica de AVCI no intervalo de 24 horas. AVC em criança de 4 anos, vítima de atropelamento, com trauma craniano leve, sem déficits motores na entrada no serviço de emergência, evoluindo com déficit motor à esquerda tardio (Fig. 4-2).

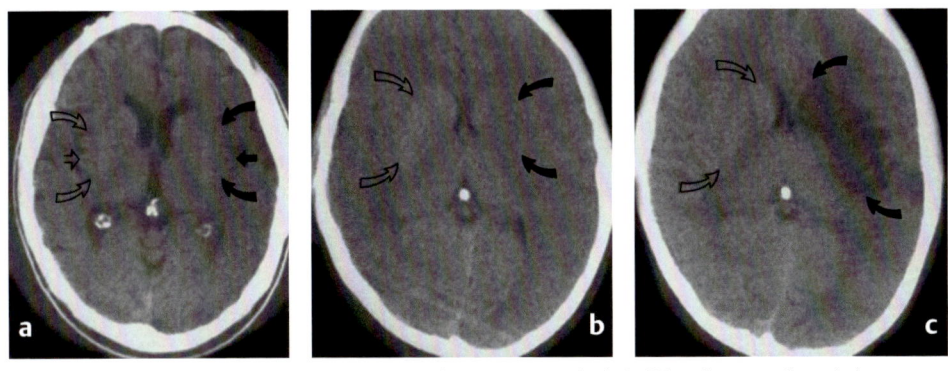

Fig. 4-1. (**a**) 6 h – Hipodensidade insular esquerda (setas preenchidas), (**b**) 24 h – Hipodensidade ganglionar/insular esquerda (setas preenchidas), (**c**) 72 h – Hipodensidade mais evidente na região ganglionar/insular esquerda (setas preenchidas). (Imagens cedidas gentilmente pelo Dr. Nelson Fortes.)

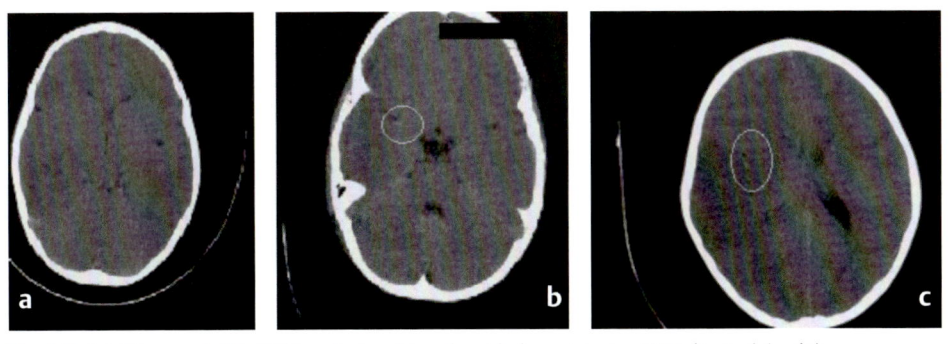

Fig. 4-2. (**a**) TC normal, (**b**) AVC isquêmico, hiperdensidade no interior ACM direita (círculo); (**c**) hipodensidade no território da ACM direta e migração superior do trombo (círculo).

RESSONÂNCIA MAGNÉTICA

As sequências tradicionais de RM incluem imagens ponderadas em T1, T2, FLAIR, eco de gradiente, SWI (*susceptibility weighted imaging*), sequências de difusão (DWI) e mapa-ADC, e sequências ponderadas em T1 após o uso endovenoso de contraste paramagnético.

Atualmente o uso da sequência DWI é obrigatório na pesquisa de eventos isquêmicos fase hiperaguda por RM, acompanhadas da pesquisa mapa-ADC, que evidenciam alterações isquêmicas minutos após a ocorrência do íctus, acompanhado de sequência que informe melhor os detalhes anatômicos, como T1 e/ou FLAIR (Fig. 4-3). As imagens em DWI detectam alterações precoces, onde há redução da difusão das moléculas de água, o que determina hipersinal (maior brilho) em DWI e hipossinal (sinal mais escuro) no mapa-ADC, que persistem até, aproximadamente, 8 dias após o início do quadro (Fig. 4-4).[4,5,8] No mesmo momento, ainda podem ser realizadas as sequências angiográficas, arterial e venosa, estudo perfusional, onde é possível avaliar as áreas parenquimatosas em risco de evolução para lesões isquêmicas definitivas, após cruzamento com os achados de DWI (zona de penumbra) – (Fig. 4-5).

Em algumas ocasiões também podem ser realizadas as sequências tractografia e anisotropia fracionada (FA), que podem avaliar os tratos acometidos.

Uma técnica interessante, e que também pode ser realizada no mesmo momento, é a espectroscopia. Esta sequência utiliza o fenômeno da ressonância magnética para detectar alterações metabólicas teciduais *in vivo*, isto é, em tempo real. Em lesões isquêmicas, por conta das alterações metabólicas em condições anaeróbicas, há uso da via de produção energética alternativa, com produção elevada de lactato. Este é um dos metabólitos possíveis de avaliar com o uso deste método e comparar com outras regiões cerebrais não acometidas, principalmente na fase aguda.

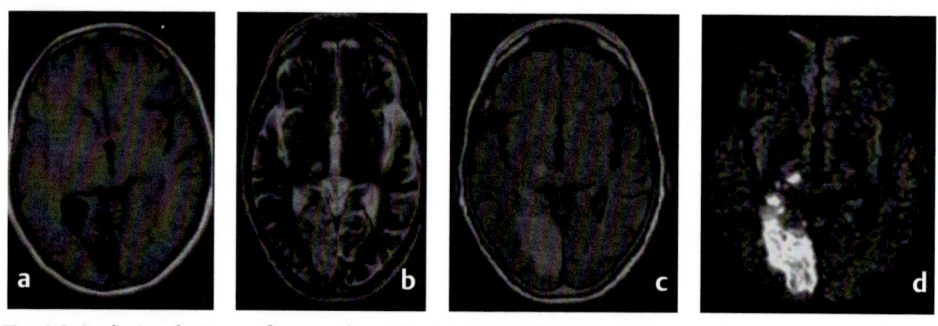

Fig. 4-3. Lesão isquêmica em fase aguda, no território da ACP direita, acometendo a região posterior do tálamo e lobo occipital à direita. Os achados de imagem demonstram hipossinal em T1 (**a**), hipersinal em T2 (**b**) e FLAIR (**c**) e em DWI (restrição à difusão das moléculas de água) (**d**).

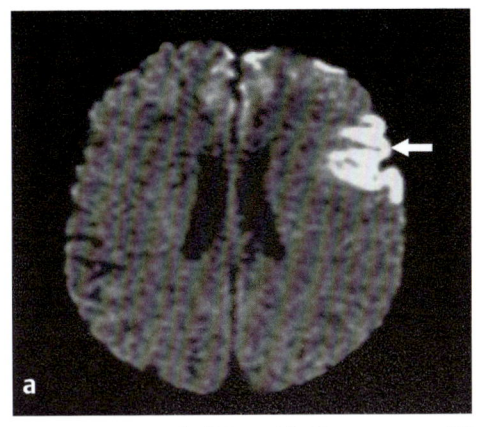

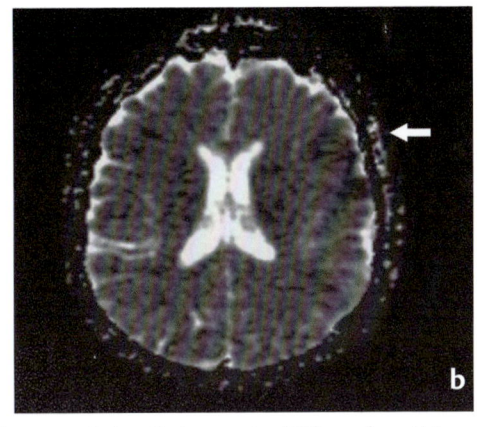

Fig. 4-4. Imagens de RM em difusão e no mapa-ADC, em evento isquêmico agudo. AVCI agudo-artéria cerebral média esquerda. DWI (**a**) hipersinal e mapa - ADC (**b**) hipossinal.

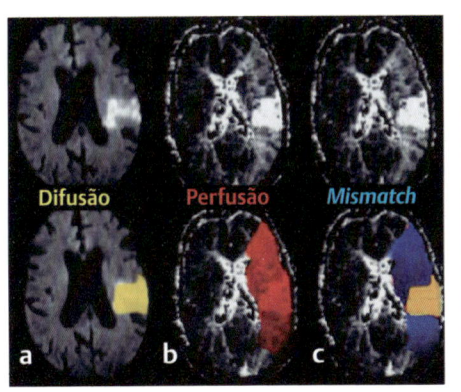

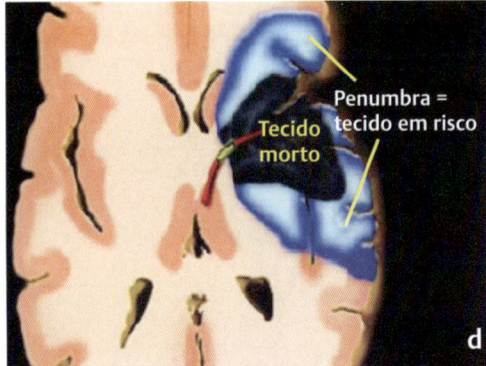

Fig. 4-5. Ilustração do cruzamento de achados de AVC isquêmico nas sequências de difusão e perfusão, demonstrando áreas de restrição à difusão (**a**) e alterações na perfusão (**b**) e áreas de risco (penumbra) (**c**, **d**). (Com permissão de *The Radiology Assistant*.)

AVC Agudo: DWI e Espectroscopia

Dentre as desvantagens da RM, estão seu alto custo, tempo de duração e imobilidade durante a realização, fator limitante em crianças, pois nem sempre é possível obter as imagens sem sedação anestésica. A realização do exame completo dura aproximadamente 20 a 40 minutos em aparelhos de 1,5 Tesla, contudo, em situações de emergência, podem ser realizados protocolos mais sucintos, onde devem estar incluídas as sequências DWI (Fig. 4-6). Os ambientes dos aparelhos de RM exigem temperaturas mais baixas, limitantes em recém-nascidos a termo e recém-nascidos pré-termo.

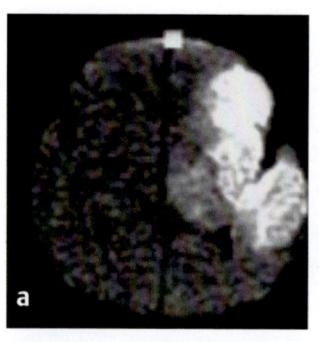

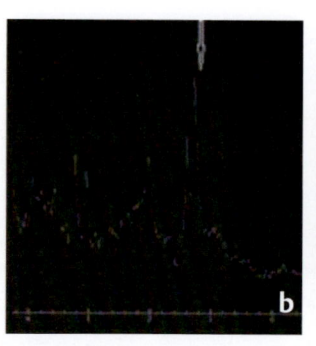

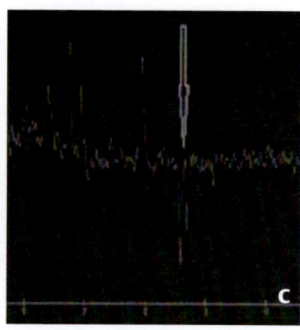

Fig. 4-6. Sequencias DWI (**a**) e espectroscopia, técnica PRESS, com TE de 35 (**b**) e 135 (**c**). Nota-se restrição à difusão das moléculas de água no território da artéria cerebral média esquerda (**a**), com elevação (**b**)/inversão (**c**) dos picos de lipídeos e lactato (setas/pico duplo) indicando metabolismo anaeróbico.

CARACTERIZAÇÃO DAS LESÕES VASCULARES NO SNC
Padrão de Distribuição Vascular das Lesões Isquêmicas

Os acidentes vasculares cerebrais arteriais seguem distribuição anatômica dos vasos cerebrais, que apresentam alterações isquêmicas de natureza hemodinâmica e também infartos venosos. Desta maneira é interessante conhecer as particularidades destes padrões, apresentadas a seguir.

- Principais territórios de irrigação arterial no SNC: artérias cerebrais anteriores (ACA), artérias cerebrais médias (ACM) e artérias cerebrais posteriores (ACP) (Fig. 4-7).

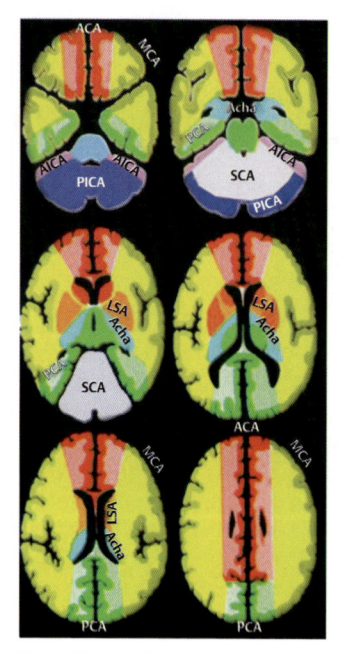

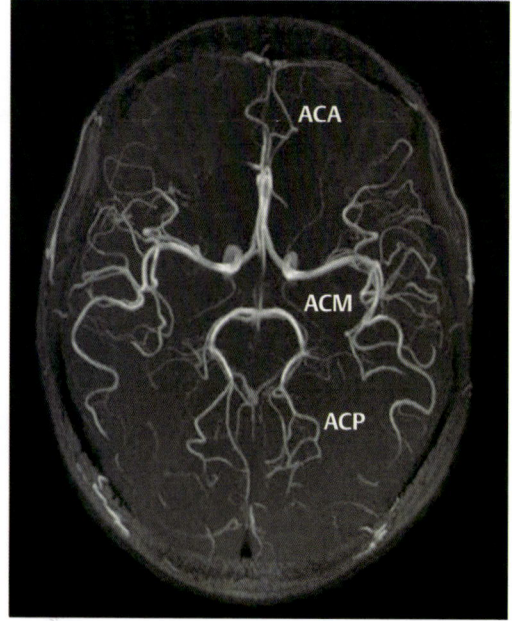

Fig. 4-7. ACA (Art. Cerebral Anterior) – ACM (Art. Cerebral Média) e ACP (Art. Cerebral Posterior). (Com permissão de *The Radiology Assistant*.)

- As áreas de isquemia, secundárias à obstrução arterial: geralmente respeitam os territórios de irrigação vascular (Fig. 4-8).

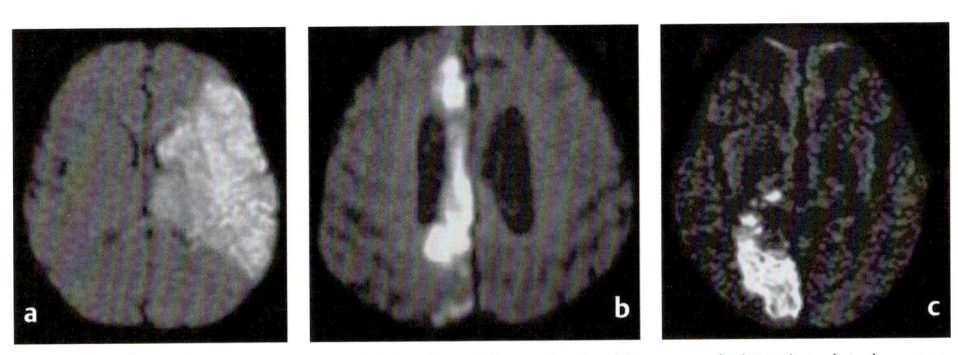

Fig. 4-8. (a) Áreas de isquemia nos territórios da artéria cerebral média esquerda (ACM), incluindo ramos profundos e (b) artéria cerebral anterior (ACA) e (c) artéria cerebral posterior (ACP).

- Lesões isquêmicas de fossa posterior (Fig. 4-9).

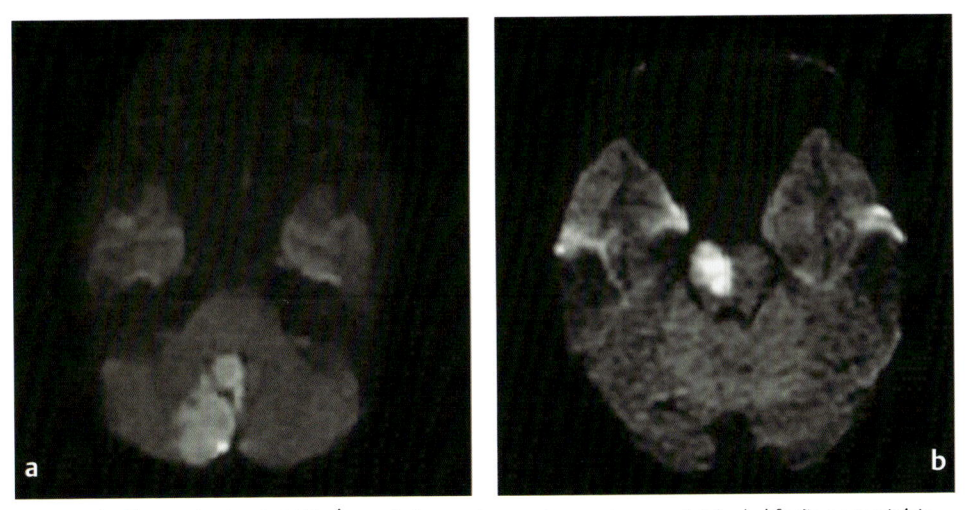

Fig. 4-9. (a, b) Sequências de DWI. Áreas de isquemia que demonstram restrição à difusão no território vertebrobasilar.

- Lesões isquêmicas multifocais (Fig. 4-10).

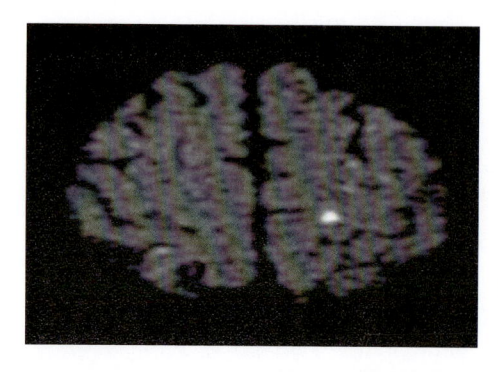

Fig. 4-10. Sequência de DWI demonstrando múltiplos focos de restrição (hipersinal) à difusão das moléculas de água, sugerindo êmbolos.

As regiões encefálicas acometidas por lesões vasculares de origem venosa apresentam localizações distintas das acometidas pelas de origem arterial, contudo, algumas vezes, podem levar interpretações equivocadas (Fig. 4-11).

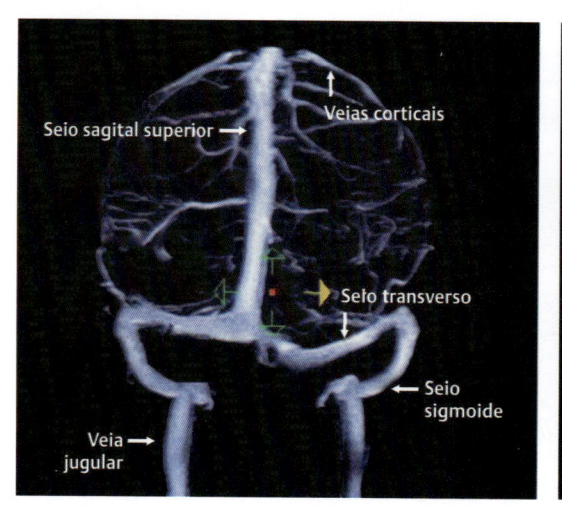

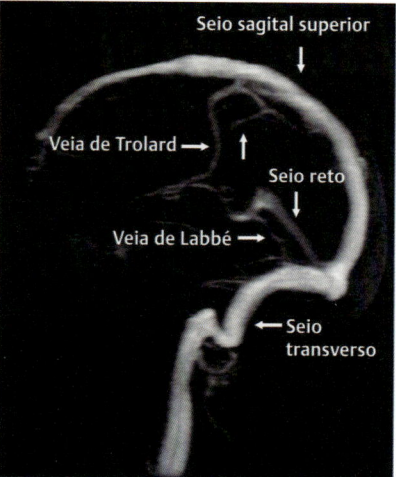

Fig. 4-11. Sequencia Angio-RM – pós-contraste – coronal e sagital, indicando os principais seios venosos e veias corticais.

Principais Territórios de Drenagem Venosa (Fig. 4-12)

As imagens da Figura 4-13 apresentam características topográficas de lesões parenquimatosas secundárias à trombose venosa profunda e superficial.

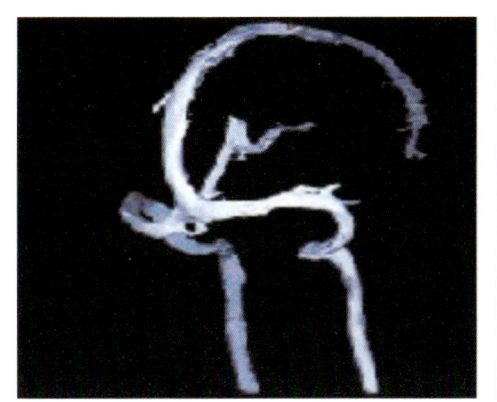

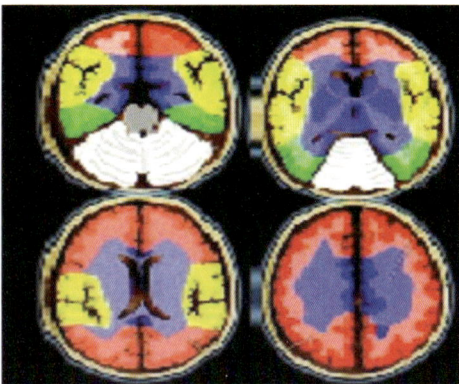

Fig. 4-12. Sequência angiográfica venosa e padrões territoriais de drenagem venosa.

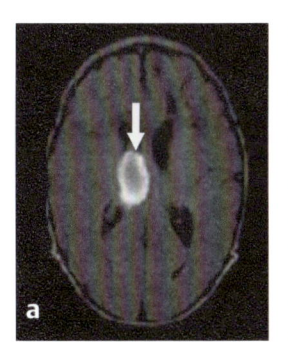

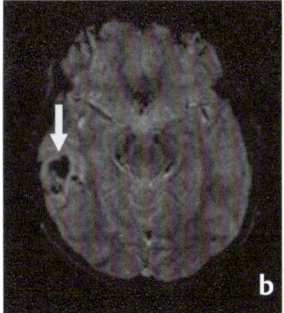

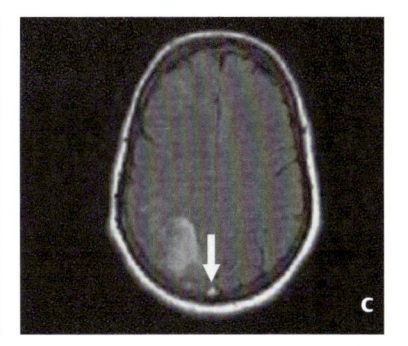

Fig. 4-13. Sequências FLAIR (a, c) e SWI (b). Lesões hemorrágicas no tálamo direito e temporal direito, secundários, respectivamente, à trombose venosa do seio reto (a) e seio lateral, ipsilateralmente (b), e área de isquemia secundária à trombose venosa do seio sagital superior (c), com visualização do trombo deste seio (seta).

Padrão Vascular-Isquemia Hemodinâmica

Também chamada de isquemia em áreas limítrofes de irrigação (*watershed*), geralmente encontradas em lesões isquêmicas secundárias a quadros de hipotensão arterial, disfunções cardiológicas e em suboclusões arteriais encontradas no padrão moyamoya (Fig. 4-14).

O estudo por RM convencional permite a visualização do sinal de fluxo sanguíneo dos vasos arteriais e venosos. Quando existe obstrução ou trombo, há hipersinal em todas as sequências (representando subprodutos da hemoglobina), que podem ser confirmados com sequências angiográficas.

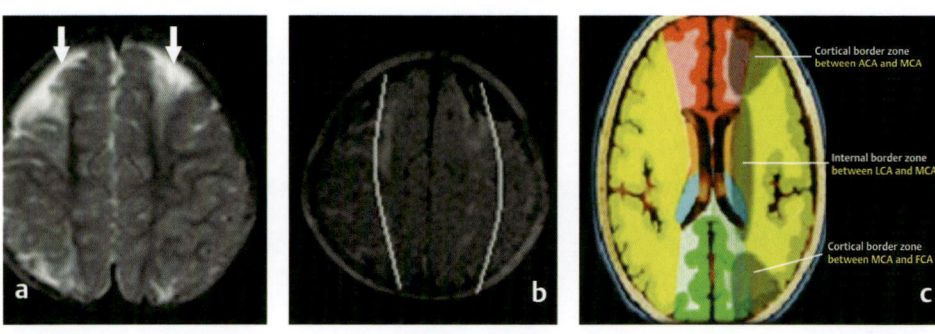

Fig. 4-14. Lesões isquêmicas de origem hemodinâmica em uma criança com paralisia cerebral. Criança com 3 anos de idade e antecedente de anóxia perinatal/paralisia cerebral. Sequências em T2 e FLAIR, evidenciando áreas de encefalomalacia/gliose nas áreas limítrofes de irrigação entre as artérias ACA/ACP e ACM. (Imagem (c) com permissão de *The Radiology Assistant*.)

A angiografia contribui na compreensão dos estudos vasculares e permite direcionar as estratégias terapêuticas. Na fase arterial, a ARM é usada junto à técnica TOF (do inglês *time off ligth*), onde não é necessário o uso de contraste paramagnético na fase arterial e venosa, contudo, nesta última fase, obtém-se melhor definição vascular com o uso do mesmo (Figs. 4-15 a 4-18).

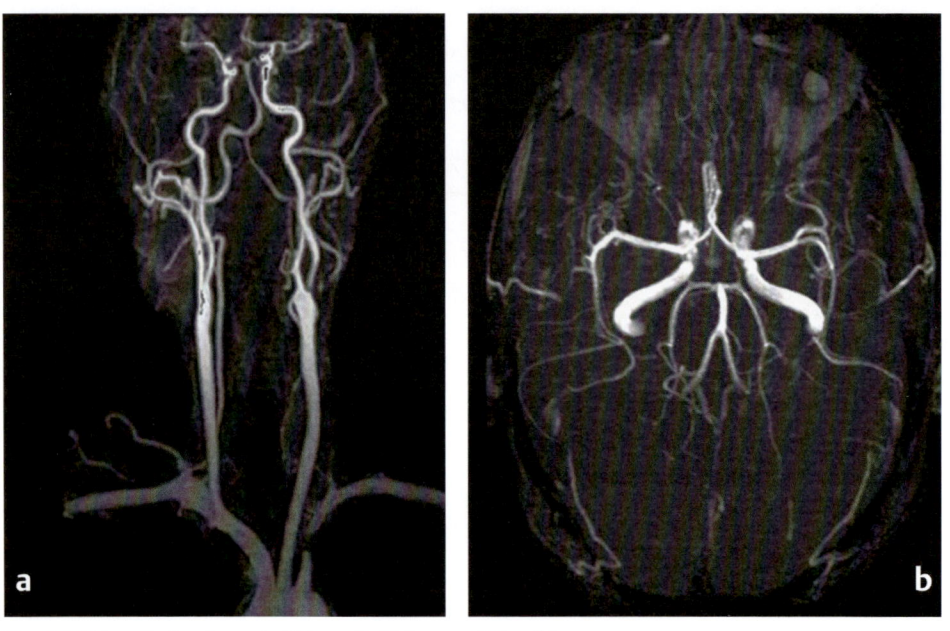

Fig. 4-15. Sequências de angio-RM cervical (a) e encefálica (b).

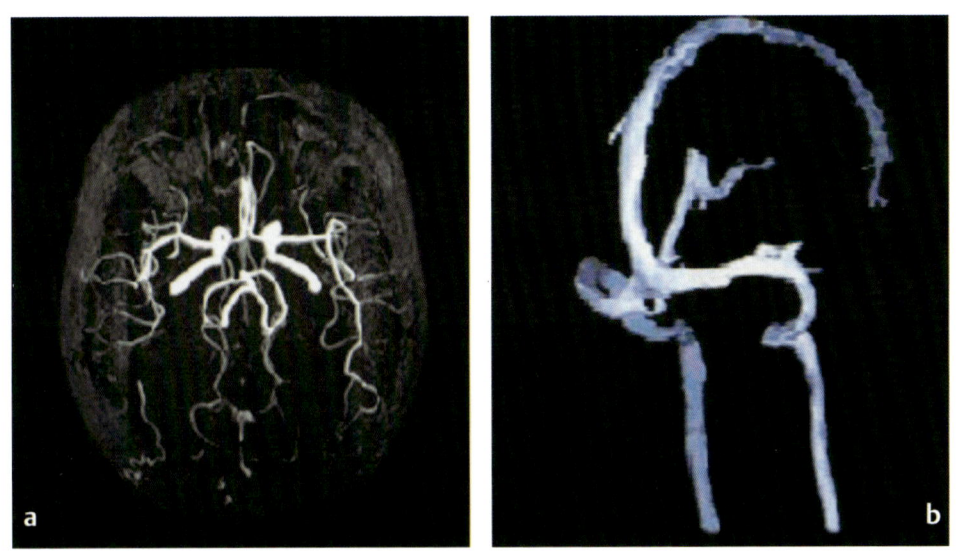

Fig. 4-16. Sequências angiográficas arterial com reconstruções 3D e TOF (**a**), ARM venosa com contraste (**b**).

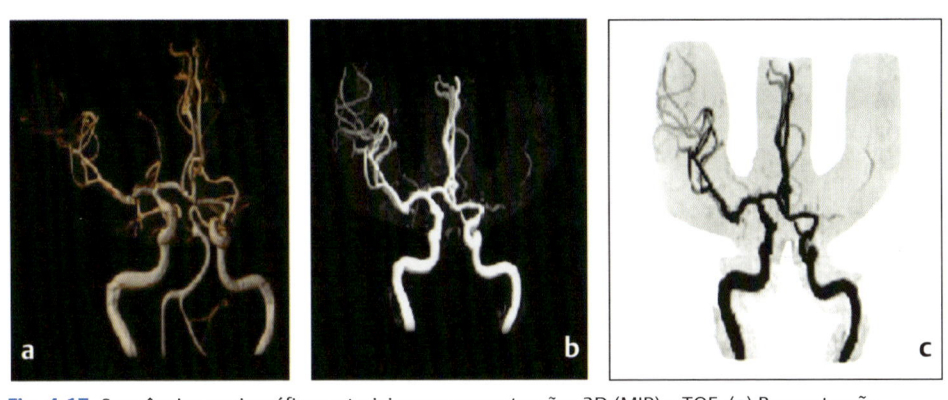

Fig. 4-17. Sequências angiográficas arteriais com reconstruções 3D (MIP) e TOF. (**a**) Reconstrução renderizada, (**b**) TOF e (**c**) sequência invertida.

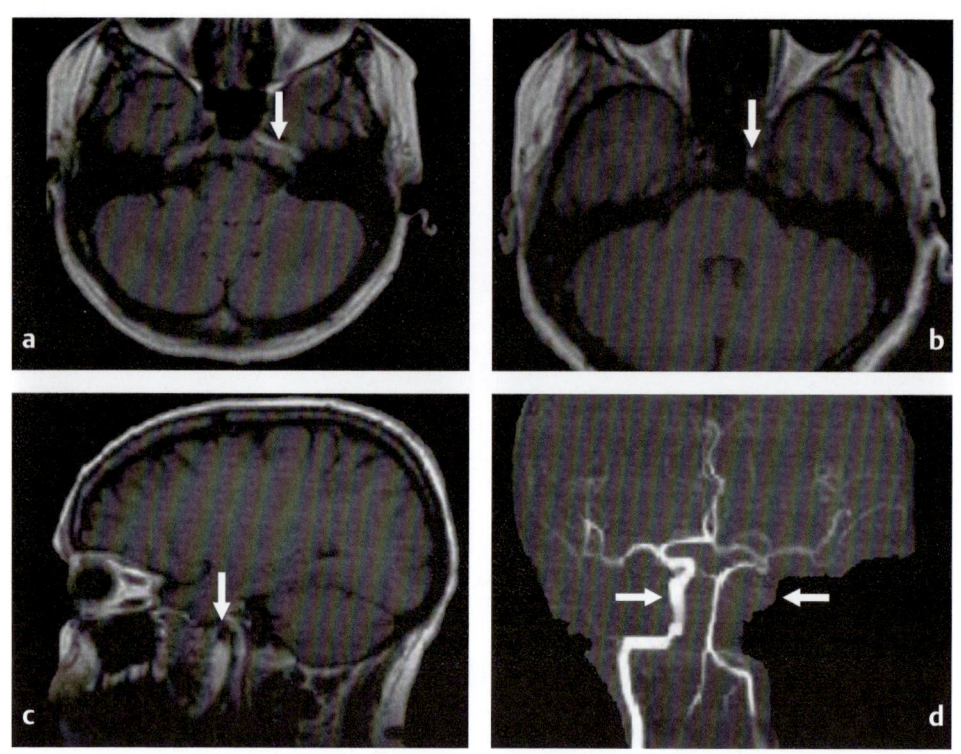

Fig. 4-18. Sequências de RM para identificação de trombos no interior de vasos cerebrais. Sequências axiais (**a**) FLAIR e (**b**) T1, (**c**) sagital T1 e sequência angiográfica. Perda de sinal de fluxo sanguíneo no interior do segmento cervical e intracavernoso da artéria carótida interna esquerda, onde há hipersinal, indicando a presença de trombo (*setas*), confirmada, pela ausência de sinal de fluxo sanguíneo na sequência de angio-RM.

Padrões de Apresentação Radiológica do AVC nas Diversas Etiologias na Faixa Etária Pediátrica

Lesões Isquêmicas Agudas no Período Perinatal

O parênquima cerebral apresenta mielinização incompleta, alto conteúdo de água, dificultando a identificação de edema no período perinatal. Em nosso meio o exame de ultrassom (US) está disponível na maioria das unidades de UTI-Neonatal, podendo ser transportado e realizado à "beira do leito" e múltiplas vezes, se necessário. Esta modalidade de exame utiliza a ecogenicidade do conteúdo de água no parênquima encefálico e na modalidade Doppler colorido; pode, também, avaliar o fluxo vascular no interior dos vasos sanguíneos, contudo, sua sensibilidade ainda é baixa e depende da experiência do examinador

Segundo Airoldi,[14] AVCI perinatal foi definido em encontro internacional como "um grupo de condições heterogêneas em que há perturbação focal do fluxo sanguíneo cerebral secundária à trombose venosa ou arterial ou à embolização, ocorrida entre a 20ª semana de gestação e o 28° dia de vida".

Moura-Ribeiro *et al.*[15] publicaram quatro casos de AVC perinatal, com avaliação inicial por US seguida de TC, onde foram constatados AVCs isquêmicos e hemorrágicos, ressaltando a importância da associação dos dados clínicos a exames de neuroimagem.

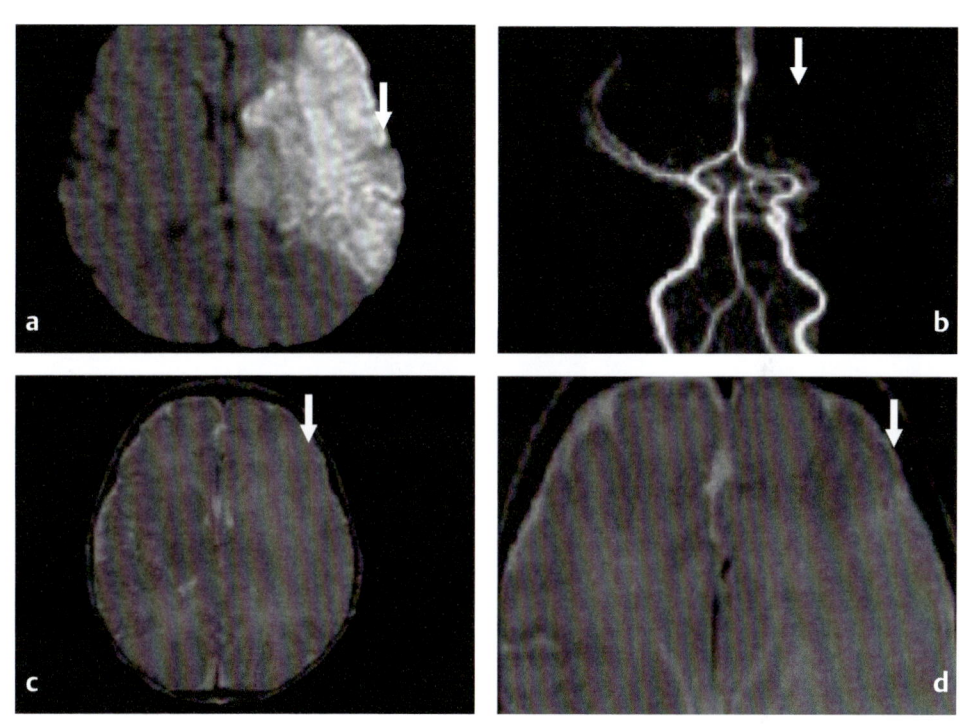

Fig. 4-19. Achados de RM/ARM em AVC perinatal. AVCi perinatal. Nas sequências de DWI (**a**), angiográfica (**b**) e T2 (**c**, **d**). Área de restrição à difusão das moléculas de água no hemisfério cerebral esquerdo, obstrução da ACM esquerda e perda dos contornos lineares de hipossinal no córtex da região de AVC em T2.

Na avaliação de neuroimagem com RM, as melhores sequências são a DWI, que determina a área onde existe isquemia associada à sequência T2, que informa mais detalhes anatômicos, sendo possível observar a perda dos contornos lineares do córtex cerebral em T2, onde o córtex apresenta hipossinal em relação à substância branca que deve ser associada à sequência em DWI e mapa ADC (Fig. 4-19).

No diagnóstico diferencial de eventos vasculares perinatais deve ser sempre lembrada a possibilidade de hipoglicemia, que também cursa com quadro encefalopático associado a crises epilépticas. Neste caso os achados radiológicos demonstram lesões isquêmicas nas regiões occipitais e perirrolândicas (Fig. 4-20).

Doença de Moyamoya

A doença de moyamoya é vasculopatia crônica descrita em 1957 que apresenta redução progressiva do calibre das artérias do polígono de Willis, com formação de novos vasos de calibre reduzido nesta região (neovascularização), e estudo angiográfico revela aspecto "esfumaçado".[16-18] Na Ásia há forte componente genético com vários genes candidatos e formas de herança. Em outras regiões do mundo há várias condições que determinam padrão angiográfico semelhante, como anemia falciforme, síndrome de Down, facomatoses, neuroinfecções específicas, entre outras.[16-18]

A apresentação clínica geralmente cursa com AVC transitório, AVC isquêmico de repetição, de predomínio subcortical e também de natureza hemodinâmica. Infartos territoriais

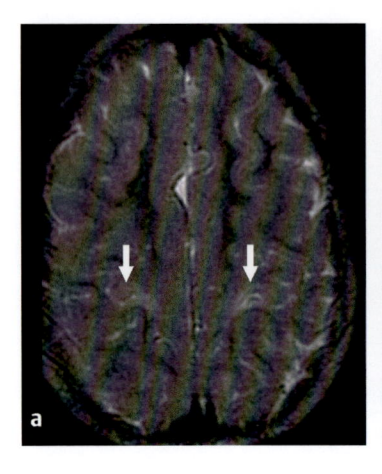

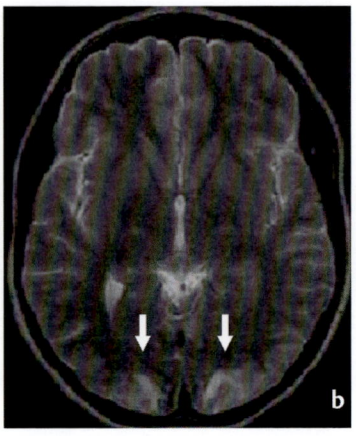

Fig. 4-20. Sequências axiais em T2 evidenciando lesões sequelares de hipoglicemia perinatal, situadas nas regiões perirrolândicas (**a**) e occipitais (**b**), caracterizadas por hipersinal córtico/subcortical.

extensos podem ser encontrados menos frequentemente, assim como síndromes extrapiramidais, por existirem lesões dos segmentos proximais das artérias cerebrais médias e comunicantes posteriores e anteriores, que irrigam os gânglios basais (artérias lenticuloestriadas). Na infância tardia e nos adultos existem aumento na frequência de eventos hemorrágicos.[8,16,17]

Os achados de neuroimagem incluem: lesões isquêmicas profundas e corticais; proliferação vascular nas regiões cisternais adjacentes ao polígono de Willis, vales silvianos e regiões ganglionares, mais bem visualizados nas sequências ponderadas em T2 com "*flow-void*".[3,17] Ingurgitamento dos vasos sanguíneos leptomeníngeos, mais bem visualizados na sequência FLAIR e na fase contrastada, conhecido como "*ivy signal*" (sinal da Hera).[17]

A Figura 4-21 demonstra alguns achados de RM em pacientes com padrão moyamoya.

Nas sequências ponderadas em T2 pode ser observado aumento dos vasos nas proximidades do polígono de Willis (Fig. 4-22).

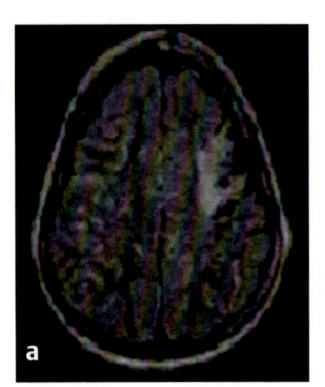

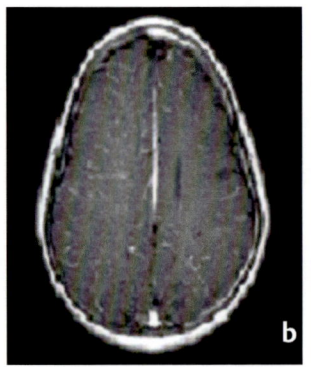

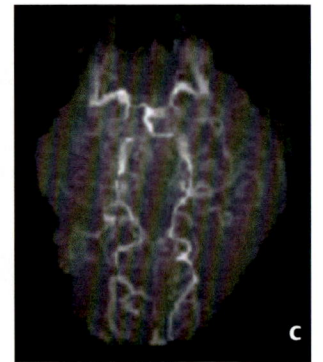

Fig. 4-21. Doença de moyamoya. Sequência axiais FLAIR (**a**), T1 com contraste (**b**), ARM (**c**) demonstrando área sequelar de AVC isquêmico frontal esquerdo (**a**) e ingurgitamento vascularpial difusamente (*Ivy Signal*/sinal da Hera) (**a, b**). Sequência ARM demonstrando importante redução do calibre das artérias cerebrais médias e anteriores, com neovascularização regional (**c**).

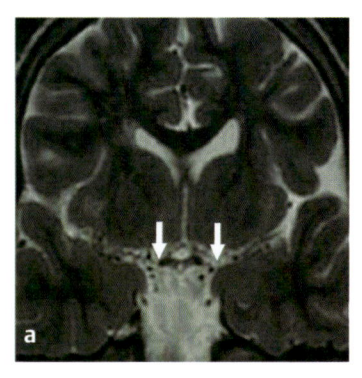

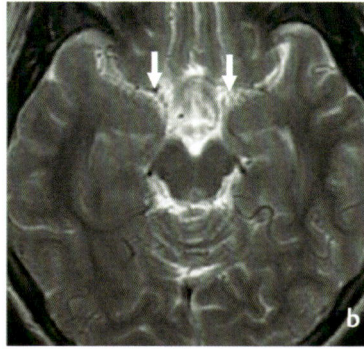

Fig. 4-22. Sequências em T2 coronal (a) e axial (b), evidenciando proliferação vascular na bifurcação das artérias carótidas internas e cerebrais médias.

Anemia Falciforme

É doença autossômica recessiva, encontrada em descendentes do continente africano, sendo umas das principais causas de AVC na infância (Fig. 4-23).

O padrão radiológico demonstra a prevalência de lesões isquêmicas de diferentes dimensões, bilaterais, com infartos territoriais e de natureza hemodinâmica. Steene G *et al.* avaliaram os exames de imagem por RM de 185 crianças com anemia falciforme e encontraram prevalência de eventos isquêmicos – 44%, com vasculopatia – 55%, 35% apresentavam lesões isquêmicas silenciosas (alteração na RM sem eventos clínicos), 49% angiografia anormal.[19]

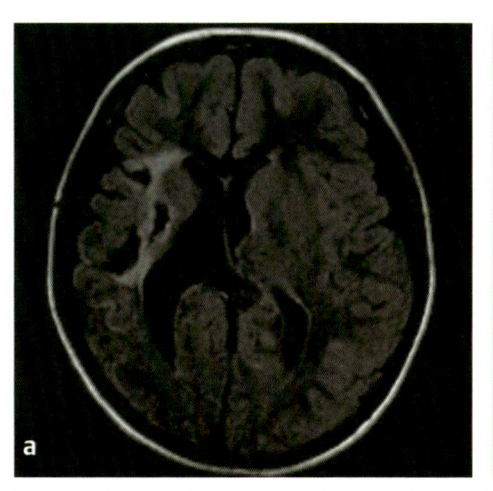

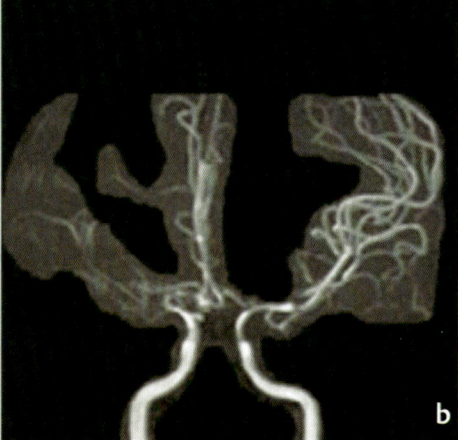

Fig. 4-23. RM e angio-RM em quadro de AVC e anemia falciforme. Paciente com anemia falciforme, com antecedente de hemiparesia esquerda. Sequências FLAIR (a) e ARM (b) demonstrando área de encefalomalacia frontocapsular direita, com importante redução da artéria cerebral média deste lado, do segmento distal das artérias carótidas internas e também dos segmentos A1 das artérias cerebrais anteriores com neovascularização.

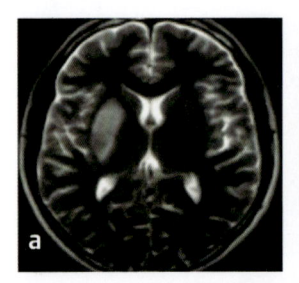

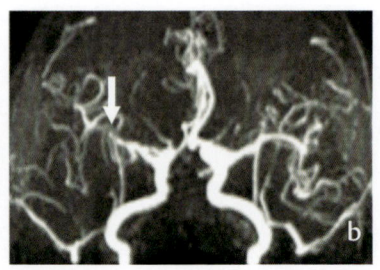

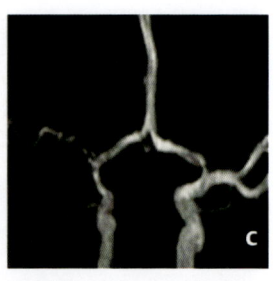

Fig. 4-24. Imagens de AVC-RM e Angio-RM em criança com AVC e antecedente de varicela. Sequências axiais T2 e ARM arterial, demonstrando área de isquemia ganglionar direita (**a**), com redução do calibre do segmento proximal da ACM direita (**b**, **c**).

Arteriopatia Cerebral Focal

Esta patologia provavelmente é subdiagnosticada, pois além das imagens convencionais é necessária investigação angiográfica detalhada (ARM ou DSA). Comumente está associada a antecedentes de processos inflamatórios infecciosos, como vírus varicela-zóster, tonsilite e HIV (Fig. 4-24).[20] Estes processos inflamatórios são, geralmente, unilaterais, nas proximidades do segmento distal da carótida interna e proximal da ACM, onde determinam redução do calibre e irregularidades dos contornos das paredes arteriais. São encontrados em até 64% das investigações angiográficas realizadas em AVC isquêmicos na infância.[1,4,5,7,20] Seu curso é de estabilização ou melhora, contudo, algumas vezes, podem evoluir com progressão da estenose, inclusive para padrão moyamoya. O quadro clínico é de AVC único; raramente há recorrência.

Os estudos de neuroimagem convencionais demonstram lesões nas regiões ganglionares, por acometimento das artérias do polígono de Willis e lentículo-estriadas. Os estudos de ARM/DSA encontram irregularidades nas paredes arteriais e estenose arterial focal.

Cardiopatias

As cardiopatias congênitas e adquiridas constituem uma das causas mais frequente de AVC isquêmico na infância. Neste grupo estão incluídas cardiopatias cianóticas, valvulopatias, cardiomiopatias entre outras (Figs. 4-25 e 4-26).[21,22] Geralmente estão associadas a fenômenos embólicos ou de natureza hemodinâmica. Mahle *et al.* avaliaram 24 crianças por meio de neuroimagem, antes e após procedimentos cirúrgicos, em cardiopatias congênitas, onde encontraram alterações de natureza isquêmica em 16% antes e em 64% após o ato cirúrgico.[22]

Os principais achados são fenômenos emboligênicos, com isquemias lacunares e territoriais e também isquemias hemodinâmicas. Raramente as cardiopatias podem estar associadas ao padrão moyamoya.

Dissecção Arterial

A dissecção arterial é pouco lembrada na investigação de eventos isquêmicos encefálicos na infância, contudo, pode estar presente entre 7,5 a 20% de AVCs isquêmicos na infância.[17,22,23] Muitas vezes a dissecção está relacionada com traumas, sobretudo com os de pequena intensidade e, algumas vezes, com atividade física. O quadro clínico inclui cefaleia e déficits motores. Quando existe antecedente de traumatismo, as dissecções arteriais estão

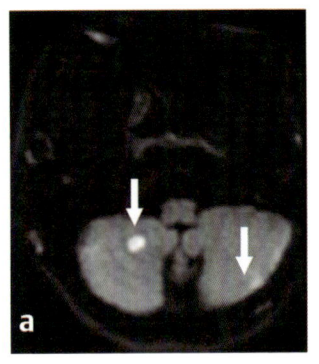

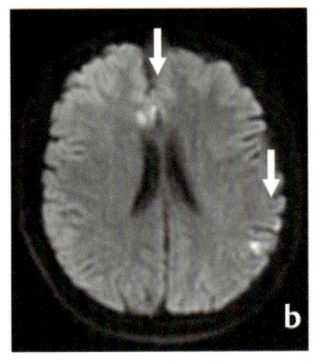

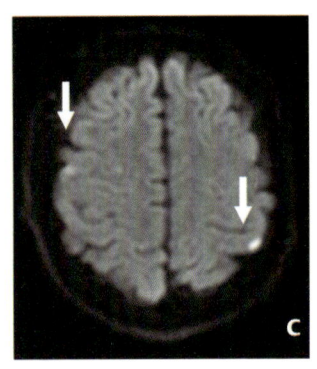

Fig. 4-25. RM de adolescente com valvulopatia reumática: lesões emboligênicas. (**a-c**) Sequências axiais em DWI demonstrando lesões multifocais de restrição à difusão das moléculas de água, sugerindo focos de isquemia em fase aguda, em vários territórios de irrigação (*setas*).

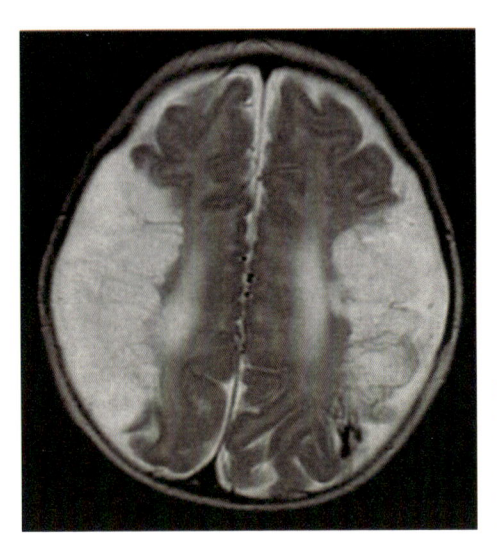

Fig. 4-26. Imagem de RM em criança com AVC isquêmico durante quadro de miocardiopatia viral. Sequência axial T2 evidenciando extensas áreas de AVC isquêmico, em fase crônica/encefalomalacia, respeitando os limites dos territórios de irrigação das artérias cerebrais médias.

localizadas, frequentemente, na região cervical e as dissecções espontâneas estão localizadas nos segmentos arteriais intracranianos. As dissecções vertebrais também predominam em meninos, mesmo sem história de traumatismo. Pequenos traumas estão presentes em 1/3 dos pacientes com dissecções; traumas maiores e esforços físicos extenuantes em 1/3 e espontâneos em 1/3.[23-25]

As dissecções são causadas por hematomas intramurais, com entrada pela íntima e estendendo-se até a camada média da parede arterial, estendendo-se superiormente, na direção do fluxo sanguíneo, assumindo o aspecto de duplo lúmen nas sequências angiográficas. Há também redução do calibre do lúmen arterial original, aumento do diâmetro externo arterial e possibilidade de formação de pseudoaneurisma. Os sintomas de isquemia iniciam-se nos primeiros 7 dias após a dissecção, porém, há relatos de até 1 mês mais tarde.[23,24]

Os protocolos de investigação de AVC devem incluir a avaliação, por imagem, do segmento cervical e, atualmente, as estratégias usadas dão preferência a métodos menos invasivos como RM, ARM, TC e angio-TC.

A TC demonstra estreitamento excêntrico das paredes das artérias, com formação de aspecto em crescente aumento do seu diâmetro externo regional. A angio-TC apresenta alta sensibilidade e especificidade no diagnóstico de dissecção arterial, que demonstra redução do calibre do lúmen arterial e aumento da espessura de suas paredes.

Na RM deve ser usada sequência ponderada em T1 com saturação do sinal de gordura, para melhor visualização do hematoma em formato decrescente na parede arterial, precedido por sequência em DWI cerebral para direcionamento da pesquisa vascular. A dissecção de artérias cervicais pode ser dificultada pelas estruturas ósseas e pelos plexos venosos[23-25] (Figs. 4-27 e 4-28).

Nos AVCs isquêmicos de fossa posterior na infância, os estudos do segmento cervical podem trazer informações importantes, como na Figura 4-29.

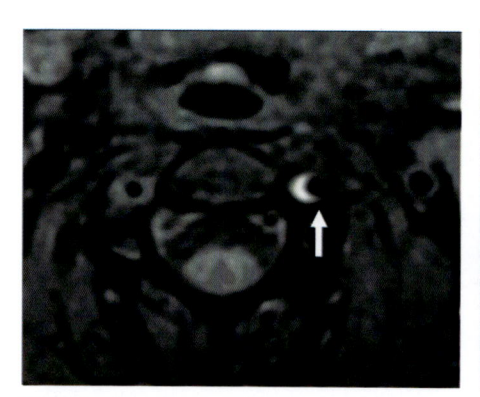

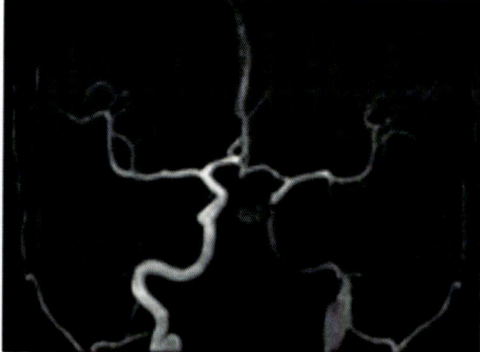

Fig. 4-27. Sequência axial T1 demonstrando espessamento da parede arterial, em formato de meia-lua, onde há hipersinal em T1 (*seta*) e sequência angiográfica, com redução do calibre do segmento intracraniano da artéria carótida interna esquerda.

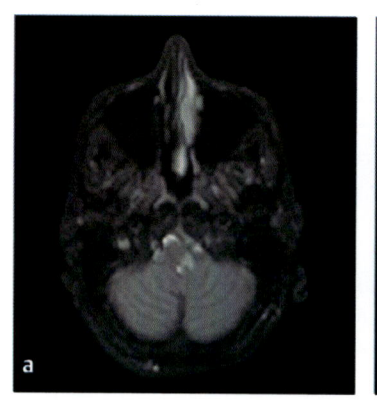

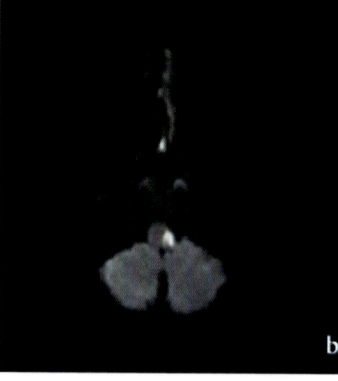

Fig. 4-28. Lesões isquêmicas de fossa posterior associadas à dissecção de artéria vertebral esquerda. Sequência axial FLAIR (**a**) e DWI (**b**) demonstrando alteração de sinal e restrição à difusão das moléculas de água na região bulbar esquerda.

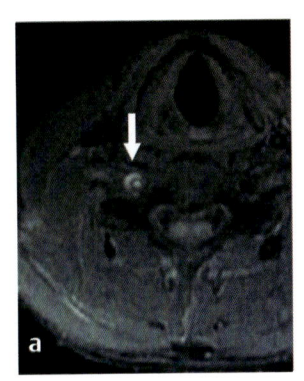

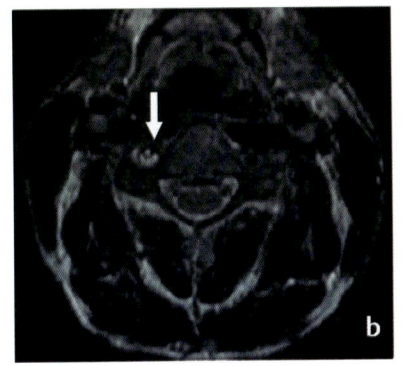

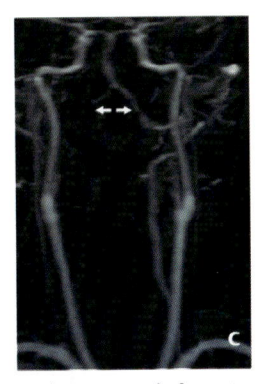

Fig. 4-29. Sequências axial T1 com saturação de gordura (**a**) e T2 (**b**), demonstrando imagem de formato de "alvo" na topografia da art. vertebral direita (hematoma nas paredes vasculares e trombo no interior do lúmen vascular. A angio-RM (**c**) não identificou sinal de fluxo sanguíneo na topografia desta artéria (*setas*).

DIAGNÓSTICO DIFERENCIAL
Lesões que Simulam Eventos Isquêmicos

Vários quadros neurológicos podem simular eventos vasculares isquêmicos, devendo-se associar o quadro clínico aos achados de neuroimagem para melhorar a precisão etiológica. A seguir citaremos alguns destes quadros.

Encefalopatia Posterior Reversível (do inglês, PRESS)

Estes quadros geralmente estão relacionados com hipertensão arterial sistêmica, contudo, podem estar associados, também, a doenças autoimunes e uso de medicações como ciclosporina. A sintomatologia clínica cursa com cefaleia, alterações visuais e crises epilépticas, semelhantes aos quadros encontrados na eclâmpsia (Fig. 4-30). Em sua fisiopatologia estão envolvidos vasospasmo com edema citotóxico seguido de perda da autorregulação pressórica encefálica e edema vasogênico.[26,27] As alterações radiológicas são encontradas com maior frequência nas regiões posteriores do cérebro e na fossa posterior, caracterizadas por áreas de hipodensidades nas regiões parietoccipitais, na investigação por TC e que apresentam hipersinal nas sequências de T2 e FLAIR, sem restrição à difusão das moléculas de água na investigação por RM.[26,27]

Encefalomielite Disseminada Aguda (do inglês, ADEM)

A encefalomielite disseminada aguda é, com frequência, associada a processos inflamatórios e infecciosos, e algumas vezes confundida com quadros de AVC. Trata-se de doença desmielinizante monofásica, relacionada com quadros infecciosos prévios e febre evoluindo com déficits motores multifocais, rebaixamento do nível de consciência. Acomete a substância branca cerebral subcortical, de maneira assimétrica e fossa posterior e, algumas vezes, há também lesões medulares, sem respeitar territórios de irrigação (Fig. 4-31).

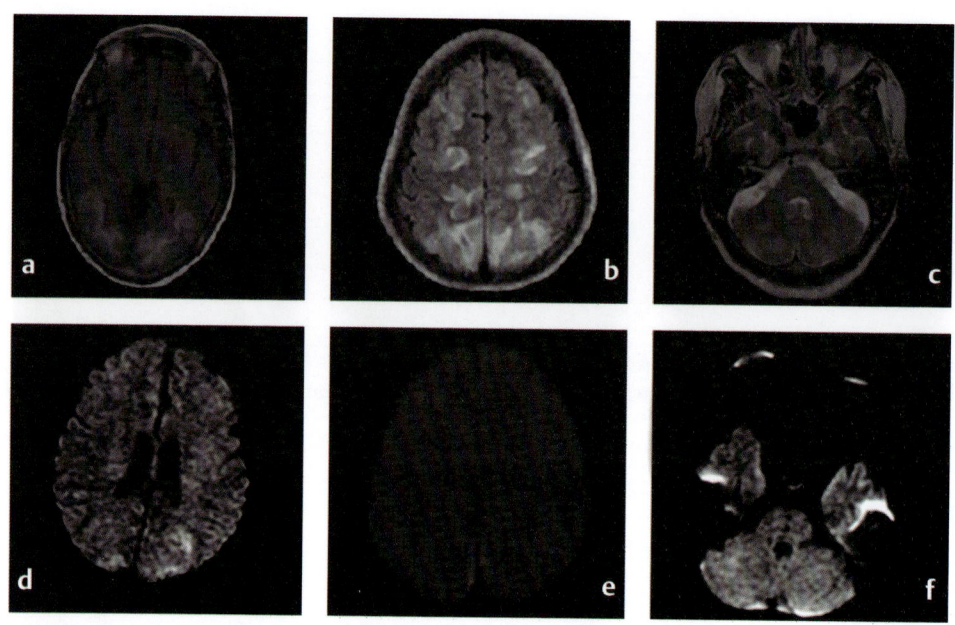

Fig. 4-30. Criança com glomerulonefrite aguda e hipertensão arterial, que desenvolveu quadro de cefaleia, alterações visuais e confusão mental. Sequência de imagens em FLAIR (**a**, **b**), T2 (**c**) e DWI (**d-f**) demonstrando áreas de hipersinal em FLAIR e T2, nas regiões posteriores cerebrais e cerebelo, sem restrição significativa à difusão das moléculas de água (**d-f**).

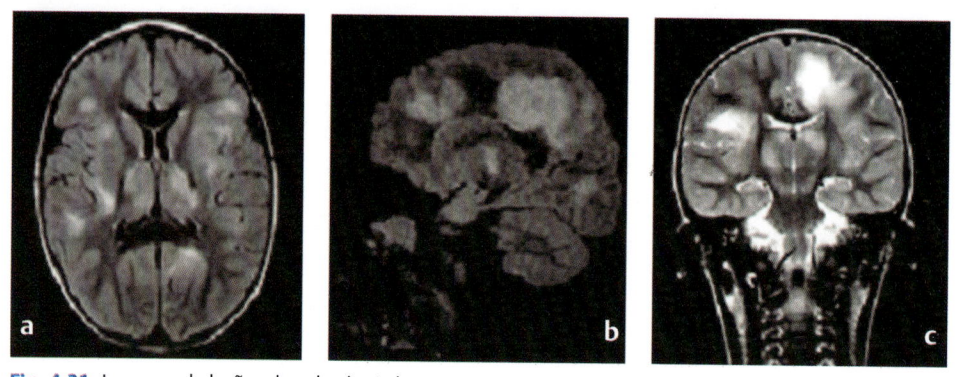

Fig. 4-31. Imagens de lesões de substância branca em criança de 4 anos com quadro febril, alterações de consciência e dificuldades motoras. Imagens em FLAIR (**a**, **b**) e T2 (**c**), demonstrando lesões assimétricas na substância branca subcortical e profunda de ambos os hemisférios cerebrais, algumas com aspecto tumefativo.

Erros Inatos do Metabolismo

Na presença de evento neurológico agudo que demonstre distribuição vascular atípica na avaliação por neuroimagem e onde exista restrição à difusão das moléculas de água, deve-se pensar em doença de origem metabólica, principalmente da cadeia respiratória (Figs. 4-32 e 4-33).

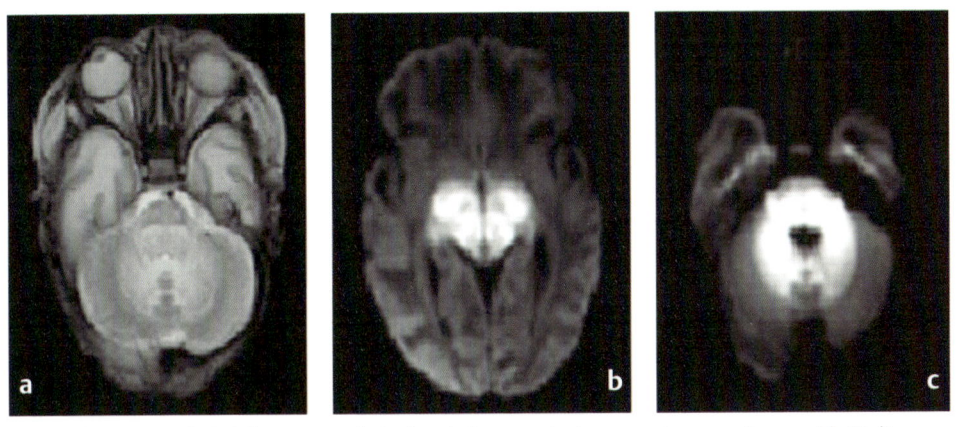

Fig. 4-32. Imagem de RM demonstrando lesões de fossa posterior, em criança recém-nascida (7 dias de vida) com quadro comatoso e crises epilépticas, que na investigação demonstrou leucinose. As imagens demonstram hipersinal em T2 (**a**) e restrição em DWI (**b**, **c**), envolvendo o diencéfalo, ponte e pedúnculos cerebelares.

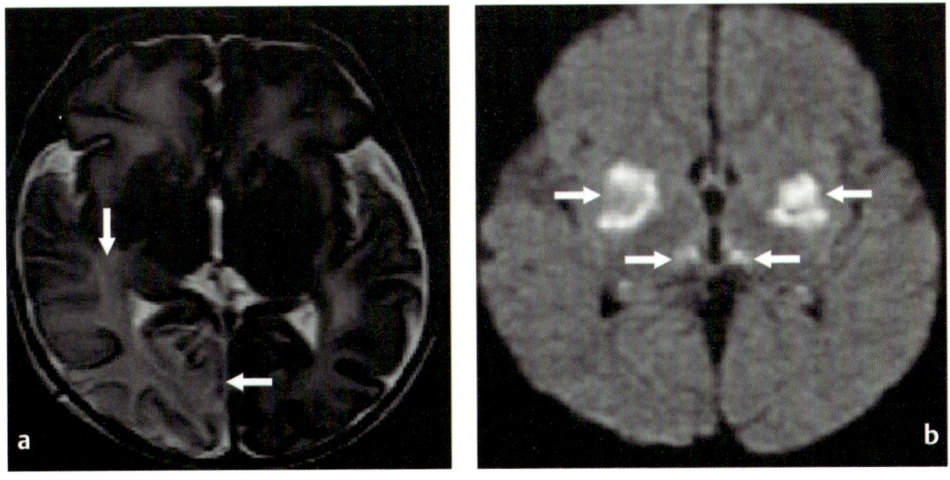

Fig. 4-33. Exemplos de lesões cerebrais, de origem metabólica, que não respeitam território vascular. As imagens demonstram hipersinal em T2 (**a**), na região temporoparietoccipital direita e restrição em DWI, e (**b**), envolvendo as regiões ganglionares e periaquedutais, sugerindo citopatia mitocondrial (MELAS (**a**) e doença de Leigh (**b**)) (*setas*).

Trombose Venosa Cerebral

A trombose venosa cerebral é grave anormalidade circulatória, que pode ocorrer em qualquer indivíduo. Em crianças está relacionada, principalmente, com a desidratação e processos infecciosos, sobretudo na região de crânio e pescoço. Em recém-nascidos e mesmo em crianças, cursa com rebaixamento do nível de consciência, crises epilépticas, sinais de hipertensão intracraniana.[27] Eventualmente pode apresentar hidrocefalia, eventos hemorrágicos (10%) e infartos venosos. Sua distribuição vascular difere da arterial, facilitando a distinção entre ambas na origem do evento isquêmico.[7]

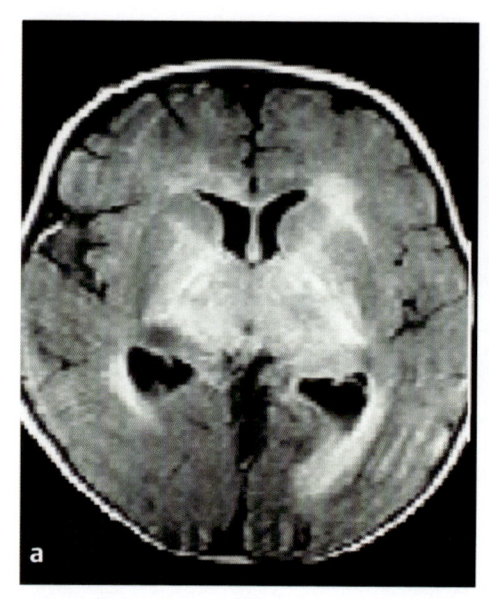

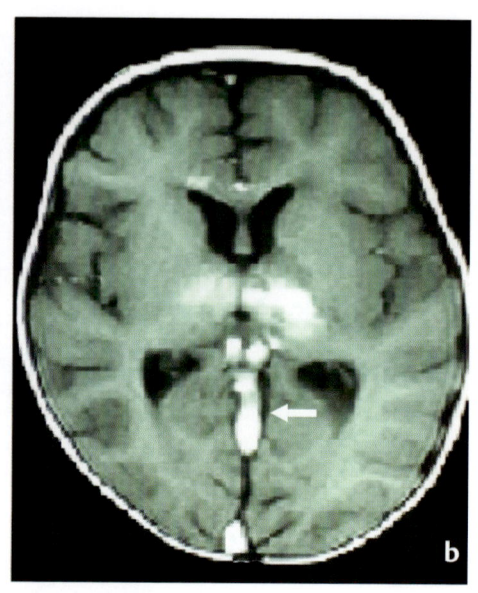

Fig. 4-34. Sequências FLAIR (**a**)/T1 (**b**) – Alterações isquêmicas com transformação hemorrágica nos tálamos. Trombo no interior do seio reto e confluência dos seios (*seta*).

deVeber *et al.* estudaram pacientes com trombose venosa cerebral na faixa etária pediátrica e encontraram como fatores de risco relevantes: complicações perinatais (51%) e desidratação (30%), que podem ser favorecidas por distúrbios protrombóticos e, com frequência, por anticorpo anticardiolipina (10 casos).[28]
As Figuras 4-34 a 4-36 ilustram os diferentes aspectos de sinal em várias fases e localização de trombose venosa em RM e TC.

Acidente Vascular Cerebral Hemorrágico (AVCH)

O AVCH refere-se a evento hemorrágico, não traumático, intracraniano, no interior do parênquima, sistema ventricular e no espaço meníngeo. Pode ocorrer em qualquer período da vida, desde a gestação até a adolescência, contudo, para diferenciar da hemorragia da matriz germinativa, dos prematuros, é considerado a partir da 36ª semana de gestação.

O AVCH responde por aproximadamente metade dos quadros vasculares cerebrais na infância. A manifestação clínica consiste, particularmente, em cefaleia, alteração do nível de consciência, crises epilépticas, vômitos, sinais meníngeos, déficits motores e hidrocefalia, com sinais de hipertensão intracraniana.[1,4]

As malformações vasculares são as principais causas de AVCH, como malformações arteriovenosas, angiomas cavernosos (AC) e aneurismas.[4,29,30] Causas menos frequentes são o sangramento de doenças neoplásicas, coagulopatias e transformação hemorrágica de evento isquêmico. Deve ser lembrada no diagnóstico diferencial a possibilidade de maus tratos.

Dentre os recursos de neuroimagem, a TC é a mais acessível, principalmente se houver rebaixamento de consciência, em razão de sua rapidez de execução. Quando possível, a RM poderá contribuir para o estudo anatômico com sequências convencionais, que detectam a presença de subprodutos da hemoglobina, com a sequência T2* (gradiente) e SWI.

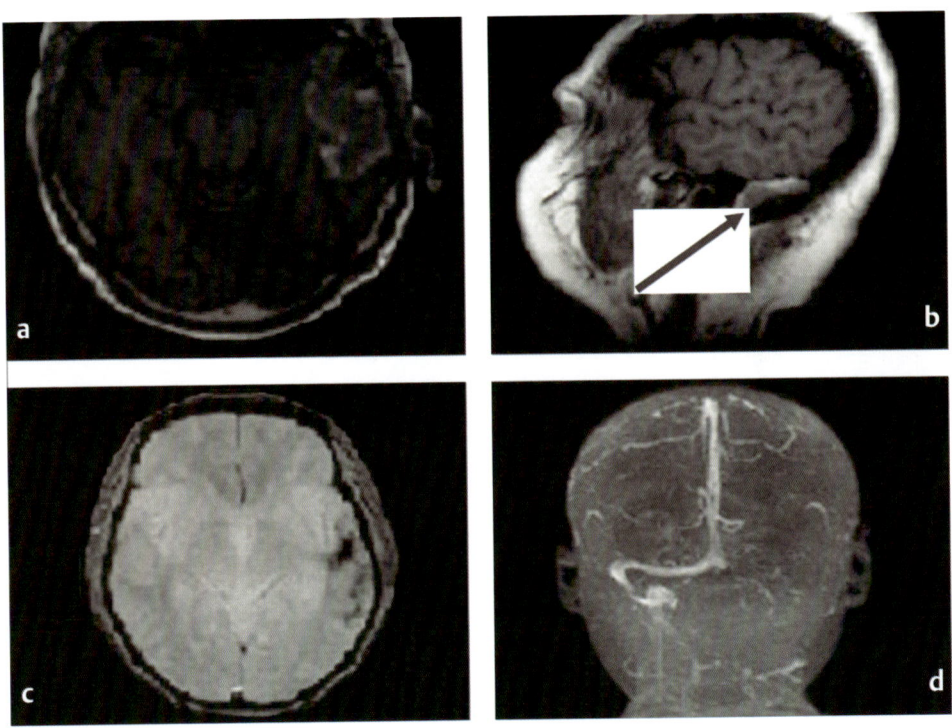

Fig. 4-35. Sequências em T1 (**a**, **b**), SWI e ARM demonstrando área de hemorragia em fase aguda no lobo temporal direito, hipersinal no interior do seio transverso esquerdo, sem sinais de fluxo sanguíneo no interior deste seio na sequência angiográfica.

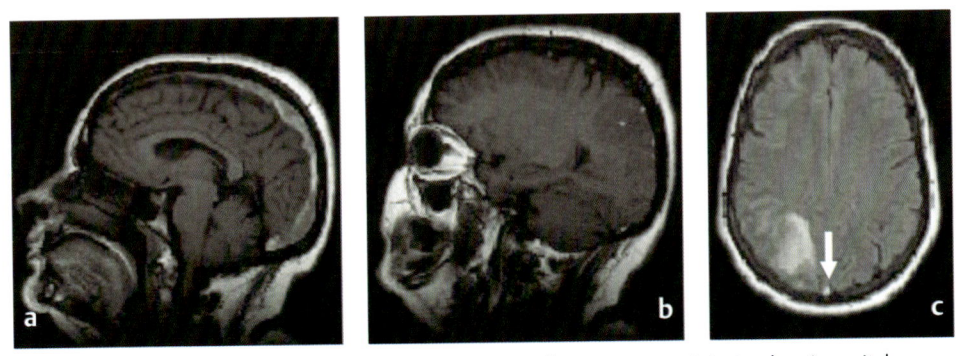

Fig. 4-36. Sequências em sagital T1 (**a**, **b**), axial FLAIR. Trombose venosa no interior do seio sagital superior, com focos de hemorragia venosa e de isquemia parenquimatosa na região parietal esquerda e ausência de fluxo sanguíneo no interior deste seio.

Durante o estudo convencional é possível realizar estudo vascular, com ARM arterial e venosa.[4] Se o estudo não encontrar malformações vasculares e não houver alterações na coagulação sanguínea, é recomendada a realização de DAS ou repetir a RM/AMR após a reabsorção do hematoma.[4]

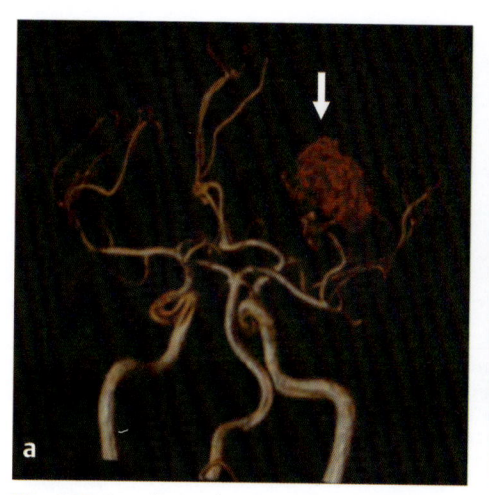

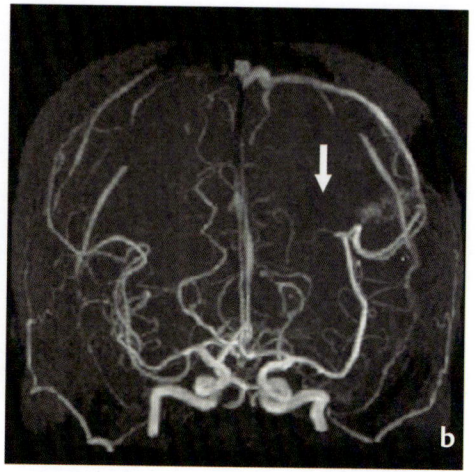

Fig. 4-37. Sequências de angio-RM, (**a**) MIP renderizada e (**b**) 3D TOF demonstrando volumosa MAV irrigada por ramos da ACM esquerda (**a**) e vaso calibroso drenando para o seio sagital superior (**b**).

Malformações Arteriovenosas (MAVs)

As MAVs representam a principal causa de hemorragia intracraniana de origem vascular na faixa etária pediátrica.[29,30] O quadro clínico está relacionado com cefaleia súbita, sinais de irritação meníngea e, dependendo da localização do sangramento, pode evoluir com efeito expansivo e hidrocefalia de rápida evolução. Na história pode haver antecedente de crises epilépticas e cefaleia. Sua mortalidade é de 25% e a incidência de sequelas grave é relativamente alta. As características radiológicas das MAVs consistem em múltiplos vasos de calibres variados, com formato de novelo, irrigado por um ou mais ramos arteriais e drenado para seio venoso, muitas vezes associado à dilatação aneurismática no interior do *nidus*. No parênquima encefálico adjacente poderá haver tecido cicatricial (gliose), atrofia e depósito de hemossiderina de sangramentos anteriores.[30]

As imagens de RM presentes nas Figuras 4-37 e 4-38 ilustram quadro de malformação arteriovenosa.

Aneurismas

As dilatações aneurismáticas são incomuns em crianças, havendo revisões que apontam alta frequência de aneurismas secundários a trauma, infecções (aneurismas micóticos) geralmente bacterianas, estafilococos ou estreptococos e aneurismas primários, associados a doenças genéticas, como a síndrome de Marfan e síndrome de Ehler-Danlos tipo IV, displasia fibromuscular, entre outras. A localização mais frequente destes aneurismas é na bifurcação dos vasos da circulação anterior.[29] A ruptura de dilatações aneurismáticas leva à hemorragia subaracnóidea, com quadro clínico de cefaleia de início agudo, alteração de consciência e sinais de irritação meníngea. Existe número elevado de aneurismas gigantes (> 2,5 mm), cujo quadro clínico é causado por efeito compressivo sobre as estruturas adjacentes[31,32] (Figs. 4-39 a 4-41).

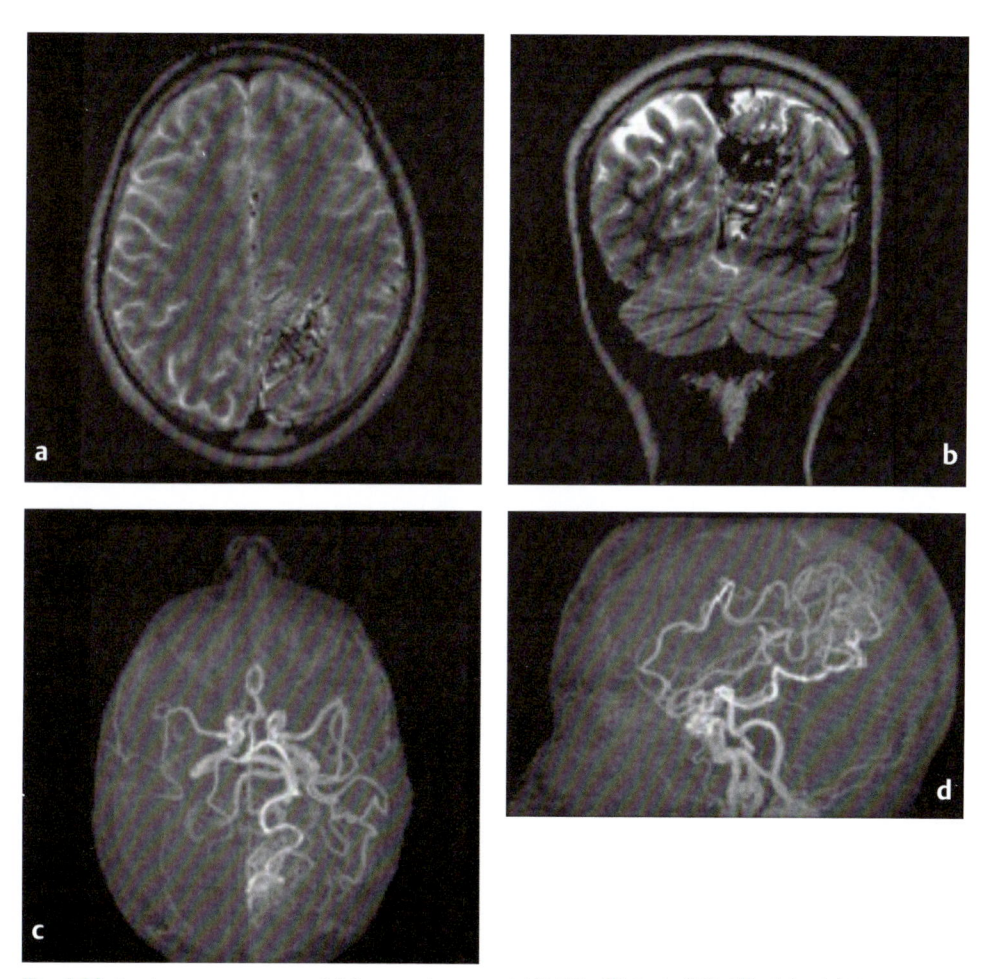

Fig. 4-38. Angiomas cavernosos. (a) Sequencias em axial FLAIR , (b) Sagital T1, (d) , (e) axial FLAIR e T1-Pós-contraste e (f) T2*, que evidenciam lesões nodulares com intensidade de sinal heterogênea, (a-c)(subprodutos da hemoglobina). (f) Lesão frontal esquerda importante hipossinal em T2* e pequenos vasos anômalos associados (angioma cavernoso com angioma venoso associado) (setas).

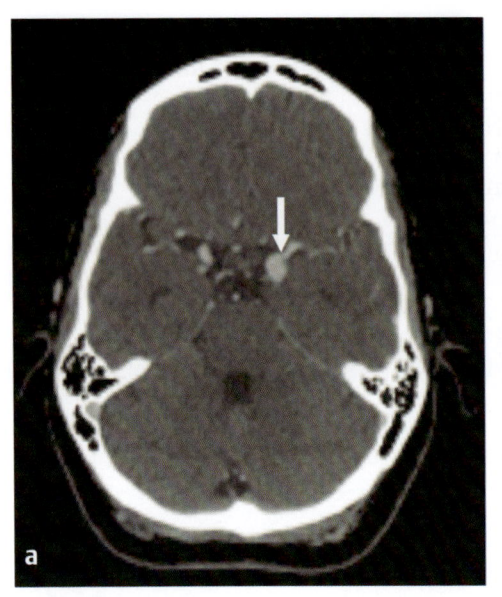

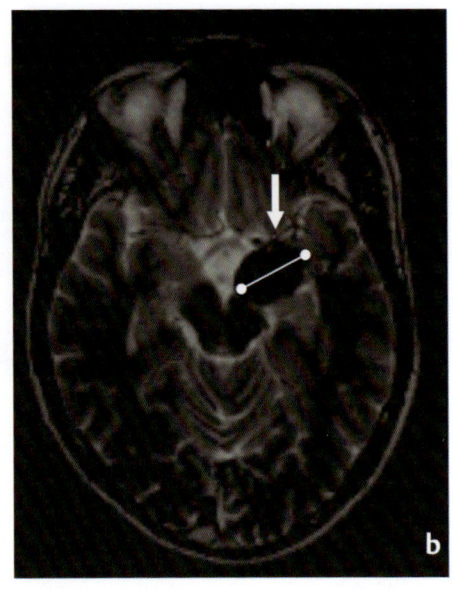

Fig. 4-39. (a) TC e (b) RM demonstrando dilatações aneurismáticas na bifurcação da artéria carótida interna esquerda (setas).

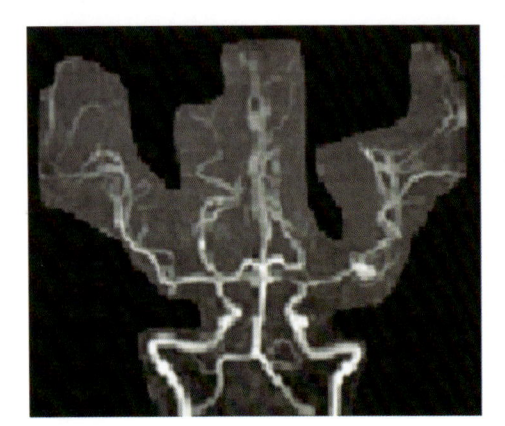

Fig. 4-40. Sequência angiográfica demonstrando dilatação aneurismática na bifurcação da ACM esquerda e vasospasmo desta artéria, caracterizada por redução de seu calibre, em decorrência de hemorragia recente.

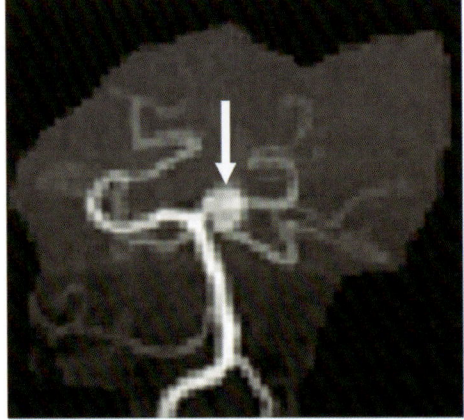

Fig. 4-41. Sequência angiográfica demonstrando dilatação aneurismática na ACP esquerda.

Angiomas Cavernosos (ACs)

Os ACs, também chamados de cavernomas, são lesões que contêm tecido hamartomatoso, com múltiplos e pequenos vasos anômalos no seu interior. Estas lesões com elevada frequência apresentam sangramento no SNC durante a infância. Acometem, de maneira semelhante, ambos os sexos, têm origem familiar (10%) e podem ser múltiplos (17%). A recorrência de sangramento é calculada em aproximadamente 0,5% ao ano.[33]

A tomografia computadorizada possui pouca sensibilidade para detecção de cavernomas, contudo, a RM, nas sequências ponderadas em T2, especialmente T2* ou SWI, possuem maior sensibilidade para detecção de cavernomas. Os achados geralmente demonstram área de formato nodular, com intensidade de sinal heterogêneo em todas as sequências e borda de marcante hipossinal em T2* ou SWI e muitas vezes com evidência de micro-hemorragias. O rastreamento por ressonância magnética está indicado para parentes de primeiro grau de pacientes com cavernomas. Anomalias venosas do desenvolvimento (DVAs) são vistas em até 20% dos pacientes com cavernomas (Fig. 4-42).

O diagnóstico diferencial de lesões hemorrágicas do SNC está ilustrado na Figura 4-43.

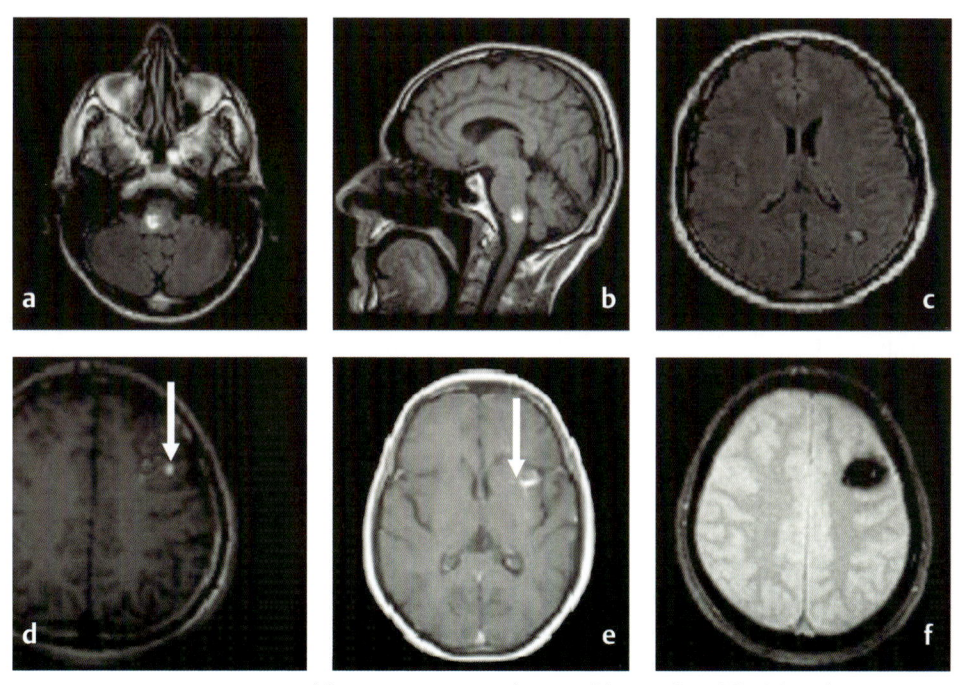

Fig. 4-42. Angiomas cavernosos. (**a**) Sequencias em axial FLAIR , (**b**) Sagital T1, (**d**) , (**e**) axial FLAIR e T1-Pós-contraste e (**f**) T2*, que evidenciam lesões nodulares com intensidade de sinal heterogênea, (**a-c**)(subprodutos da hemoglobina). (**f**) Lesão frontal esquerda importante hipossinal em T2* e pequenos vasos anômalos associados (angioma cavernoso com angioma venoso associado) (*setas*).

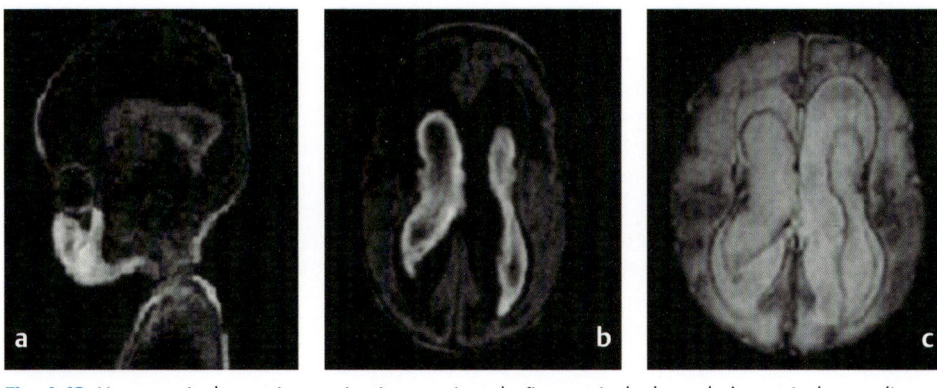

Fig. 4-43. Hemorragia de matriz germinativa com inundação ventricular levando à ventriculomegalia em RN pré-termo.

Sinais de Maus-Tratos (Fig. 4-44)

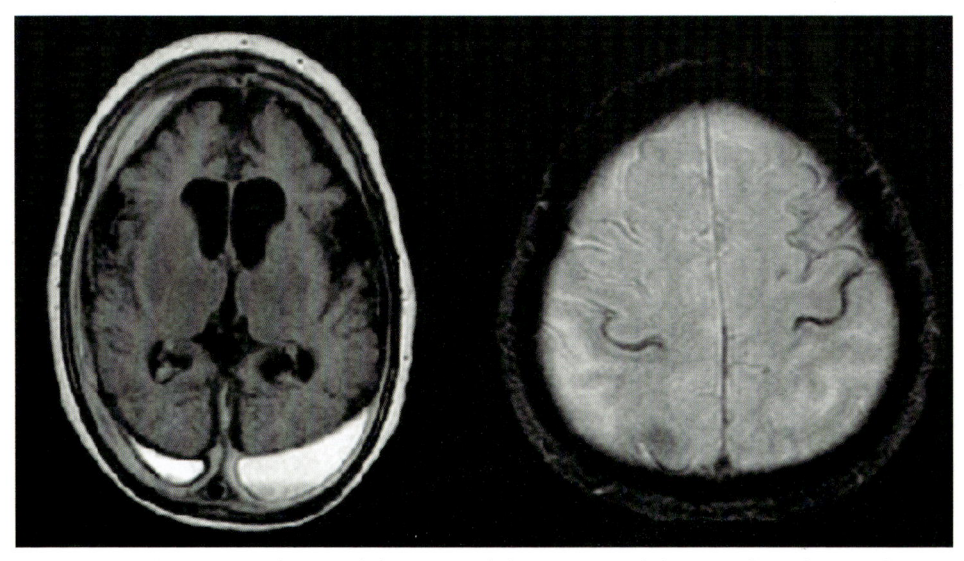

Fig. 4-44. Sequências em axial T1 e T2* demonstrando hematomas subdurais em fases distintas de evolução e hemorragia subaracnóidea.

CONSIDERAÇÕES FINAIS

Os exames de neuroimagem constituem ferramenta essencial na avaliação e tratamento dos distúrbios vasculares do sistema nervoso central na infância, facilitando a compreensão dos mecanismos de lesão e de cicatrização. Em nosso meio, a neuroimagem por tomografia computadorizada e ressonância magnética tem sido gradativamente utilizada em situações de emergência. Os padrões de imagem das lesões vasculares e dos quadros que podem simular eventos vasculares deverão ser de conhecimento de todos os profissionais da área, principalmente os neuropediatras, que podem direcionar as estratégias de tratamento e de investigação etiológica com maior agilidade.

REFERÊNCIAS BIBLIOGRÁFICAS

1. Lynch JK, Hirtz DG, deVeber G, Nelson KB. Report of the National Institute of Neurolgical Disorders and Stroke workshop on perinatal and childhood stroke. Pediatrics. 2002;109(1):116-23.
2. Moura-Ribeiro MVL, Ferreira LS, Montenegro MA, Vale-Cavalcante M, Piovesana AMSG, Scotoni AE et al. Doença cerebrovascular na infância: II. Aspectos clínicos em 42 casos. Arq Neuropsiquiatr. 1999;57(3-A):594-8.
3. Fullerton HJ, Wu YW, Zhao S, Johnston SC. Risk of stroke in children: ethnic and gender disparates. Neurology. 2003;61(2):189-94.
4. Lee S, Mirsky DM, Beslow LA, Amlie-Lefond C, Danehy AR, Lehman L et al. Pathways for neuroimaging of neonatal stroke. Pediatr Neurol. 2017;69:37-48.
5. Mirsky DM, Beslow LA, Amlie-Lefond C, Krishnan P, Laughlin S, Lee S et al. Pathways for Neuroimaging of Childhood Stroke. Pediatr Neurol. 2017;69:11-23.
6. Royal College of Physicians (RCP). Stroke in childhood: clinical guideline for diagnosis, management and rehabilitation. May; 2017. (acesso em 1 nov 2019). Disponível em: https://www.stroke.org.uk/sites/default/files/20170516_stroke_in_childhood_-_full_clinical_guideline_v3.2_final.pdf
7. Rosa M, De Lucia S, Rinaldi VE, Le Gal J, Desmarest M, Veropalumbo C et al. Paediatric arterial ischemic stroke: acute management, recent advances and remaining issues. Ital J Pediatr. 2015;41:95.
8. Kjellström T, Norrving B, Shatchkute A. Helsingborg Declaration 2006 on European stroke strategies. Cerebrovasc Dis. 2007;23(2-3):229-41.
9. Ranzan J, Rotta NT. Ischemic stroke in children: a study of the associated alterations. Arq Neuro-Psiquiatr. 2004;62(3A):618-25.
10. Junqueira PA, Moura-Ribeiro MV. Síndrome de Down e Moyamoya: estudo através de metanálise. Arq Neuropsiquiatr. 2002;60(2A):274-80.
11. Ciccone S, Cappella M, Borgna-Pignatti C. Ischemic stroke in infants and children: practical management in emergency. Stroke Res Treat. 2011;2011:736965.
12. Amlie-Lefond C, Gill JC. Approach to acute ischemic stroke in childhood. Curr Treat Options Cardiovasc Med. 2014;16(1):276.
13. Mullins ME. The hyperdense cerebral artery sign on head CT scan. Semin Ultrasound CT MR. 2005;26(6):394-403.
14. Airoldi MJ. Aspectos evolutivos de crianças com acidente vascular cerebral isquêmico perinatal. [Dissertação - Mestrado]. Campinas: Universidade Estadual de Campinas; 2012.
15. Moura-Ribeiro MVL, Pessoto MA, Marba STM. Cerebrovascular disease in neonates: evaluation of four cases. Arq Neuro-Psiquiatr. 1999;57(1):84-7.
16. Nishimoto A, Takeuchi S. Moyamoya disease. In: Vinken PJ, Bruyn G. Handbook of clinical neurology. Vascular diseases of the nervous system. Amsterdam: North-Holland; 1972. p. 352-83.
17. Yoon HK, Shin HJ, Chang YW. "Ivy sign" in childhood moyamoya disease: depiction on FLAIR and contrast-enhanced T1-weighted MR images. Radiology. 2002;223(2):384-9.
18. Fukui M. Guidelines for the diagnosis and treatment of spontaneous occlusion of the circle of Willis ('moyamoya' disease). Research Committee on Spontaneous Occlusion of the Circle of Willis (Moyamoya Disease) of the Ministry of Health and Welfare, Japan. Clin Neurol Neurosurg. 1997;99(Suppl 2):S238-40.
19. Steen RG, Emudianughe T, Hankins GM, Wynn LW, Wang WC, Xiong X et al. Brain imaging findings in pediatric patients with sickle cell disease. Radiology. 2003;228(1):216-25.
20. Tolani AT, Yeom KW, Elbers J. Focal cerebral arteriopathy: the face with many names. Pediatr Neurol. 2015;53(3):247-52.

21. Khan R, Chan AK, Mondal TK, Paes BA. Thrombosis and Hemostasis in Newborn (THIN) Group. Patent foramen ovale and stroke in childhood: a systematic review of the literature. Eur J Paediatr Neurol. 2016;20(4):500-11.
22. Mahle WT, Tavani F, Zimmerman RA, Nicolson SC, Galli KK, Gaynor JW et al. An MRI study of neurological injury before and after congenital heart surgery. Circulation. 2002;106(12 Suppl 1):I109-14.
23. Biousse V, D'Anglejan-Chatillon J, Touboul PJ, Amarenco P, Bousser MG. Time course of symptoms in extracranial carotid artery dissections. A series of 80 patients. Stroke. 1995;26(2):235-9.
24. Rodallec MH, Marteau V, Gerber S, Desmottes L, Zins M. Craniocervical arterial dissection: spectrum of imaging findings and differential diagnosis. Radiographics. 2008;28(6):1711-28.
25. Sue DE, Brant-Zawadzki MM, Chance J. Dissection of cranial arteries in the neck: correlation of MRI and arteriography. Neuroradiology. 1992;34(4):273-8.
26. Emeksiz S, Kutlu NO, Çaksen H, Alkan G, Yikmaz HS, Tokgöz H. Posterior reversible encephalopathy syndrome in children: a case series. Turk Pediatri Ars. 2016;51(4):217-20.
27. Chen TH, Lin WC, Tseng YH, Tseng CM, Chang TT, Lin TJ. Posterior Reversible Encephalopathy Syndrome in Children: case series and systematic review. J Child Neurol. 2013;28(11):1378-86.
28. deVeber G, Andrew M, Adams C, Bjornson B, Booth F, Buckley DJ et al. Ischemic Stroke Study Group. Cerebral sinovenous thrombosis in children. N Engl J Med. 2001;345(6):417-23.
29. Jordan LC, Hillis AE. Hemorrhagic stroke in children. Pediatr Neurol. 2007;36(2):73-80.
30. Fullerton HJ, Wu YM, Sidney S, Johnston SC. Recurrent hemorrhagic stroke in children: a population-based cohort study. Stroke. 2007;38(10):2658-62.
31. Sorteberg A, Dahlberg D. Intracranial non-traumatic aneurysms in children and adolescents. Curr Pediatr Rev. 2013;9(4):343-52.
32. Requejo F, Ceciliano A, Cardenas R, Villasante F, Jaumovich R, Zuccaro G. Cerebral aneurysms in children: are we talking about a single pathological entity? Childs Nerv Syst. 2010;26(10):1329-35.
33. Ghali MG, Srinivasan V, Mohan, AC, Jones JY, Kan PT, Lam S. Pediatric cerebral cavernous malformations: genetics, pathogenesis, and management. Surg Neurol Int. 2016;7(Suppl 44):S1127-S1134.

PAPEL DA IMAGEM POR TENSORES DE DIFUSÃO NO AVC NA INFÂNCIA E ADOLESCÊNCIA

Lídia Mayumi Nagae

INTRODUÇÃO

A imagem por difusão reflete a propriedade do movimento browniano das moléculas de água no cérebro, descrita por Einstein em 1956.[1] Esta propriedade revela que as moléculas de água na natureza, bem como no cérebro, apresentam constante movimentação, relacionada, entre outros fatores, com energia térmica. Esta movimentação no parênquima cerebral é anisotrópica,[2,3] isto é, apresenta direção preferencial, já que as várias estruturas no meio microcelular apresentam-se como obstáculos à movimentação livre e randômica das moléculas de água. Neste caso, as moléculas de água se movimentam, preferencialmente, de forma paralela a estas estruturas, com impedimento da movimentação na orientação perpendicular a elas. O resultado desta difusão no espaço pode ser geometricamente representada por um elipsoide, com o eixo principal de difusão com a orientação preferencial do movimento. No SNC, os axônios, as paredes das membranas celulares e a mielinização causam variados graus de anisotropia, em especial na substância branca.

Quando, ao contrário, a movimentação das moléculas de água é totalmente livre, esta é randômica e definida como isotrópica, podendo ser mais bem representada por uma esfera, já que a movimentação se faz, a partir de um ponto central, em todas as direções circunjacentes no espaço ao mesmo tempo e com a mesma velocidade.

Os parâmetros técnicos de ressonância magnética podem ser modulados de modo a se evidenciar o fenômeno de difusão das moléculas de água no SNC, e denominamos sequência ponderada em difusão[4] ou, simplesmente, difusão. Esta demonstra a movimentação das moléculas de água no cérebro em cada um dos voxels incluídos na imagem, abrangendo todo o seu espectro, de isotrópica aos diferentes graus de anisotropia.

A sequência de pulso de difusão foi desenhada em 1965, por Stejskal e Tanner.[5] A demanda por intensa computação, no entanto, retardou sua utilização na prática clínica até a década de 1990.

O PAPEL NO DIAGNÓSTICO DE ACIDENTE VASCULAR CEREBRAL

O primeiro relato de aquisição da sequência de difusão *in vivo* em voluntário humano foi de Le Bihan *et al.*, em 1986.[6] A publicação dos experimentos de Moseley, em 1990, demonstrando a identificação de infarto cerebral em gatos dentro do primeiros minutos após a oclusão da artéria carótida interna, antes de alterações se tornarem evidentes nas sequências ponderadas em T2 e FLAIR (do inglês, *fluid-attenuated inversion recovery sequence*),[7] trouxe entusiasmo com a possibilidade de sua aplicação na prática clínica na era de uso de trombolíticos. A subsequente utilização da difusão no diagnóstico precoce do infarto agudo cerebral após as primeiras horas do insulto em pacientes reais[8] a transformou na sequência de ressonância magnética de melhor custo (tempo de aquisição)/benefício (conteúdo de informação clínica) na história da neuroimagem.

A difusão está disponível em todos os equipamentos de uso comercial, seja 1,5 ou 3,0 Tesla e, devido à rapidez, – obtida em segundos a poucos minutos –, tornou-se muito popular e tem sido incluída em quase todos os protocolos de imagem do cérebro, cabeça e pescoço, bem como da coluna espinal, com utilização comprovada em outros órgãos como abdome e próstata. Após a aquisição da sequência de difusão, o equipamento de ressonância magnética geralmente gera três tipos de imagem, todas derivadas desta única aquisição (Fig. 5-1). Uma destas imagens, conhecida como b0 (b zero) (Fig. 5-1a), representa as imagens com a menor ponderação do fenômeno de difusão e tem a aparência de imagem em T2 com certo grau de distorção, muito sensível a artefatos de suscetibilidade. Isto se deve ao fato de a sequência de difusão incluir em sua formulação, inerentemente, certa ponderação em T2, o que pode, eventualmente, determinar que lesões com alto sinal em T2 possam se apresentar nas imagens de difusão com hipersinal, sem representar, realmente, restrição à movimentação das moléculas de água. O mapa b0 também pode auxiliar na detecção do efeito de suscetibilidade magnética nas imagens, seja pela presença de produtos hemáticos, calcificação ou ar, na ausência de sequências dedicadas, como gradiente-eco T2 ou imagem ponderada em suscetibilidade magnética. O mapa de coeficientes aparentes de difusão (CAD) visa expurgar o efeito T2 acima descrito, utilizando-se de pós-processamento logarítmico, que atualmente já é automatizado nos equipamentos de ressonância magnética (Fig. 5-1b). O processamento matemático que gera o mapa de CAD permite realizar medidas da constante de difusão, o que torna a técnica quantitativa. No entanto, a medida da constante de difusão e a intensidade de sinal nas diferentes sequências dependem da direção em que é feita tal medida, uma vez que a área de restrição à difusão apresenta uma direção preferencial no espaço. Para que se tenha maior chance de não negligenciar esta área, o preconizado para a sequência de difusão é obter estas medidas pelo menos nos três planos ortogonais (x, y, z). A imagem de difusão propriamente dita utilizada na prática clínica consiste na soma das imagens nos três planos ortogonais,

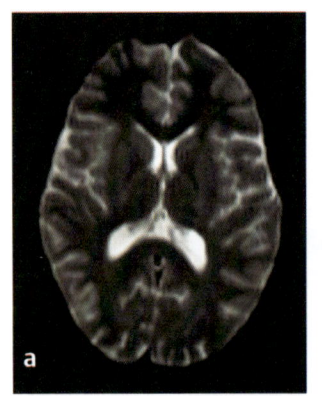

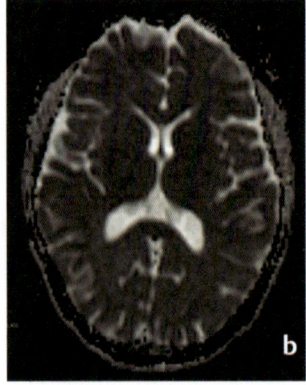

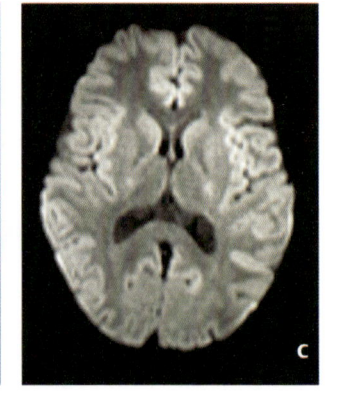

Fig. 5-1. Imagens obtidas com a sequência de difusão em plano axial em um paciente de 15 anos de idade, sem anormalidades. (**a**) Mapa b0 no nível dos gânglios da base. Note sequência ponderada em T2. (**b**) Mapa de CAD. (**c**) Mapa de difusão propriamente dita ou *trace*.

também conhecida como *trace*, do inglês (Fig. 5-1c), com aumento de seu sinal detectado como um brilho na imagem.

A difusão permite a detecção precoce de infarto cerebral, nos primeiros minutos a horas de seu início, demonstrando restrição à difusão. Há ainda a possibilidade de se sugerir a idade de uma lesão de acordo com seu comportamento de sinal na sequência de difusão.[9] Simplificadamente, acredita-se que a falência da bomba Na^+/K^+ nas membranas celulares de neurônios submetidos à isquemia resulte em desequilíbrio, culminando em influxo de água intracelular e redução do compartimento extracelular. As moléculas de água neste compartimento não mais podem-se movimentar randomicamente e, portanto, apresentam restrição à difusão, que é visibilizada nas imagens como aumento de sinal na sequência de difusão/*trace* e redução de sinal no mapa de CAD (Fig. 5-2). Note que o fenômeno mais precoce no infarto cerebral agudo constitui redução de sinal no mapa de CAD. No entanto, a visão humana detecta o aumento de sinal na sequência de difusão/*trace* como um brilho mais facilmente que o hipossinal no mapa de CAD, daí seu uso mais rotineiro. No entanto, caso a difusão/*trace* não demonstre anormalidade aparente, é imperativo que se descarte a presença de hipossinal no mapa de CAD, já que esta pode ser a única anormalidade detectável nas primeiras horas após o início do AVC.[9] A imagem por difusão provou-se muito dinâmica, com a documentação de mudanças de sinal nas diferentes sequências ao longo do tempo, o que permite inferir a idade de lesões isquêmicas. Em algumas horas, ou em alguns minutos, em experimentos animais, ocorre redução do sinal e dos valores no mapa de CAD, seguido de hipersinal na sequência de difusão, constituindo restrição à difusão. A identificação de restrição à difusão sem alteração de sinal detectável na sequência FLAIR data o infarto agudo em menos de 6 horas. Segue-se aumento de sinal progressivo no mapa de CAD nos dias subsequentes, levando ao fenômeno conhecido como pseudonormalização da difusão, em média, no 10º ao 15º dia pós-infarto, com hipersinal na sequência de difusão, no entanto, isossinal no mapa de CAD. Subsequentemente, o sinal no mapa de CAD aumenta progressivamente, com o sinal na sequência de difusão/*trace* ainda elevado. Na fase subaguda para

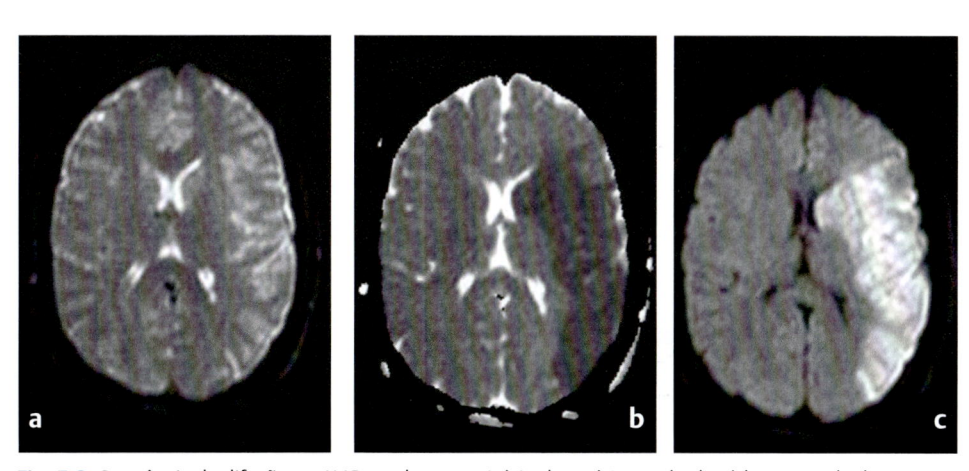

Fig. 5-2. Sequência de difusão no AVC agudo no território da artéria cerebral média esquerda dentro das primeiras horas de seu início. (**a**) Mapa b0 com mínimo aumento de sinal no hemisfério cerebral esquerdo. (**b**) Redução de sinal no mapa de CAD acompanhado de aumento de sinal na sequência de difusão/*trace* (**c**) no território da artéria cerebral média esquerda, constituindo restrição à difusão.

crônica do infarto, pode haver, portanto, hipersinal tanto na sequência de difusão como no mapa CAD, também conhecido como "T2 *shine through*", ou simplesmente, efeito T2 (Fig. 5-3), em razão da inerente ponderação em T2 desta sequência e que não representa real restrição à movimentação da água. Posteriormente, o sinal na sequência de difusão/ *trace* pode diminuir lentamente.

Vale acrescentar que diferentes tipos de infarto cerebral também apresentam comportamento distinto na difusão, o que pode auxiliar na identificação de sua etiologia. Por exemplo, na isquemia transitória,[10] o sinal na difusão pode variar com aumento de sinal na sequência de difusão em cerca de 50% dos casos, correlacionando com a maior duração de sintomas; há, comparativamente, menor volume destas lesões em relação a infartos completos; há reversibilidade da restrição à difusão em cerca de metade dos casos. Já no infarto venoso,[11,12] como se trata, inicialmente, de lesão constituída de edema vasogênico e não necessariamente um verdadeiro infarto, observa-se aumento de sinal na sequência de difusão com aumento de sinal também no mapa de CAD (efeito T2). Caso a lesão evolua para um verdadeiro infarto, tem-se então restrição à difusão, sinalizando edema citotóxico. Portanto, o comportamento de sinal na difusão guarda valor prognóstico mais reservado quando apresenta com restrição à difusão.

É também importante ressaltar que nas lesões neonatais, como na lesão neonatal hipóxico-isquêmica, a apreciação mais completa da extensão das lesões pela sequência de difusão geralmente se faz após 24-48 horas,[13] com a avaliação precoce podendo subestimar a gravidade do quadro.

A sequência de difusão também demonstra grande valor em avaliação de infecções piogênicas,[14] neoplasias com alta densidade celular[15] e relação núcleo-citoplasma alta,[16] bem como em algumas doenças específicas da substância branca, demonstrando restrição à difusão em todas estas etiologias. Particularmente, as doenças com alterações espongiformes de seu tecido também demonstram restrição à difusão.[17,18]

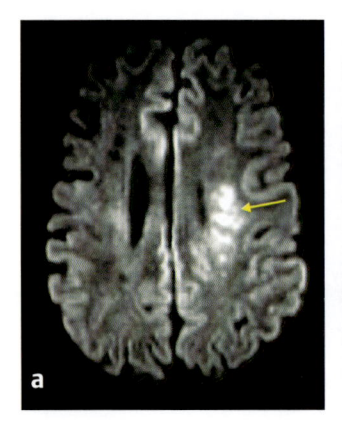

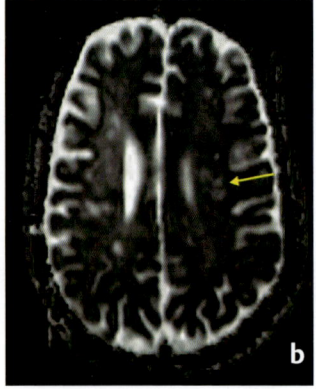

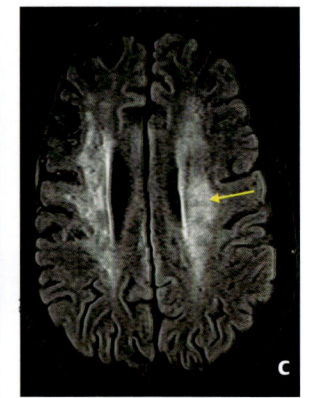

Fig. 5-3. Paciente de 13 anos de idade e múltiplos infartos secundários à doença de Moyamoya.
(**a**) Sequência de difusão/*trace* demonstrando pequenos focos de hipersinal na coroa radiada esquerda.
(**b**) Mapa de CAD com hipersinal, refletindo efeito T2. (**c**) Sequência FLAIR demonstrando hipersinal em T2 nestas lesões.

IMAGEM POR TENSORES DE DIFUSÃO

A técnica de imagem por tensores de difusão (TD) representa o grau mais elevado de sofisticação da difusão, tanto em termos de física da sequência de pulso quanto da informação que pode ser extraída.[4] Ambas as sequências são, na verdade, ponderadas em difusão, com a mais simples de uso rotineiro na prática clínica, como já mencionado, adquirida nos três eixos ortogonais no espaço e, portanto, com três diferentes direções de gradientes no espaço. A técnica de TD adquire múltiplas amostragens em diferentes direções de gradientes no espaço que podem variar de um mínimo de 6 direções de gradientes (Fig. 5-4a) a centenas, a fim de permitir a utilização de matrizes (*tensor*, do inglês) ao lidar com tamanha informação espacial. Daí o nome de imagem por "tensores" de difusão.

A utilização de matrizes permite a descrição mais detalhada da movimentação das moléculas de água no espaço, incluindo todo o espectro entre uma esfera a um elipsoide. Toda a manipulação matemática é feita por meio de matrizes e, no final, a movimentação das moléculas de água é também reduzida a um vetor final no espaço, que pode ser decomposto nos três elementos relacionados aos seus ângulos, denominados *eigenvectors* (λ_1, λ_2 e λ_3), e três valores destes vetores, os *eigenvalues* (υ_1, υ_2 e υ_3) (Fig. 5-4b). O maior *eigenvector* ao longo do eixo principal é conhecido como λ_1, difusibilidade axial, longitudinal ou paralela, enquanto os demais *eigenvectors* ao longo de outros dois eixos menores (λ_2 e λ_3) geralmente são utilizados calculando-se a sua média, denominada difusibilidade radial. Estes parâmetros da TD permitem a avaliação detalhada do espaço microscópico, no nível celular, bem como a especulação sobre mecanismos fisiopatológicos.

A técnica de TD pode, então, ser quantitativa e oferece a possibilidade de cálculo de diversos parâmetros, como difusibilidade e anisotropia fracionada, que se mostram mais sensíveis à detecção de anormalidades.

A anisotropia assume valores numa escala de 0 a 1. Quanto mais próximo de 0, mais isotrópico, e quanto mais próximo de 1, mais anisotrópico. Tais valores divergem, portanto, segundo a estrutura analisada, já que quanto mais preferencial for a movimentação da água em determinada orientação, maior o valor de anisotropia. Por exemplo, valores entre 0,57 e 0,87 de anisotropia fracionada são geralmente obtidos no corpo caloso de adultos jovens.[19]

A maturação cerebral com o progresso da mielinização nas crianças também contribui para o aumento dos valores de anisotropia.[20]

$$\begin{bmatrix} D_{xx} & D_{xy} & D_{xz} \\ D_{yx} & D_{yy} & D_{yz} \\ D_{zx} & D_{zy} & D_{zz} \end{bmatrix}$$

$$\downarrow$$

$$\lambda_1, \lambda_2, \lambda_3, \nu_1, \nu_2, \nu_3$$

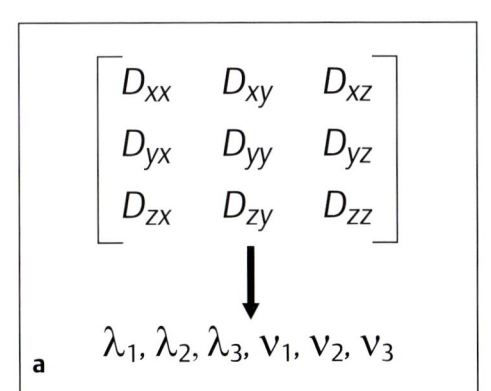

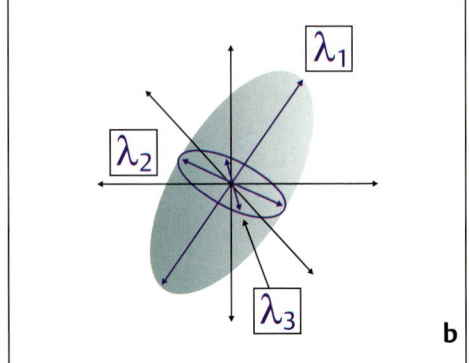

a

b

Fig. 5-4. (**a**) Matriz 3×3 – mínima necessária para aquisição da técnica de tensores de difusão. (**b**) Representação gráfica de um elipsoide. (Modificada de Dr. Susumu Mori, Johns Hopkins University, com permissão.)

A difusibilidade da água, que pode ser avaliada por meio do parâmetro de CAD, segue a tendência inversa, medindo quão facilmente a movimentação da água se faz sem nenhuma preferência. Por exemplo, valores entre 1,5 e 2,0 × 10^{-3} mm²/s foram descritos em substância branca de prematuros, variando entre 0,65 e 0,81 em adultos jovens e até 0,91 em mais idosos. Valores normativos estão amplamente disponíveis na literatura.[19]

Como descrito anteriormente, a difusão das moléculas de água é restrita por "obstáculos naturais" que se constituem de membranas celulares, mielina, macromoléculas, fazendo com que a difusão no cérebro ocorra, preferencialmente, ao longo do eixo dos axônios. Portanto, em última instância, a difusão da água no cérebro retrata a disposição dos grandes tratos nervosos. Esta informação de orientação da difusão das moléculas de água permite a identificação de tratos específicos da substância branca.[21]

Ao contrário do que ocorre com as outras sequências estruturais por ressonância magnética, a técnica de ITD permite, então, que os grandes feixes e tratos da substância branca sejam separados anatomicamente pela diversidade de orientação das moléculas de água ao longo dos diferentes tratos (Fig. 5-5). A separação dos diferentes tratos da substância branca e sua identificação é feita utilizando os mapas codificados por cores, introduzidos por Makris *et al.*[22] em 1997 e que combina dados de anisotropia e a orientação da difusão em cada *voxel*, como anteriormente descrito. No mapa de cores, utiliza-se espectro de cores tal que, pela convenção internacional, tem-se o **vermelho** codificando difusão preferencial no eixo laterolateral, **azul** codificando difusão craniocaudal, e **verde**, anteroposterior. A intensidade da cor é proporcional à anisotropia. A difusão em orientações oblíquas assume cores intermediárias, constituindo-se da mistura destas cores básicas. Voltando ao

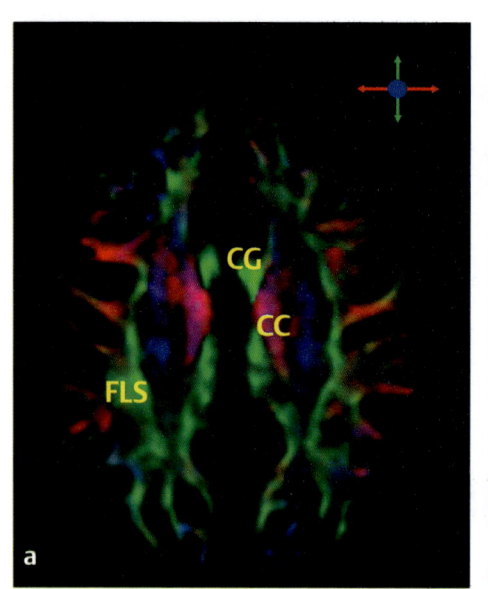

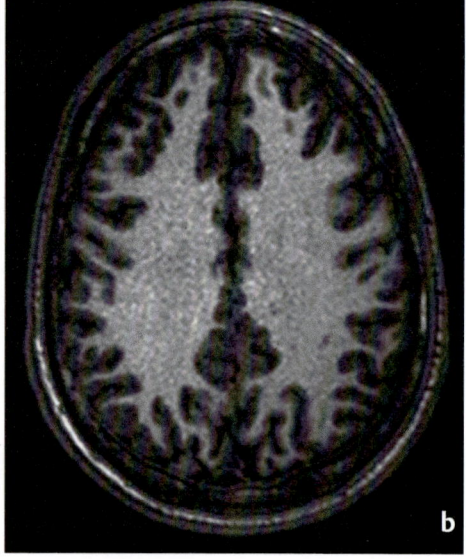

Fig. 5-5. (a) Mapa de anisotropia codificado em cores demonstra separação dos diversos tratos da substância branca nos centros semiovais, de acordo com a direção preferencial das moléculas de água paralela à orientação de suas fibras. (b) Imagem ponderada em T1 de alta resolução no mesmo nível do centro semioval não pode demonstrar os diversos tratos da substância branca separadamente.
CG: cíngulo; CC: corpo caloso; FLS: fascículo longitudinal superior.

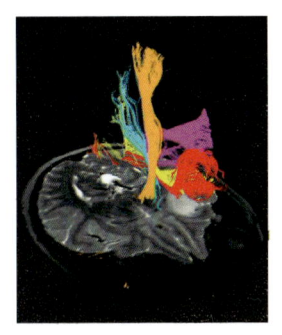

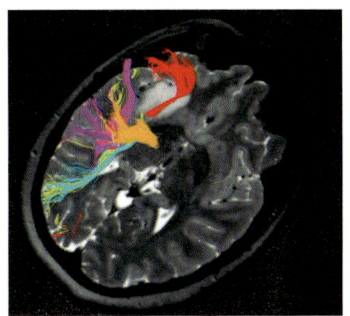

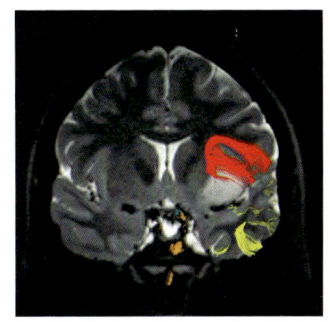

Fig. 5-6. Exemplo de tratografia. Diferentes tratos da substância branca (laranja: trato corticospinal; azul: radiação óptica; vermelho: fascículo frontoccipital inferior; amarelo: fascículo longitudinal inferior; magenta: fascículo arqueado. Relação destes tratos com glioma de baixo grau na ínsula esquerda. Tratos corregistrados sobre sequência 3D ponderada em T2, permitindo reformatação em múltiplos planos.

exemplo do corpo caloso, em razão de sua orientação, suas fibras são demonstradas em vermelho, segundo a convenção internacional. As fibras do trato corticospinal são demonstradas como feixes bilaterais azuis, enquanto as fibras das porções anteriores do fascículo longitudinal superior, relacionados com a linguagem, apresentam-se em verde em razão de sua orientação anteroposterior (Fig. 5-5).

Em 1999, Mori *et al.* desenvolveram o primeiro algoritmo para a tratografia.[23] Há, atualmente, diversos algoritmos para a demonstração de tratos da substância branca cerebral, que, de forma geral, podem ser classificados em determinísticos e probabilísticos, cada um com suas vantagens e desvantagens. Seu detalhamento, entretanto, foge ao escopo deste capítulo. Cabe ressaltar que estes algoritmos tentam retratar a anatomia cerebral de forma não invasiva, *in vivo*, utilizando-se de um *software* e, portanto, o conhecimento de anatomia, *a priori*, deve sempre ser levado em consideração na validação dos resultados. A avaliação qualitativa dos tratos se faz por sua inspeção visual, se comprimido, deslocado ou infiltrado por uma lesão em questão (Fig. 5-6). Pode-se também recorrer à avaliação quantitativa de tratos específicos da substância branca com informação a respeito da densidade de fibras, anisotropia e difusibilidade ao longo dos tratos.[24]

VANTAGENS DA TÉCNICA DE IMAGEM POR TENSORES DE DIFUSÃO (TD) SOBRE A SEQUÊNCIA PONDERADA EM DIFUSÃO SIMPLES

Em 1994, van Gelderen *et al.* sugeriram a introdução da técnica de TD para melhor avaliar alterações isquêmicas.[25] Além de aumentar a sensibilidade para a detecção precoce de infarto cerebral,[26] a técnica de TD contribui com informação adicional localizatória específico.

Como previamente discutido, os diversos tratos da substância branca podem ser identificados pela técnica de TD. A redução dos valores de anisotropia se mostram nos mapas de cores como redução de intensidade da cor e perda de conspicuidade da estrutura analisada. É, portanto, possível avaliar a normalidade, bem como a anormalidade de tratos específicos da substância branca[27] (Fig. 5-7) de forma qualitativa ou quantitativa. Portanto, em vez de localizar o envolvimento de lobos ou grandes estruturas pelo AVC, pode-se identificar estruturas específicas acometidas. Por exemplo, hipoteticamente, pode-se especificar que o fascículo longitudinal superior no lobo dominante da linguagem foi acometido, no entanto, poupando o trato corticospinal no centro semioval esquerdo.

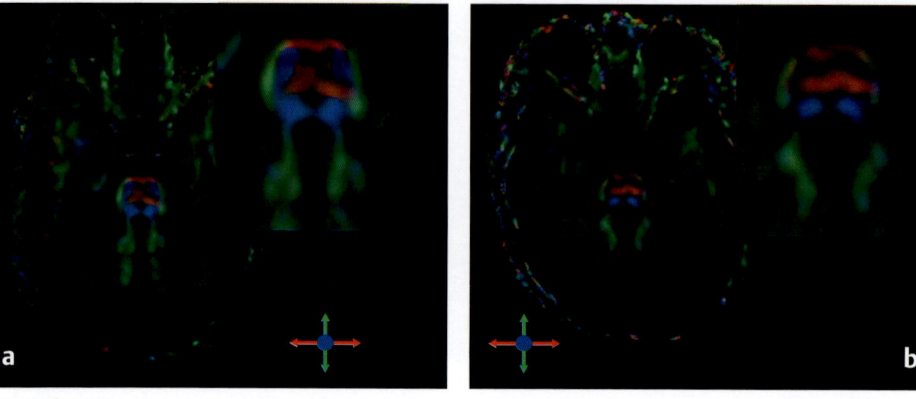

Fig. 5-7. (a) Mapa de anisotropia codificado em cores no nível da ponte, demonstrando normalidade dos tratos corticospinais (estruturas anteriores bilaterais em azul). **(b)** O trato corticospinal esquerdo apresenta-se diminuído e o direito quase ausente nesta criança portadora de paralisia cerebral.

Os principais parâmetros quantitativos incluem a anisotropia, como antes mencionado, a difusibilidade, que pode, ainda, ser especificada em difusibilidade radial e axial. Acredita-se que a difusibilidade radial possa refletir a integridade da mielina e, a difusibilidade axial, a integridade axonal.[28,29] É importante reiterar que esta habilidade é demonstrada também no período neonatal, quando a mielinização ainda é incompleta, ou antes, já que a separação dos diferentes tratos se deve, principalmente, às diversas estruturas celulares, mais que à maturação da mielina (Fig. 5-8).

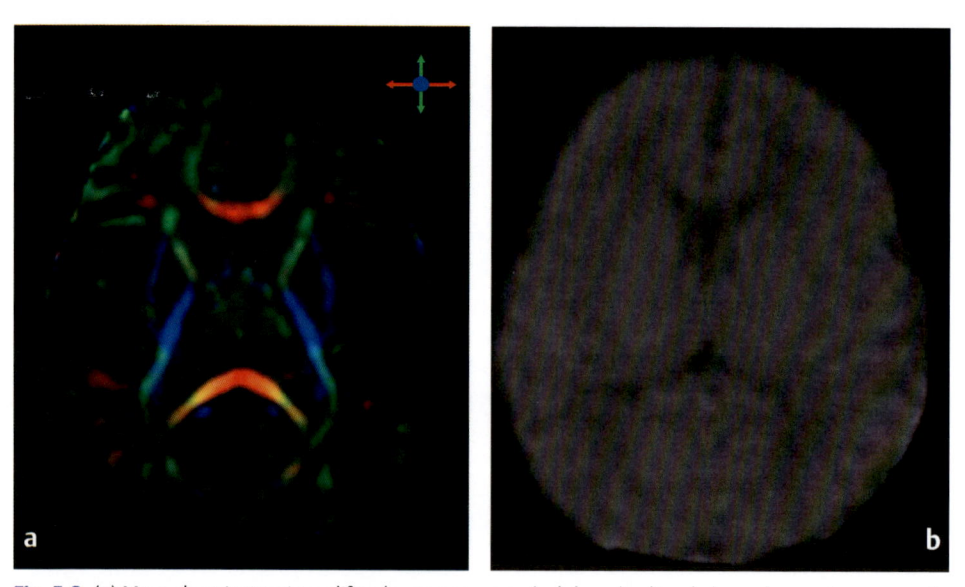

Fig. 5-8. (a) Mapa de anisotropia codificado em cores no nível dos gânglios da base demonstra separação dos diversos tratos da substância branca em neonato. **(b)** Imagem ponderada em difusão no mesmo nível não pode demonstrar os diversos tratos da substância branca separadamente.

LOCALIZAÇÃO EM TRATOS ESPECÍFICOS DA SUBSTÂNCIA BRANCA, PROGNÓSTICO E ORIENTAÇÃO TERAPÊUTICA

A correlação clínica de achados quantitativos demonstrados pela técnica de TD em crianças com hemiparesia congênita foi reportada por Glenn et al.[32] Os autores demonstraram correlação entre gravidade da hemiparesia e assimetria dos valores de anisotropia fracionada e difusibilidade, a despeito de etiologia variável, incluindo infarto isquêmico arterial ou venoso e polimicrogiria.

Van der Aa et al., em 2011,[33] avaliaram o trato corticospinal, três meses após AVC isquêmico neonatal e sua correlação com o desenvolvimento de déficit motor unilateral. Altos índices de assimetria de anisotropia fracionada e difusibilidade nos tratos corticospinais foram vistos em pacientes que desenvolveram déficit motor unilateral, com 100% de valor preditivo positivo e negativo. A comparação da informação obtida com a sequência de difusão simples no período neonatal demonstrou menor valor preditivo positivo desta, chegando a 86%, com 100% de valor preditivo negativo. Os autores concluem que a técnica de TD aos 3 meses de vida tem grande valor preditivo em relação ao prognóstico de desenvolvimento psicomotor no AVC isquêmico neonatal, com valor preditivo semelhante ao da sequência de difusão simples no período neonatal. A técnica de TD ainda pode auxiliar em casos em que a imagem neonatal foi inconclusiva ou em casos de desenvolvimento de anormalidades motoras inesperadas.

O mesmo grupo, em 2013,[34] estudou 15 pacientes com AVC isquêmico no período neonatal em territórios da artéria cerebral média ou posterior, avaliando valores de anisotropia fracionada por regiões de interesse, no corpo caloso, braços anterior e posterior da cápsula interna, radiação talâmica posterior e radiação óptica na primeira semana de vida, aos 3 meses, e aos 24 meses de idade. Seus resultados demonstraram que os valores de anisotropia fracionada no período neonatal podem subestimar a extensão de lesões. Os valores de anisotropia fracionada aos 3 meses de vida apresentaram melhor correlação com o prognóstico de desenvolvimento, de déficit motor unilateral, déficit de campo visual, e achados de imagem pela técnica de TD aos 24 meses. A avaliação por mapas de escore Z demonstrou resultados semelhantes, com algumas informações adicionais.

Dudink et al.[35] utilizaram a técnica de TD em 3 casos de infarto cerebral neonatal em fase aguda e demonstraram presença de anormalidades remotas nos parâmetros quantitativos de CAD e difusibilidade no tálamo secundário a lesões corticais ipsilaterais, relacionadas com o circuito neuronal corticotalâmico.

Outros trabalhos também demonstram a superioridade da técnica de TD e tratografia motora para prognóstico de déficit motor após insultos perinatais.[36]

Uma metanálise da avaliação do trato corticospinal por anisotropia fracionada para prognóstico motor no AVC subagudo em pacientes na idade adulta foi conduzida em 2016,[37] confirmando esta correlação.

Um estudo incluindo 60 pacientes adultos com AVC isquêmico no território da artéria cerebral média[38] demonstrou que o envolvimento do braço posterior da cápsula interna, seja isoladamente ou associado a outras lesões ao longo do trato corticospinal revelado pela técnica de TD nas primeiras 12 horas do insulto comportou-se como o melhor indicador prognóstico de déficit aos 90 dias, melhor que o volume total do infarto.

A técnica de TD também tem sido utilizada na avaliação de resposta terapêutica. Em 2013, estudo utilizando ressonância magnética funcional em repouso e técnica de TD para identificação de pacientes pediátricos que se beneficiariam da terapia de restrição motora do membro menos acometido em hemiplegias congênitas ou adquiridas de diversas etiologias.[39] A avaliação do trato corticospinal também foi estudada antes e após tratamento de mesma abordagem por um outro grupo.[40] A despeito da melhora clínica confirmada em adultos e crianças com a terapia de restrição motora, não houve alteração significativa dos valores de anisotropia fracionada ao longo dos tratos corticospinais ipsi ou contralaterais pós-terapia.

Num estudo em pacientes adultos que sofreram AVC, utilizando a tecnologia de interface cérebro-computador para facilitar a estimulação elétrica muscular funcional para reabilitação,[41] níveis mais altos de anisotropia fracionada e baixos de difusibilidade no braço posterior da cápsula interna ipsilateral correlacionaram com melhor resposta terapêutica, sendo a anisotropia fracionada o melhor parâmetro para predição de prognóstico.

Alterações pela técnica de TD e ressonância funcional com estímulo visual foram documentadas em um relato de caso de recuperação visual após AVC neonatal em acompanhamento longitudinal,[42] correlacionando achados estruturais e funcionais. Os autores concluem que tais achados podem contribuir para melhor estratégia de diagnóstico e planejamento terapêutico para estes pacientes.

CONSIDERAÇÕES FINAIS

A técnica de TD apresenta maior sensibilidade na detecção precoce de AVC isquêmico na infância, com maior especificidade de valor localizatório. Além de permitir avaliação mais completa do paciente, permite também, coletivamente, melhor entendimento da fisiopatologia da doença. Esta técnica tem sido utilizada em pesquisa como potencial marcador biológico para o acompanhamento e prognóstico de recuperação motora, de grande importância na decisão da estratégia de reabilitação.

REFERÊNCIAS BIBLIOGRÁFICAS

1. Einstein A. Investigations on the theory of the brownian movement. New York, NY: Dover; 1956.
2. Le Bihan D, Mangin JF, Poupon C, Clark CA, Pappata S, Molko N et al. Diffusion tensor imaging: concepts and applications. J Magn Reson Imaging. 2001 Apr;13(4):534-46.
3. Mori S, Barker PB. Diffusion magnetic resonance imaging: its principle and applications. Anat Rec. 1999 June 15;257(3):102-9.
4. Hagmann P, Jonasson L, Maeder P, Thiran JP, Wedeen VJ, Meuli R. Understanding diffusion MR techniques: from scalar diffusion-weighted to diffusion tensor imaging and beyond. Radiographics. 2006;26:S205-S223.
5. Stejskal EO, Tanner JE. Spin diffusion measurements: spin echoes in presence of a time-dependent field gradient. J Chem Phys. 1965;42:288.
6. Le Bihan D, Breton E, Lallemand D, Grenier P, Cabanis E, Laval-Jeantet M. MR imaging of intravoxel incoherent motions: application to diffusion and perfusion in neurologic disorders. Radiology. 1986 Nov;161(2):401-7.
7. Moseley ME, Kucharczyk J, Mintorovitch J, Cohen Y, Kurhanewicz J, Derugin N et al. Diffusion-weighted MR imaging of acute stroke: correlation with T2-weighted and magnetic susceptibility-enhanced MR imaging in cats. AJNR Am J Neuroradiol. 1990 May;11(3):423-9.
8. Warach S, Chien D, Li W, Ronthal M, Edelman RR. Fast magnetic resonance diffusion-weighted imaging of acute human stroke. Neurology. 1992 Sep;42(9):1717-23.
9. Allen LM, Hasso AN, Handwerker J, Farid H. Sequence-specific MR Imaging Findings That Are Useful in Dating Ischemic Stroke. RadioGraphics. 2012;32:1285-97.
10. Kidwell CS, Alger JR, Di Salle F, Starkman S, Villablanca P, Bentson J et al. Diffusion MRI in patients with transient ischemic attacks. Stroke. 1999 June;30(6):1174-80.
11. Mullins ME, Grant PE, Wang B, Gonzalez RG, Schaefer PW. Parenchymal abnormalities associated with cerebral venous sinus thrombosis: assessment with diffusion-weighted MR imaging. AJNR Am J Neuroradiol. 2004 Nov-Dec;25(10):1666-75.

12. Bousser MG, Ferro JM. Cerebral venous thrombosis: an update. Lancet Neurol. 2007 Feb;6(2):162-70.
13. Barkovich AJ, Westmark KD, Bedi HS, Partridge JC, Ferriero DM, Vigneron DB. Proton spectroscopy and diffusion imaging on the first day of life after perinatal asphyxia: preliminary report. AJNR Am J Neuroradiol. 2001 Oct;22(9):1786-94.
14. Stadnik TW, Chaskis C, Michotte A, Shabana WM, van Rompaey K, Luypaert R et al. Diffusion-weighted MR-Imaging of intracerebral masses: comparison with conventional MR-imaging and histologic findings. AJNR Am J Neuroradiol 2001;22:969-76.
15. Kono K, Inoue Y, Nakayama K, Shakudo M, Morino M, Ohata K et al. The Role of Diffusion-weighted Imaging in Patients with Brain Tumors. AJNR Am J Neuroradiol. June 2001;22(6):1081-8.
16. Morana G, Alves CA, Tortora D, Severino M, Nozza P, Cama A et al. Added value of diffusion weighted imaging in pediatric central nervous system embryonal tumors surveillance. Oncotarget. 2017;8(36):60401-13.
17. Sener RN. Canavan Disease: Diffusion Magnetic Resonance Imaging Findings. J Comput Assist Tomogr. 2003;27(1):30-3.
18. Kallenberg K, Schulz-Schaeffer WJ, Jastrow U, Poser S, Meissner B, Tschampa HJ et al. Creutzfeldt-Jakob Disease: Comparative Analysis of MR Imaging Sequences. AJNR Am J Neuroradiol. 2006 Aug;27(7):1459-62.
19. vanZijl PCM, Nagae-Poetscher LM, Mori S. Quantitative diffusion imaging. In: Baert AL, Sartor K. MR imaging in white matter diseases of the brain and spinal cord. Berlin: Springer-Verlag 2005, p. 63-81.
20. Mukherjee P, Miller JH, Shimony JS, Conturo TE, Lee BC, Almli CR et al. Normal brain maturation during childhood: developmental trends characterized with diffusion-tensor MR imaging. Radiology. 2001 Nov;221(2):349-58.
21. Wakana S, Jiang H, Nagae-Poetscher LM, van Zijl PC, Mori S. Fiber Tract–based Atlas of Human White Matter Anatomy. Radiology. 2004 Jan;230(1):77-87.
22. Makris N, Worth AJ, Sorensen AG, Papadimitriou GM, Wu O, Reese TG, et al. Morphometry of in vivo human white matter association pathways with diffusion-weighted magnetic resonance imaging. Ann Neurol. 1997 Dec;42(6):951-62.
23. Mori S, Crain BJ, Chacko VP, van Zijl PC. Three-dimensional tracking of axonal projections in the brain by magnetic resonance imaging. Ann Neurol. 1999 Feb;45(2):265-9.
24. Yamada K, Sakai K, Akazawa K, Yuen S, Nishimura T. MR tractography: a review of its clinical applications. Magn Reson Med Sci. 2009;8(4):165-74.
25. van Gelderen P, de Vleeschouwer MH, DesPres D, Pekar J, van Zijl PC, Moonen CT. Water diffusion and acute stroke. Magn Reson Med. 1994 Feb;31(2):154-63.
26. Rodrigo S, Oppenheim C, Touze E, Lamy C, Domigo V, Naggara O, et al. Accident vasculaire cerebral ischemique et tenseur de diffusion. J Neuroradiol. 2006;33:51-6.
27. Nagae LM, Hoon AH, Stashinko E, Lin D, Levey E, Wakana S et al. Diffusion tensor imaging in children with periventricular leukomalacia: variability of injuries to white matter tracts. AJNR Am J Neuroradiol. 2007 Aug;28(7):1213-22.
28. Song SK, Sun SW, Ramsbottom MJ, Chang C, Russell J, Cross AH. Dysmyelination revealed through MRI as increased radial (but unchanged axial) diffusion of water. Neuroimage. 2002;17:1429-36.
29. Winklewski PJ, Sabisz A, Naumczyk P, Jodzio K, Szurowska E, Szarmach A. Understanding the Physiopathology Behind Axial and Radial Diffusivity Changes-What Do We Know? Front Neurol. 2018 Feb 27;9:9.
30. Hoon AH Jr, Lawrie WT Jr, Melhem ER, Reinhardt EM, Van Zijl PC, Solaiyappan M et al. Diffusion tensor imaging of periventricular leukomalacia shows affected sensory cortex white matter pathways. Neurology. 2002 Sep 10;59(5):752-6.
31. Hoon AH Jr, Stashinko EE, Nagae LM, Lin DD, Keller J, Bastian A, Campbell ML et al. Sensory and motor deficits in children with cerebral palsy born preterm correlate with diffusion

tensor imaging abnormalities in thalamocortical pathways. Dev Med Child Neurol. 2009 Sep;51(9):697-704. Erratum in: Dev Med Child Neurol. 2009 Dec;51(12):1004.
32. Glenn OA, Ludeman NA, Berman JI, Wu YW, Lu Y, Bartha AI et al. Diffusion tensor MR imaging tractography of the pyramidal tracts correlates with clinical motor function in children with congenital hemiparesis. AJNR Am J Neuroradiol. 2007 Oct;28(9):1796-802.
33. van der Aa NE, Leemans A, Northington FJ, van Straaten HL, van Haastert IC, Groenendaal F et al. Does Diffusion Tensor Imaging-Based Tractography at 3 Months of Age Contribute to the Prediction of Motor Outcome After Perinatal Arterial Ischemic Stroke? Stroke. 2011;42:3410-14.
34. van der Aa NE, Northington FJ, Stone BS, Groenendaal F, Benders MJNL, Porro G et al. Quantification of white matter injury following neonatal stroke with serial DTI. Pediatr Res. 2013;73(6):756-62.
35. Dudink J, Counsell SJ, Lequin MH, Govaert PP. DTI reveals network injury in perinatal stroke. Arch Dis Child Fetal Neonatal Ed. 2012;97;F362-F364.
36. Roze E, Harris PA, Ball G, Elorza LZ, Braga RM, Allsop JM et al. Tractography of the corticospinal tracts in infants with focal perinatal injury: comparison with normal controls and to motor development. Neuroradiology. 2012;54:507-16.
37. Kumar P, Kathuria P, Nair P, Prasad K. Prediction of Upper Limb Motor Recovery after Subacute Ischemic Stroke Using Diffusion Tensor Imaging: A Systematic Review and Meta-Analysis. J Stroke. 2016;18(1):50-9.
38. Puig J, Pedraza S, Blasco G, Daunis-I-Estadella J, Prados F, Remollo S et al. Acute Damage to the Posterior Limb of the Internal Capsule on Diffusion Tensor Tractography as an Early Imaging Predictor of Motor Outcome after Stroke. AJNR Am J Neuroradiol. 2011 May;32(5):857-63.
39. Rocca MA, Turconi AC, Strazzer S, Absinta M, Valsasina P, Beretta E et al. MRI Predicts Efficacy of Constraint-Induced Movement Therapy in Children With Brain Injury. Neurotherapeutics. 2013;10:511-9.
40. Rickards T, Sterling C, Taub E, Perkins-Hu C, Gauthier L, Graham M et al. Diffusion Tensor Imaging Study of the Response to Constraint-Induced Movement Therapy of Children with Hemiparetic Cerebral Palsy and Adults with Chronic Stroke. Arch Phys Med Rehabil. 2014;95(3):506-14.
41. Song J, Nair VA, Young BM, Walton LM, Nigogosyan Z, Remsik A et al. DTI measures track and predict motor function outcomes in stroke rehabilitation utilizing BCI technology. Front Hum Neurosci. 2015 Apr 27;9:195.
42. Seghier ML, Lazeyras F, Zimine S, Saudan-Frei S, Safran AB, Huppi PS. Visual recovery after perinatal stroke evidenced by functional and diffusion MRI: case report. BMC Neurol. 2005;5:17.

VIVÊNCIAS EM FATORES DE RISCO NO AVC

CAPÍTULO 6

Josiane Ranzan
Josemar Marchezan

INTRODUÇÃO

A doença cerebrovascular representa uma das 10 causas mais comuns de morte em pacientes com idade entre 5 e 24 anos,[1-3] e o acidente vascular cerebral (AVC) isquêmico reconhecido como expressiva causa de morbidade na infância, com consequências pessoais, familiares, econômicas e sociais.[4,5]

Subpopulações infantis específicas apresentam maior risco para AVC: meninos, crianças negras e de baixo nível socioeconômico,[6-9] aumentando o alerta e a conscientização sobre esta doença entre médicos e profissionais da saúde brasileiros.

Os fatores de risco catalogados em adultos (hipertensão, dislipidemia, tabagismo e diabete) não são comumente identificados na infância.[4,5,10-12] Contudo, estudo recente encontrou maior prevalência de dislipidemia e hipertrigliceridemia em crianças com AVC isquêmico em comparação com controles.[13]

Os fatores de risco na infância variam conforme o grupo etário acometido e o tipo de acidente vascular cerebral.[5,14,15] No entanto, muitas crianças, apesar de amplamente investigadas, permanecem sem causa ou fator de risco identificados. deVeber et al.,[4] em estudo canadense, documentaram um fator de risco na maioria das crianças escolares (82%), e em apenas 56% dos neonatos.

FATORES DE RISCO DO AVC: REVISÃO

AVC Isquêmico Perinatal

Fatores de risco para AVC perinatal incluem infecções, distúrbios cardíacos, distúrbios de coagulação, traumas, drogas, transtornos maternos/placentários e asfixia perinatal.[16] A taxa de AVC também aumenta drasticamente com o aumento do número de fatores de risco.[15,17] Fatores maternos como infertilidade, corioamnionite, ruptura prematura de membranas e pré-eclâmpsia estão bem documentados;[17] tabagismo, alcoolismo e drogadição durante a gravidez foram associados a fator de risco para AVC em neonatos com menos de 28 dias.[18]

Numa metanálise publicada por Lietal em 2017 foram identificados como fatores de risco para AVC isquêmico perinatal: febre intraparto superior a 38°C, pré-eclâmpsia, oligo-hidrâmnio, primiparidade, fórceps aplicado ao nascimento, extração a vácuo do concepto, anormalidades da frequência cardíaca fetal, rastreamento anormal de cardiotocografia, anormalidades do cordão umbilical, asfixia no parto, cesariana de emergência, circular cervical de cordão, líquido amniótico meconial, pH do sangue arterial umbilical inferior a 7,10, Apgar no 5º minuto inferior a 7, ressuscitação ao nascimento, hipoglicemia, sexo masculino e RN pequenos para a idade gestacional.[19]

AVC Isquêmico em Crianças e Adolescentes

Existem muitos fatores de risco para AVC isquêmico em lactentes e crianças (Quadro 6-1), incluindo infecções (meningite, varicela), doenças preexistentes (doenças cardíacas congênitas e anemia falciforme), vários estados protrombóticos, fatores de risco para dissecção arterial cervicocefálica, displasia fibromuscular, vasculites, doença de Moyamoya ou outras vasculopatias.[15]

No estudo *Vascular Effects of Infection in Pediatric Stroke* (VIPS), congênita ou adquirida com 355 crianças e AVC após o período neonatal, foi constatada doença cardíaca em 30%, doença vascular definida (arteriopatia) em 36%, suspeita de arteriopatia em 10%, e febre aguda ou sepse em 18%.[20]

Dados recentes do *International Pediatric Stroke Study* (IPSS), que contou com a participação de 30 centros envolvendo 10 países, demonstraram prevalência dos fatores de risco variável com grupo etário: arteriopatia comum em crianças de 5 a 9 anos, doenças sistêmicas crônicas comuns em crianças mais jovens e anormalidades crônicas da cabeça e pescoço em crianças mais velhas.

As arteriopatias da infância cada vez mais reconhecidas como causa importante de AVC infantil, constitui forte preditor de recorrência e de mau prognóstico.[21-23] Dados do IPSS confirmam a importância das arteriopatias não ateroscleróticas no AVC isquêmico na infância, sendo anormalidades vasculares identificadas em mais da metade das crianças investigadas;[5] constatou-se, também, a doença de Moyamoya como responsável por 8% dos AVC pediátricos devidamente avaliados.

Anomalias cardíacas congênitas e adquiridas são documentadas em grande parte das crianças,[11] sendo considerada fator de risco pouco modificável e comprovadas em um terço dos participantes do IPSS.[5] Um quarto dos pacientes com AVC isquêmico associado à doença cardíaca ocorreu em associação a procedimentos cirúrgicos ou cateterização, e melhorias nessas intervenções podem ser outro alvo para prevenção.[5]

O papel do forame oval patente isolado no AVC isquêmico criptogênico na infância permanece incerto, mas é considerado importante fator associado a recidivas.[11]

Infecções precedendo o AVC na infância são bastante prevalentes. Os mecanismos físico-patológicos durante ou após o processo infeccioso, especialmente sua relação com a gênese da arteriopatia, mantém o interesse das investigações científicas. A arteriopatia relacionada com o vírus varicela-zóster constitui o exemplo mais estudado, particularmente, de infecção vascular direta associada ao AVC, todavia, outros patógenos provavelmente devem desempenhar importante papel nessa causalidade.[5,11,20,23] A associação de arteriopatia com vírus herpes *simplex* tipo 1, vírus Epstein-Barr e enterovírus também foram descritas em relatos de caso.[20] Cabe ressaltar que não se encontraram evidências de aumento de risco de AVC após a vacinação contra varicela.[24]

Em relação às trombofilias congênitas e adquiridas associadas ao AVC na infância e adolescência,[11] o IPSS encontrou estados protrombóticos em 13% dos pacientes,[5] e risco

Quadro 6-1. Fatores de Risco para AVC Isquêmico na Infância

Arteriopatias	
Arteriopatia cerebral focal	Arteriopatia falciforme
Doença de Moyamoya	Arteriopatia pós-varicela
Dissecção arterial	Outras arteriopatias especificadas
Vasculite	Arteriopatia não especificada
Transtornos crônicos	
Doença falciforme	L-asparaginase
Catéter de demora	Enxaqueca
Trissomia do 21	Tumor cerebral
Outros distúrbios genéticos	Outro tumor de crânio ou pescoço
Malignidade hematológica	Derivação ventricular
Deficiência de ferro	Aneurisma cerebral
Malformação arteriovenosa intracraniana	Distúrbio do tecido conjuntivo
Tumores extracranianos sólidos	Síndrome de PHACES
Cardiopatias	
Cardiopatia congênita	Cateterismo cardíaco
Oxigenação por membrana extracorpórea	Doença cardíaca adquirida
Dispositivo de assistência ventricular esquerda	Forame oval patente isolado
Menos de 72 horas após cirurgia cardíaca	Arritmia
Cirurgia cardíaca prévia	Outras cardiopatias
Distúrbios agudos	
Febre > 48 horas	Sinusite
Sepse	Mastoidite
Choque	Gastroenterite viral
Desidratação	Trauma de cabeça ou pescoço
Acidose	Faringite
Hipóxia	Meningite
Otite	Cirurgia intracraniana recente
Estados protrombóticos	
Deficiência de metilenotetra-hidrofolato redutase	Outra trombofilia genética
Fator V de Leiden	Trombofilia adquirida
Hiperlipoproteinemia (alfa)	

Adaptado de Childhood arterial ischaemic stroke incidence, presenting features, and risk factors: a prospective population-based study. Lancet Neurol. 2014 Jan;13(1):35-43.

maior de novos AVCs recorrentes, particularmente quando em associação a outros fatores de risco.[11,25-28]

O tratamento de câncer com radiação craniana e cervical, independe da malignidade subjacente, aumenta o risco de AVC.[11,29] O *Childhood Cancer Survivor Study* (CCSS) encontrou aumento de 6 vezes no risco relativo de AVC para sobreviventes de leucemia infantil em comparação com controles. Sobreviventes de tumores cerebrais tiveram o risco relativo aumentado em 30 vezes para AVC em comparação com irmãos.[30]

A recorrência do AVC isquêmico na infância é de 6 a 14%; ataques isquêmicos transitórios (AIT) ou reinfartos silenciosos são comuns.[25,28] Existem dados sugerindo que lesão vascular associada a fatores de risco protrombóticos prediz risco de recorrência.[15] Deficiência de lipoproteína A e de proteína C foi fator de recorrência para AVC isquêmico em grande coorte na literatura alemã.[28] São também preditores para AVC, Moyamoya, baixo peso ao nascer, trombofilia congênita, AIT prévio e infarto bilateral.[25]

Trombose de Seios Venosos

Várias condições subjacentes foram descritas em crianças com trombose de seios venosos (TSV). Muitas apresentam múltiplos fatores de risco.[15,31] Doenças infecciosas (otite média, meningite), cetoacidose diabética e terapia com L-asparaginase podem resultar em TSV. Também foram associados a aumento da incidência de doença intestinal inflamatória, lúpus eritematoso sistêmico, tireotoxicose, síndrome nefrótica e gastroenterite (especialmente com desidratação). Trombose também parece estar associada à doença hemolítica crônica, β-talassemia, anemia falciforme e anemia ferropriva com trombocitose.[15,32,33] Os distúrbios protrombóticos são encontrados em um a dois terços dos casos.[32,34-36] Em estudo recente, infecções foram os fatores predisponentes mais comuns para TSV em crianças, seguidos por anemia e desidratação.

AVC Hemorrágico

Existem muitas causas de AVC hemorrágico não traumático, e um ou mais fatores de risco podem ser identificados.[15] Malformações vasculares como aneurisma arterial, cavernoma, malformação arteriovenosa ou fístula arteriovenosa são encontradas em 42 a 47% dos pacientes.[37,38] Em contraste com adultos, a hipertensão arterial sistêmica não constitui causa comum de hemorragia cerebral em crianças.[37]

Os distúrbios hematológicos e de coagulação, como trombocitopenia, deficiência de fator VII, coagulopatia secundária à falência hepática, deficiência de vitamina K, além do uso de anticoagulantes como varfarina, também são fatores de risco. A gravidade dessas condições correlaciona-se com o maior risco para o evento e pode ocorrer transformação hemorrágica em crianças com infartos cerebrais.[37]

Tumores cerebrais também estão associados ao AVC hemorrágico, inclusive simulando hemorragia cerebral primária.[37] Estudo populacional recente encontrou malformações arteriovenosas, infecções graves, neoplasias do sistema nervoso central, malignidade hematológica, trombocitopenia idiopática, alterações cardiológicas, alterações renais graves e lesão cerebral por violência, como causa do AVC hemorrágico.[6]

FATORES DE RISCO – UNIDADE DE NEUROLOGIA INFANTIL/AMBULATÓRIO DE DOENÇAS CEREBROVASCULARES NA INFÂNCIA DO HOSPITAL DE CLÍNICAS DE PORTO ALEGRE

O Ambulatório de Doenças Cerebrovasculares da Infância do Hospital de Clínicas de Porto Alegre (ADCVI) foi criado no ano de 2002 com o intuito de pesquisar fatores associados ao AVC isquêmico em pacientes de zero a 18 anos. Desde então, atendemos recém-nascidos, crianças e adolescentes com diagnóstico de doença vascular cerebral provenientes de várias cidades do Rio Grande do Sul e do Brasil.

Numa primeira amostra, 40% dos pacientes apresentavam patologias anteriores ao AVC, na maioria de origem genética ou anemia falciforme, alterações protrombóticas em 50%, infecção aguda em 31%, alteração cardíaca em 17% e anormalidades nas proteínas S (22%) e C (17%). Concluímos que houve pluralidade de fatores associados ao AVC isquêmico, e que alterações protrombóticas foram bastante prevalentes em nossa população.[39]

Em 2008, em estudo evolutivo em ambulatório, constatamos que as sequelas pós-AVC são frequentes, ocasionando alta morbidade por eventos isquêmicos cerebrais. Deficiência motora foi a sequela mais comum, acometendo cerca de 80% dos pacientes. Nesse mesmo ano o ambulatório, idealizado para fins de pesquisa, assumiu funções assistenciais.

O AVC isquêmico foi alvo das nossas pesquisas por ser tema até então pouco estudado, apesar de importante, particularmente no que se refere aos fatores de risco. Esse fato parece justificar a casuística atual do ambulatório, que contempla mais pacientes com AVCI em relação a AVCH ou TSV. Epilepsia também foi tema de pesquisa e publicado e ocorreu em quase 30% de crianças estudadas.[40]

O banco de dados ADCVI apresenta o registro de 179 crianças (88 meninas e 91 meninos) com diagnóstico de AVC, sendo que 54 apresentaram AVC perinatal (30%). A maioria dos pacientes com AVC perinatal apresentaram AVCI (68%), seguido de TSV (17%) e AVCH (15%).

Nos AVC em crianças e adolescentes (125 pacientes), o AVCI também foi prevalente (79%), seguido de AVCH (13%) e TSV (8%). Três pacientes ainda em acompanhamento apresentam doença vascular do sistema nervoso central, porém, sem AVC: esclerose tuberosa com aneurismas cerebrais, síndrome PHACE com arteriopatia de artéria cerebral média e isquemia medular sem etiologia definida.

AVC Perinatal

Os insultos vasculares perinatais estão, na nossa população, associados a alterações gestacionais/maternas, em razão do uso materno de medicações como fenobarbital e misoprostol, infecção ovular e pré-eclâmpsia. Encefalopatia hipóxico-isquêmica foi fator fortemente associado na TSV em neonatos. Infecções como sífilis congênita, sepse e meningoencefalite viral ou bacteriana e HIV estiveram presentes em alguns pacientes. O diagnóstico retrospectivo e tardio foi comum em neonatos, configurando o AVC perinatal presumido. Esses pacientes foram investigados por apresentar deficiência motora (hemiparesia) e epilepsia.

AVC Isquêmico

Inúmeros fatores associados ao AVC isquêmico foram encontrados em nossos pacientes. Classificamos os fatores associados ou de risco em categorias segundo os dados da literatura. Tal divisão visa facilitar o entendimento das possíveis causas do AVC, especialmente do AVCI. Muitos apresentaram dois ou mais fatores de risco (18 crianças). O Quadro 6-2 mostra a frequência dos fatores de risco encontrados no Ambulatório de Doenças Cerebrovasculares da Infância.

Quadro 6-2. Frequência dos Fatores de Risco para AVC Isquêmico em Pacientes Atendidos na Unidade de Neuropediatria/Ambulatório de Doenças Cerebrovasculares na Infância do Hospital de Clínicas de Porto Alegre

	AVC isquêmico perinatal	AVC isquêmico infantil
Arteriopatia	0	24%
Alteração cardíaca	3%	10%
Estado protrombótico	11%	14%
Distúrbio agudo	22%	23%
Doença crônica	0	25%
Alterações perinatais	32%	Não se aplica
Idiopático	32%	22%

AVC: acidente vascular cerebral.
Obs.: No grupo infantil o paciente pode ter mais de um fator de risco.

No grupo das arteriopatias, a mais comumente encontrada foi do tipo Moyamoya, seguida da arteriopatia cerebral focal e da arteriopatia por anemia falciforme. Arteriopatia pós-varicela, dissecção arterial, trombose e vasculite ocorreram em menor frequência. Apenas uma criança com arteriopatia cerebral focal evoluiu com normalização do vaso acometido. Cinco pacientes com síndrome de Down apresentaram arteriopatia do tipo Moyamoya.[41,42]

Em relação às alterações agudas associadas ao AVCI, quadros infecciosos foram comuns: gastroenterite viral, pneumonia, meningoencefalite (tuberculose e varicela), encefalites (herpes, AIDS) e sepse. Desidratação, síndrome hemolítico-urêmica e parada cardiorrespiratória foram associados ao AVCI.

Nas condições crônicas, câncer e tumores, foram prevalentes leucemia linfocítica aguda (LLA), leucemia mieloide aguda (LMA), linfoma, feocromocitoma, osteossarcoma, craniofaringioma e neuroblastoma. A maioria dos eventos ocorreu em tratamento quimioterápico ou radioterápico.

Os estados protrombóticos, sabidamente prevalentes, continuam contribuindo como fator de risco para AVCI, especialmente quando associados à infecção aguda. Proteína S, proteína C, antitrombina, fator V de Leiden, mutação da protrombina, anticorpos antifosfolipídeos, homocistinúria são exames incluídos na pesquisa para trombofilias. Entre os fatores cardiológicos, podem ser detectados forame oval patente, tetralogia de Fallot e mixoma. Em 22% das crianças e adolescentes, o AVCI foi idiopático.

AVC Hemorrágico e Trombose de Seios Venosos

Nas crianças e adolescentes do ADCVI, MAV foi a causa mais comum de AVCH. A maioria dos pacientes com TSV teve como fator causal infecções agudas de cabeça e pescoço (meningite, mastoidite, otite e celulite). O Quadro 6-3 resume as causas de AVC hemorrágico e TSV encontradas em nossos pacientes.

Quadro 6-3. Fatores de Risco no Acidente Vascular Cerebral Hemorrágico e na Trombose de Seios Venosos em Crianças Atendidas na Unidade de Neuropediatria/Ambulatório de Doenças Cerebrovasculares na Infância do Hospital de Clínicas de Porto Alegre

AVC hemorrágico	Trombose de seios venosos
Malformação arteriovenosa	Otomastoidite
Aneurisma	Celulite
Púrpura trombocitopênica idiopática	Meningite tuberculosa
Artrite reumatoide juvenil	Meningite bacteriana
Tumor de sistema nervoso central	Leucemia linfocítica aguda
Leucemia linfocítica aguda	Insulto hipóxico isquêmico
Idiopática	

CONCLUSÃO

Os fatores de risco para doenças cerebrovasculares no neonato, na criança e no adolescente são variados, podem estar associados e são diferentes do adulto. A descrição dos nossos fatores de risco está de acordo com a literatura mundial, apesar de estarem descritas variações regionais e populacionais. A detecção das arteriopatias tem sido realizada, principalmente, nos últimos anos, em decorrência do avanço nos estudos de neuroimagem e da maior disponibilidade desses exames em nossos pacientes. Essa é a provável causa de nossa prevalência de arteriopatias ser inferior à descrita nas pesquisas internacionais. O estudo de vasos cerebrais e cervicais tem sido ponto importante na investigação dos AVCs.

Reconhecer os fatores de risco das doenças cerebrovasculares é relevante para delinear o tratamento tanto agudo quanto crônico do AVC e prevenir recorrências.

REFERÊNCIAS BIBLIOGRÁFICAS

1. Beslow LA, Dowling MM, Hassanein SMA, Lynch JK, Zafeiriou D, Sun LR et al. Mortality after Pediatric Arterial Ischemic Stroke. Pediatrics. 2018 May;141(5). pii: e20174146.
2. Lehman LL, JC Khoury, Taylor JM, Yeramaneni S, Sucharew H, Alwell K et al. Pediatric Stroke Rates Over 17 Years: Report From a Population-Based Study. J Child Neurol. 2018 Jun;33(7):463-467.
3. Rivkin MJ, Bernard TJ, Dowling MM, Amlie-Lefond C. Guidelines for Urgent Management of Stroke in Children. Pediatr Neurol. 2016 Mar;56:8-17.
4. deVeber GA, Kirton A, Booth FA, Yager JY, Wirrell EC, Wood E et al. Epidemiology and Outcomes of Arterial Ischemic Stroke in Children: The Canadian Pediatric Ischemic Stroke Registry. Pediatr Neurol. 2017 Apr;69:58-70.
5. Mackay MT, Wiznitzer M, Benedict SL, Lee KJ, de Veber GA, Ganesan V; International Pediatric Stroke Study Group. Arterial ischemic stroke risk factors: The International Pediatric Stroke Study. Ann Neurol. 2011 Jan;69(1):130-40.
6. Chiang KL, Cheng CY. Epidemiology, risk factors and characteristics of pediatric stroke: a nationwide population-based study. QJM: An Inter J Medicine. 2018, 111(7):445-454.
7. Fullerton HJ, Wu YW, Zhao S, Johnston SC. Risk of stroke in children: ethnic and gender disparities. Neurology. 2003 Jul 22;61(2):189-94.

8. Feigin VL, Forouzanfar MH, Krishnamurthi R, Mensah GA, Connor M, Bennett DA et al. Global and regional burden of stroke during 1990-2010: findings from the Global Burden of Disease Study 2010. Lancet. 2014 Jan 18;383(9913):245-54.
9. Krishnamurthi RV, Feigin VL, Forouzanfar MH, Mensah GA, Connor M, Bennett DA et al. Global and regional burden of first-ever ischaemic and haemorrhagic stroke during 1990-2010: findings from the Global Burden of Disease Study 2010. Lancet Glob Health. 2013 Nov;1(5):e259-81.
10. Lo WD, Kumar R. Arterial Ischemic Stroke in Children and Young Adults. Continuum: Lifelong Learning in Neurology. 2017 Fev;23(1):158-80.
11. Numis AL, Fox CK. Arterial Ischemic Stroke in Children: Risk Factors and Etiologies. Curr Neurol Neurosci Rep. 2014 Jan;14(1):422.
12. Williams LS, Garg BP, Cohen M, Fleck JD, Biller J. Subtypes of ischemic stroke in children and young adults. Neurology. 1997 Dez;49(6):1541-5.
13. Sultan S, Dowling M, Kirton A, DeVeber G, Linds A, Elkind MSV et al. Dyslipidemia in Children With Arterial Ischemic Stroke: Prevalence and Risk Factors. Pediatr Neurol. 2018 Jan;78:46-54.
14. Gumer LB, Del Vecchio M, Aronoff S. Strokes in children: a systematic review. Pediatr Emerg Care. 2014;30(9):660-4.
15. Roach ES, Golomb MR, Adams R, Biller J, Daniels S, Deveber G et al. Management of stroke in infants and children: a scientific statement from a Special Writing Group of the American Heart Association Stroke Council and the Council on Cardiovascular Disease in the Young. Stroke. 2008 Sep;39(9):2644-91.
16. Nelson KB, Lynch JK. Stroke in newborn infants. Lancet Neurol. 2004 Mar;3(3):150-8.
17. Lee J, Croen LA, Backstrand KH, Yoshida CK, Henning LH, Lindan C et al. Maternal and Infant Characteristics Associated With Perinatal Arterial Stroke in the Infant. JAMA. 2005 Feb 9;293(6):723-9.
18. Darmency-Stamboul V, Chantegret C, Ferdynus C, Mejean N, Durand C, Sagot P et al. Antenatal Factors Associated with Perinatal Arterial Ischemic Stroke. Stroke. 2012 Sep;43(9):2307-12.
19. Li C, Miao JK, Xu Y, Hua Y, Ma Q, Zhou LL et al. Prenatal, perinatal and neonatal risk factors for perinatal arterial ischaemic stroke: a systematic review and meta-analysis. Eur J Neurol. 2017 Aug;24(8):1006-15.
20. Fullerton HJ, Elkind MS, Barkovich AJ, Glaser C, Glidden D, Hills NK et al. The Vascular Effects of Infection in Pediatric Stroke (VIPS) Study. J Child Neurol. 2011 Sep;26(9):1101-10.
21. Fullerton HJ, Wu YW, Sidney S, Johnston SC. Risk of recurrent childhood arterial ischemic stroke in a population-based cohort: the importance of cerebrovascular imaging. Pediatrics. 2007 Mar;119(3):495-501.
22. Mackay MT, Prabhu SP, Coleman L. Childhood Posterior Circulation Arterial Ischemic Stroke. Stroke. 2010 Oct;41(10):2201-9.
23. Wintermark M, Hills NK, deVeber GA, Barkovich AJ, Elkind MS, Sear K et al. Arteriopathy diagnosis in childhood arterial ischemic stroke: results of the vascular effects of infection in pediatric stroke study. Stroke. 2014 Dec;45(12):3597-605.
24. MacDonald SE, Dover DC, Hill MD, Kirton A, Simmonds KA, Svenson LW. Is varicella vaccination associated with pediatric arterial ischemic stroke? A population-based cohort study. Vaccine. 2018 May 11;36(20):2764-7.
25. Ganesan V, Prengler M, Wade A, Kirkham FJ. Clinical and Radiological Recurrence after Childhood Arterial Ischemic Stroke. Circulation. 2006 Nov 14;114(20):2170-7.
26. Kenet G, Lütkhoff LK, Albisetti M, Bernard T, Bonduel M, Brandao L et al. Impact of Thrombophilia on Risk of Arterial Ischemic Stroke or Cerebral Sinovenous Thrombosis in Neonates and Children: A Systematic Review and Meta-Analysis of Observational Studies. Circulation. 2010 Apr 27;121(16):1838-47.
27. Lanthier S, Carmant L, David M, Larbrisseau A, de Veber G. Stroke in children: the coexistence of multiple risk factors predicts poor outcome. Neurology. 2000 Jan 25;54(2):371-8.
28. Sträter R, Becker S, von Eckardstein A. Prospective assessment of risk factors for recurrent stroke during childhood--a 5-year follow-up study. Lancet. 2002 Nov 360(9345):1540-5.

29. Mueller S, Sear K, Hills NK, Chettout N, Afghani S, Gastelum E et al. Risk of First and Recurrent Stroke in Childhood Cancer Survivors Treated With Cranial and Cervical Radiation Therapy. Int J Radiat Oncol Biol Phys. 2013 Jul 15;86(4):643-8.
30. Bowers DC, Liu Y, Leisenring W, McNeil E, Stovall M, Gurney JG et al. Late-occurring stroke among long-term survivors of childhood leukemia and brain tumors: a report from the Childhood Cancer Survivor Study. J Clin Oncol. 2006 Nov 20;24(33):5277-82.
31. Carvalho KS, Bodensteiner JB, Connolly PJ, Garg BP. Cerebral venous thrombosis in children. J Child Neurol. 2001 Aug;16(8):574-80.
32. Javed I, Sultan T, Rehman ZU, Yaseen MR. Clinical Spectrum and Outcome of Cerebral Venous Sinus Thrombosis in Children. J Coll Physicians Surg Pak. 2018 May;28(5):390-3.
33. Munot P, De Vile C, Hemingway C, Gunny R, Ganesan V. Severe iron deficiency anaemia and ischaemic stroke in children. Arch Dis Child. 2011 Mar;96(3):276-9.
34. Bonduel M, Sciuccati G, Hepner M, Torres AF, Pieroni G, Frontroth JP. Prethrombotic disorders in children with arterial ischemic stroke and sinovenous thrombosis. Arch Neurol. 1999 Aug;56(8):967-71.
35. deVeber G, Andrew M, Adams C, Bjornson B, Booth F, Buckley DJ. Cerebral sinovenous thrombosis in children. N Engl J Med. 2001 Aug 9;345(6):417-23.
36. Sébire G, Tabarki B, Saunders DE, Leroy I, Liesner R, Saint-Martin C et al. Cerebral venous sinus thrombosis in children: risk factors, presentation, diagnosis and outcome. Brain. 2005 Mar;128(Pt 3):477-89.
37. Al-Jarallah A, Al-Rifai MT, Riela AR, Roach ES. Nontraumatic Brain Hemorrhage in Children: Etiology and Presentation. J Child Neurol. 2000 May;15(5):284-9.
38. Meyer-Heim AD, Boltshauser E. Spontaneous intracranial haemorrhage in children: aetiology, presentation and outcome. Brain Dev. 2003 Sep;25(6):416-21.
39. Ranzan J, Rotta NT. Ischemic stroke in children: a study of the associated alterations. Arq Neuropsiquiatr. 2004 Sep;62(3A):618-25.
40. Morais NM, Ranzan J, Riesgo RS. Predictors of Epilepsy in Children With Cerebrovascular Disease. J Child Neurol. 2013 Nov;28(11):1387-91.
41. Kainth DS, Chaudhry SA, Kainth HS, Suri FK, Qureshi AI. Prevalence and Characteristics of Concurrent Down Syndrome in Patients with Moyamoya Disease. Neurosurgery. 2013 Feb;72(2):210-5; discussion 215.
42. Junqueira PA, Moura Ribeiro MVL. Síndrome de Down e Moyamoya: Estudo através de metanálise. Arq Neuro-Psiquiatr 2002 Jun 600;(2A):247-80.

INFARTOS SUBCORTICAIS PROFUNDOS NA INFÂNCIA (INFARTOS ESTRIATOCAPSULAR E LENTICULOESTRIADO)

CAPÍTULO 7

Alfredo Leboreiro Fernandez
Ivone Elisabete Ferreira Leboreiro
Maria Valeriana Leme de Moura Ribeiro

INTRODUÇÃO

Os acidentes vasculares cerebrais (AVC) classificados em isquêmicos (AVCI) e hemorrágicos (AVCH) envolvem pequenas e grandes artérias, principalmente a circulação carotídea (80%). Os acidentes isquêmicos comprometem grandes vasos ou pequenas artérias penetrantes, chamados de infartos lacunares. Os AVCH localizam-se dentro (intraparenquimatoso) ou fora (subaracnóideo) do tecido encefálico. A prevalência do AVC nos adultos é de 108 pacientes/100.000 habitantes/ano, sendo a principal causa de óbito e de incapacidade na população adulta. O Brasil apresenta a quarta taxa de mortalidade por AVC entre os países da América Latina e Caribe.[1]

A incidência do AVC na criança varia de 2,3 a 18 por 100.000 habitantes/ano, dos quais 10 a 18 casos por 100.000 ocorrem nos períodos perinatal e neonatal.[2-5] A incidência de AVC na infância é cerca de 20 vezes menor do que a observada no grupo etário dos 45 aos 54 anos.[6]

O AVCI é definido como uma súbita oclusão arterial localizada no território carotídeo ou vertebrobasilar, provocando disfunção neurológica aguda focal ou generalizada com duração superior a 24 horas e associada a estudo de neuroimagem compatível com isquemia.[7,8] Na criança o AVCI tem incidência de 0,2[9] a 7,9[10] casos/100.000 habitantes/ano e pode ocorrer no período fetal ou pré-natal, no período neonatal ou durante a infância até os 18 anos de idade.

O AVC perinatal ocorre em 63 por 100.000 nascidos vivos e compreende cinco tipos: 1) AVCI arterial neonatal; 2) AVCH neonatal; 3) trombose de seio venoso cerebral neonatal; 4) AVCI presumível e 5) infarto venoso periventricular presumível.[11] O maior número de casos diagnosticados de AVC no período pré-natal e perinatal resultam de diversos fatores, como melhor formação profissional para o diagnóstico clínico, maior facilidade no acesso aos métodos de imagem, cuidados intensivos e terapêuticas neurovasculares inferindo melhor prognóstico às afecções graves predisponentes e à maior possibilidade do estudo do diagnóstico diferencial das lesões neurológicas sequelares.[12,13]

A mortalidade do AVCI nas crianças é de 10% e está entre as 10 causas mais comuns de morte nesse grupo etário. Após a fase aguda, cerca de três quartos dos sobreviventes apresentam algum déficit neurológico residual e a recorrência do quadro isquêmico é de 12% em 1 ano e 19% em 5 anos.[14-16] Os AVCI que ocorrem no período neonatal geralmente têm baixa taxa de recorrência, indicando que os fatores de risco são específicos e confinados a esse período.[17]

Os acidentes vasculares lacunares são responsáveis por 25% de todos os AVCI dos adultos[18] e por 6% dos adultos jovens.[19] Ocorrem por oclusão ou rompimento de artérias perfurantes, localizadas no interior do tronco encefálico, do cerebelo e do cérebro.[20] As artérias perfurantes apresentam as seguintes características: 1) são pequenas (de curto trajeto); 2) terminais (sem circulação colateral); 3) angulares (saem da artéria principal em ângulo reto); 4) são mais vulneráveis (apresentam parede mais fina); 5) mantêm o mesmo diâmetro durante o seu trajeto (com maior pressão no interior) e 6) partem de artérias calibrosas, com alto fluxo sanguíneo e alta pressão. Qualquer alteração na dinâmica sanguínea da artéria principal permite maior aporte de sangue e risco de rompimento das artérias perfurantes.

Os acidentes vasculares isquêmicos que envolvem a coroa radiada, os núcleos da base, o tálamo e a cápsula interna são definidos pela área de lesão e caracterizados pelos estudos de imagem em infarto agudo ou crônico, conforme a intensidade do sinal na ressonância magnética com imagem ponderada por difusão. O infarto subcortical com diâmetro superior a 15 mm, no formato de "vírgula" e restrito ao território das artérias lenticuloestriadas, é denominado de infarto estriatocapsular (IEC) e envolve a coroa radiada, o tálamo, o núcleo caudado, o putâmen, o globo pálido e a cápsula interna[21] (Fig. 7-1). O IEC ocorre em todos os grupos etários, cuja oclusão provoca dano neurológico importante, com irreversibilidade precoce do déficit funcional.[22]

O infarto subcortical com diâmetro inferior a 15 mm, solitário e restrito ao território de uma única artéria perfurante é designado de infarto lenticuloestriado (ILE) ou doença oclusiva de pequenos vasos[21] (Fig. 7-2).

Os infartos IEC e ILE são provocados por oclusão de uma ou mais das seguintes artérias: artéria estriada medial distal, artéria corióidea anterior e artérias lenticuloestriadas, medial e lateral. A artéria corióidea anterior é responsável por 2,9% dos infartos cerebrais.[23]

Os estudos anatomopatológicos das lesões decorrentes dos infartos lacunares permitem identificar três tipos de achados: 1) o infarto lacunar ocorre por envolvimento de uma das artérias perfurantes e a lesão apresenta diâmetro entre 3 e 20 mm localizada, por ordem decrescente de frequência, no putâmen, núcleo caudado, tálamo, ponte, cápsula interna ou substância branca subjacente às circunvoluções; 2) o infarto estriatocapsular ocorre por oclusão proximal completa ou embólica parcial da ACM, com lesão superior a 15 a 20 mm de diâmetro, geralmente em forma de "vírgula"; 3) o infarto por hipoperfusão das zonas limítrofes entre os territórios superficiais e profundos.

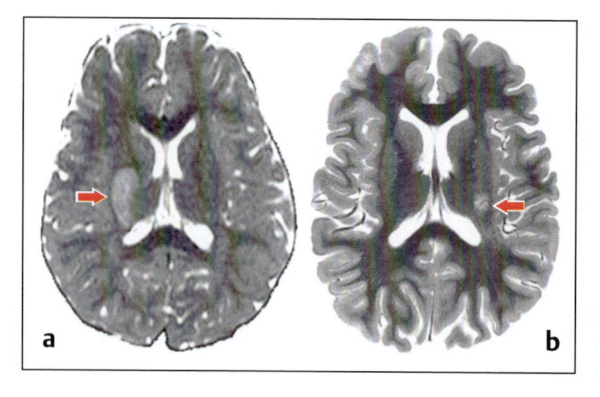

Fig. 7-1. Infartos subcorticais profundos: o infarto estriatocapsular (**a**) e o infarto lenticuloestriado (**b**).

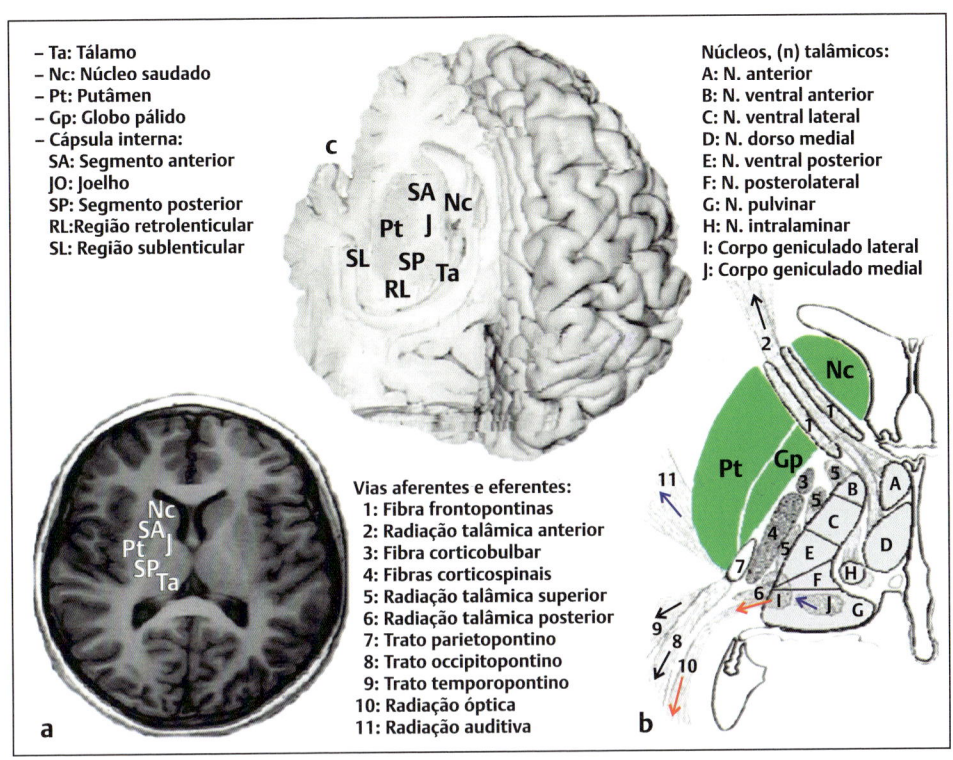

Fig. 7-2. Anatomia da região estriatocapsular. Imagem de ressonância magnética (T1) (**a**). Desenho esquemático (**b**). Peça anatômica (**c**). (Adaptada de Ribas e Oliveira, 2007.)[25]

O diagnóstico precoce do AVC nas crianças é de especial importância, particularmente pela possibilidade da aplicação de medidas neuroprotetoras e intervenções antitrombóticas e trombolíticas e, também, para o início das estratégias de reabilitação, possibilitando a evolução favorável e a melhora da qualidade de vida da criança e seus familiares.

ANATOMIA DA CÁPSULA INTERNA

A cápsula interna (CI) é uma lâmina compacta de substância branca situada no diencéfalo e formada por fibras de projeção ascendentes e descendentes. Está limitada, internamente, pelo tálamo e núcleo caudado e, externamente, pelo núcleo lenticular (putâmen e globo pálido) (Fig. 7-2). No plano vertical dirige-se obliquamente para baixo e para dentro, interligando a coroa radiada (centro branco medular do cérebro) e o pedúnculo cerebral do mesencéfalo. No plano horizontal a CI apresenta a forma de ângulo obtuso aberto para fora e dividida em três segmentos: anterior (curto), posterior (maior) e o vértice denominado de joelho (*genu*). O segmento posterior é formado por três porções: talamolenticular, retrolenticular e sublenticular (Fig. 7-2).

A CI apresenta dois andares verticais (andar superior e andar inferior) cujas lesões determinam quadros clínicos diferentes.[24] Cada segmento é formado por fibras mielinizadas que promovem a comunicação entre as estruturas corticais e as subcorticais (Quadro 7-1). No segmento anterior passam fibras provenientes do córtex pré-frontal, da região rostral do cíngulo e da área motora suplementar, para o tálamo, o hipotálamo e a base da ponte. Pelo segmento posterior cruzam fibras descendentes dos córtices pré-motor e motor. No andar superior do segmento posterior passam fibras ascendentes ao córtex parietal e descendentes da via piramidal. No andar inferior do segmento posterior passam somente fibras piramidais descendentes.

As fibras do feixe corticospinal (piramidal) provenientes do homúnculo motor (área 4 do córtex cerebral) localizam-se no joelho e no segmento posterior da CI (Fig. 7-3). As fibras descendentes da face passam pela região média do joelho e as direcionadas à inervação dos membros, no terço médio e posterior do andar inferior e do segmento posterior da CI. As direcionadas aos membros superiores cruzam em região mais anterior e as dos membros inferiores em situação mais posterior (Fig. 7-3). A visualização em imagem de tensor de difusão com tratografia facilita a identificação da integridade do feixe, mesmo em situações de aparente comprometimento (Fig. 7-3C).

Quadro 7-1. Segmentos da Cápsula Interna e as Principais Fibras de Projeção

Segmentos da cápsula interna		Fibras de projeção e inter-hemisféricas
Anterior		<ul><li>Radiação talâmica anterior (ao córtex frontal e cíngulo)</li><li>Frontopontuberancial (fascículo de Arnold)</li><li>Córtico-hipotalâmicas (córtex orbitário ao hipotálamo)</li><li>Corticopontinas</li><li>Internucleares (entre o núcleo lenticular e o caudado)</li></ul>
Joelho		<ul><li>Corticonucleares (corticobulbares)</li><li>Corticonucleares (corticopontinas) (algumas)</li><li>Corticorreticulares</li><li>Radiação talâmica superior (porção anterior)</li></ul>
Posterior	Porção talamolenticular	<ul><li>Frontopontuberancial (fascículo de Arnold)</li><li>Corticospinais</li><li>Corticobulbares</li><li>Radiação talâmica superior (ao córtex pré-motor, motor e somatossensitivo)</li><li>Corticorrubras (algumas)</li><li>Corticotectais (algumas)</li><li>Corticorreticulares (algumas)</li><li>Palidotalâmicas</li><li>Internucleares</li></ul>
	Porção retrolenticular (Déjérine)	<ul><li>Parietopontocerebelares</li><li>Occipitopontocerebelares</li><li>Radiações talâmicas posteriores (ao córtex parietal temporal e occipital. Radiação óptica)</li><li>Conexões interparietais, occipitais e pulvinares</li><li>Occipitomesencefálicas (tegmento)</li><li>Corticorrubras</li><li>Corticotectais</li></ul>
	Porção sublenticular	<ul><li>Radiação talâmica inferior (ao córtex temporal e núcleo amigdaloide). Radiação auditiva</li><li>Temporopontocerebelares</li></ul>

Adaptado de Ribas & Oliveira[25] e Wycoco et al.[26]

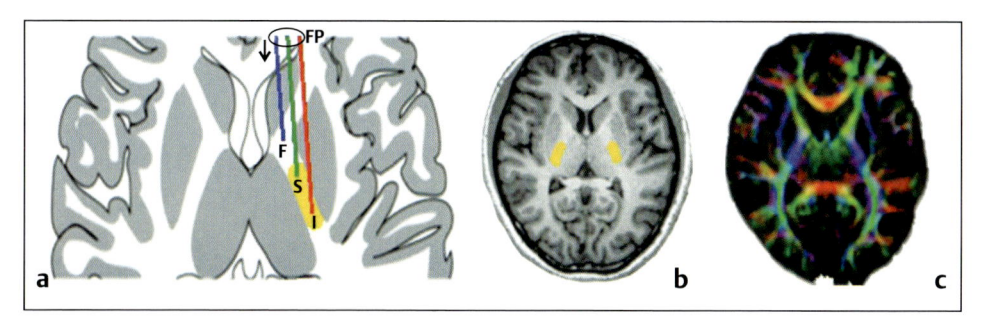

Fig. 7-3. Trato corticospinal no trajeto pela cápsula interna. (**a**) Visualização esquemática. (**b**) Imagem de ressonância magnética (T1). (**c**) Imagem de tensor de difusão e tratografia. (Adaptada de Wycoco et al., 2013.)[26] F: face; S: membro superior; I: membro inferior.

VASCULARIZAÇÃO DA REGIÃO ESTRIATOCAPSULAR

A vascularização da região estriatocapsular é fornecida por quatro artérias: a artéria estriada medial distal ou artéria recorrente de Heubner (AEMD), a artéria corióidea anterior (ACoA) e as artérias lenticuloestriadas (ALE), medial (ALEM) e lateral (ALEL)[27,28] (Fig. 7-4). Essas artérias apresentam diâmetro entre 0,9 e 1 mm e comprimento entre 20 e 25 mm e a distribuição das mesmas não é tão uniforme como descrita, apresentando variabilidade em função da distribuição das grandes artérias cerebrais, origem das artérias perfurantes.

O envolvimento dos núcleos geniculados lateral e medial e do pulvinar do tálamo ocorre por lesão da artéria talamogeniculada, ramo do segmento P2 da artéria cerebral posterior. Os AVCI lacunares talâmicos são responsáveis por 15% dos AVCI lacunares (Fig. 7-4).

A AEMD é um ramo da artéria cerebral anterior (ACA) e responsável pela irrigação da região superior do segmento anterior da CI, pela região anteromedial da cabeça do núcleo

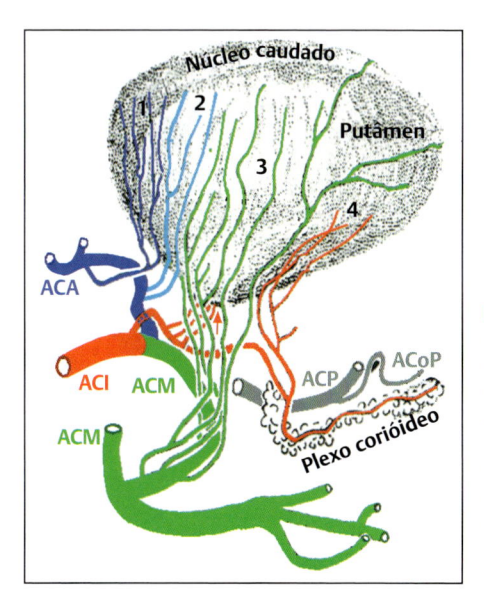

Fig. 7-4. Circulação da região estriatocapsular. ACI: artéria carótida interna (vermelho); ACM: artéria cerebral média (verde); ACA: artéria cerebral anterior (azul-escuro). *1*: artéria estriada medial distal (recorrente de Heubner); *2*: artérias lenticuloestriadas mediais; *3*: artérias lenticuloestriadas laterais; *4*: artéria corióidea anterior; *seta vermelha*: ramos da artéria corióidea anterior para o globo pálido; *ACP*: artéria cerebral posterior; *ACoP*: artéria corióidea posterior. (Adaptada de Gillilan, 1968.)[27]

Quadro 7-2. Vascularização da Região Estriatocapsular

Região estriatocapsular Artérias	Cápsula interna			Núcleo caudado	Putâmen	Globo pálido
	Seguimento anterior	Joelho	Acompanhamento posterior			
Estriada medial distal (Heubner) (Ramo da ACA)	Região média	-	-	Região anteromedial da cabeça	Áreas restritas	-
Coróidea anterior (Ramo da ACI)	-	Toda a região	Andar inferior (2/3)	Cauda e extremo posterior	Extremo posterior	Segmento medial
Lenticuloestriada lateral (ALEL) (Ramo da ACM)	Andares superior e inferior	-	Andar superior	Parte da cabeça e o corpo	Maior parte	Segmento externo
Lenticuloestriada medial (ALEM) (Ramo da ACA)	Região média	-	-	-	-	Segmento externo

caudado, região anterior do hipotálamo, bulbo e feixe olfatório, fascículo uncinado, núcleo *acumbens* e por porções menores do putâmen (anterior) e do globo pálido (externa) (Quadro 7-2).

A ACoA é ramo da artéria carótida interna (ACI) (raramente da ACM) e responsável pela irrigação do joelho e da região inferior e retrolenticular do segmento posterior da CI, de grande parte das vias visuais (parte do trato óptico, corpo geniculado lateral e início da radiação óptica), da região lateral do tálamo, do hipocampo anterior, do úncus, do complexo amigdaloide, do plexo corióide do ventrículo lateral e do terceiro ventrículo e por parte do núcleo caudado, do globo pálido, do mesencéfalo (pedúnculo cerebral, substância negra e núcleo rubro) e do núcleo subtalâmico (Quadro 7-2).

As ALE formam dois grupos, um medial e outro lateral (Quadro 7-2). ALEM é ramo da ACA (algumas da ACM) e responsável pela vascularização da região interna do globo pálido. O grupo lateral é ramo da ACM e responsável pela vascularização da região inferior do segmento anterior e a região superior do segmento posterior da CI, do terço externo do globo pálido, da cabeça e corpo do núcleo caudado e da maior parte do putâmen.

ETIOLOGIA E FATORES DE RISCO

Os AVCIs apresentam diversos fatores de risco e são causados por trombose, embolia (cardíaca ou arterioarterial) e por causas mecânicas, como os espasmos duradouros e a compressão traumática da parede arterial. As doenças cardíacas representam um terço de todos os AVCs e são as principais responsáveis pelos AVCIs que ocorrem nas crianças, geralmente secundários a afecções infecciosas e inflamatórias.[29,30] Cerca de 30 a 50% não têm etiologia definida.[1,31] Os pacientes com síndrome metabólica apresentam maior risco de disfunção endotelial e a formação de placas ateroscleróticas na camada íntima das artérias, provocando alterações hemodinâmicas e obstrução do fluxo sanguíneo no seu interior. O envolvimento arterial geralmente provoca lesão profunda e em área relativamente pequena, porém, de grande importância funcional. Muitas das lesões menores são assintomáticas, achadas em estudo de imagem ou durante a autópsia. A aterosclerose é responsável por mais de 50% dos óbitos no mundo e manifesta-se na idade adulta, porém, a fisiopatogênese da lesão vascular tem evolução lenta, iniciada na infância, associada a diversos fatores, como hipercolesterolemia, obesidade e hipertensão arterial.[32,33]

A fisiopatogênese dos acidentes isquêmicos agudos na criança é pouco conhecida e a etiologia difere da observada na população adulta, embora metade dos pacientes tenha afecção preexistente.[34] Nos adultos, os pequenos vasos sofrem acidentes trombóticos provocados pela aterosclerose, geralmente associada à hipertensão arterial. Cerca de 20% dos AVCs são devidos a êmbolos cardiogênicos, associados à fibrilação atrial intermitente, porém, raramente comprometem as artérias perfurantes. A fragilidade da parede vascular tem papel importante no desenvolvimento das lesões isquêmicas em crianças e adultos. Nas crianças os AVCs são decorrentes da imaturidade existente durante a angiogênese e nos adultos em razão de lesão provocada por doenças crônicas degenerativas, como a hipertensão arterial.

No período neonatal os fatores de risco para AVCI incluem as malformações cardíacas, os distúrbios da coagulação, as infecções, o contato com drogas, as doenças maternas e placentárias e a asfixia perinatal.[13] Nas crianças, os principais fatores de risco para o AVCI são as infecções, as doenças cardíacas, as doenças hematológicas, as doenças metabólicas, as vasculites, as neoplasias, os traumatismos ou o contato com drogas. Múltiplos fatores de risco estão presentes em 25% das crianças.[29]

A anemia falciforme pode originar pequenos infartos, envolvendo, principalmente, os núcleos da base e a substância branca profunda, no território da circulação anterior.[35] A oclusão arterial pode ser provocada pelas vasculites secundárias às infecções e às vasculites autoimunes. AVCI ocorre em 25% das crianças com meningite bacteriana, secundária ao quadro inflamatório. O vírus da varicela pode provocar arterite necrotizante e a angiopatia ocorre semanas a meses após a infecção não complicada, podendo provocar infarto nos núcleos da base.[35]

O traumatismo craniencefálico (TCE) é responsável por menos de 2% dos AVCI na infância, preferencialmente abaixo dos 18 meses.[36] Autores relatam que a presença de calcificação na região estriatocapsular (63 a 96% dos casos) é substrato patológico para o AVCI pós-TCE leve.[37-39] Os traumatismos craniocervicais provocam AVCI por lesão arterial direta, como observado na dissecção arterial (artéria carótida ou artérias vertebrais) ou, indiretamente, por infarto das artérias perfurantes, especialmente na região estriatocapsular[40] (Fig. 7-5). Hills *et al.* (2012) estudaram 126 casos de AVCI agudo na infância e observaram que 12% tinham história de TCE leve. Os acidentes vasculares isquêmicos induzidos pelo TCE ocorrem, principalmente, em crianças mais jovens e previamente assintomáticas, sem uma definição clara da sua fisiopatogênese (Fig. 7-5).

Diversos mecanismos são propostos para os AVCI pós-TCE leve, como:

1. Maior fragilidade da parede vascular decorrente da angiogênese imatura.
2. Maior angulação das artérias perfurantes em relação às artérias principais.
3. Modificação súbita do fluxo nas artérias perfurantes da ACM.
4. Lesão na camada íntima das artérias com trombose arterial.
5. Espasmo arterial induzido pelo próprio trauma.
6. Maior mobilidade da base do crânio após súbita desaceleração. Não se conhece nenhuma suscetibilidade genética ou ambiental, entretanto, a história prévia de varicela tem sido relatada na literatura.[36,41,42]

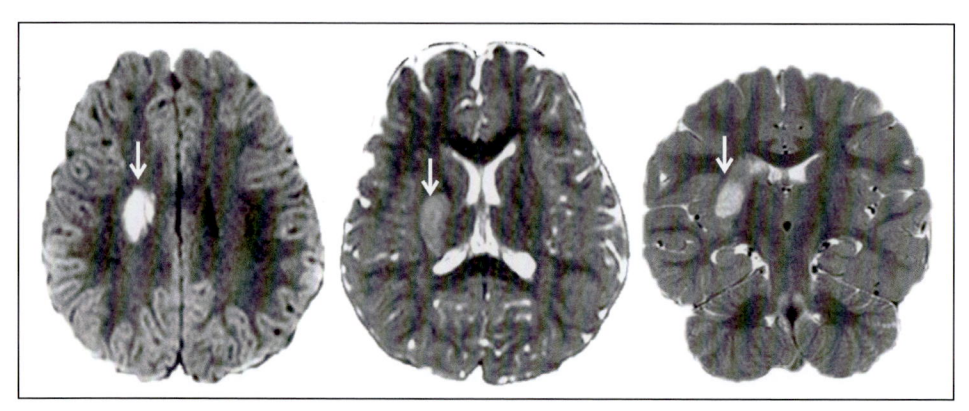

Fig. 7-5. Infarto estriatocapsular em paciente (ABC, 1 ano e 9 meses, feminino) com história de TCE leve e hemiparesia aguda com predomínio crural à esquerda. Observa-se infarto no território das artérias lenticuloestriadas laterais, envolvendo o corpo lenticulado, o corpo do núcleo caudado, o segmento posterior da cápsula interna e a coroa radiada à direita.

A migrânea é descrita como comorbidade associada ao infarto cerebral em crianças[40] e adultos. Para o diagnóstico de infarto migranoso é importante excluir patologias como a doença de Moyamoya, a angiite cerebral, a síndrome antifosfolipídica e a MELAS (miopatia mitocondrial, encefalopatia, acidose láctica e episódios AVC-*like*).[43]

A síndrome da vasoconstricção cerebral reversível ou angiopatia benigna do SNC é um mimetizador da angiite primária do SNC e caracteriza-se por eventos neurológicos isolados, agudo e monofásico, com líquido cefalorraquidiano normal e achados angiográficos reversíveis, em 4 a 12 semanas.[44] A vasoconstricção pode comprometer grandes e pequenos vasos e é fator de risco para AVCI em crianças.

É importante observar que os fatores de risco para AVCI na infância são diferentes das causas de AVCI e que o infarto é provocado por combinação de vários fatores de risco, e que múltiplos deles podem estar presentes no mesmo paciente. Os fatores de risco e as causas diferenciam o AVCI da criança daqueles da população adulta, em que predominam as doenças e os hábitos degenerativos vasculares crônicos, como a aterosclerose, a hipertensão arterial, o diabetes, as dislipidemias e o tabagismo.

QUADRO CLÍNICO

As manifestações clínicas dos AVCI dependem da localização e da extensão das lesões. O diagnóstico de infarto lacunar é baseado, principalmente, nos achados clínicos e incluem síndromes motoras, síndromes sensoriais, síndromes sensitivo-motoras, a hemiparesia atáxica, síndrome de disartria e a hemicoréia-hemibalismo. Os sintomas de disfunção cortical superior, como a afasia, a alexia e a agrafia, e mesmo a confusão mental, podem ocorrer em grandes infartos envolvendo o núcleo caudado e o tálamo, em razão da desconexão reversível entre as áreas comprometidas e o córtex cerebral.[23]

Nas lesões da região estriatocapsular observamos o envolvimento isolado ou associado da CI, de alguns núcleos da base e, às vezes, do tálamo, provocando quadros clínicos diversos, conforme a área envolvida e as variações anatômicas interpessoais da circulação arterial. De maneira geral, a obstrução da AEMD e da ALEM, ramos da ACA, provoca hemiparesia com predomínio crural; da ALEL, ramo da ACM, déficit motor de predomínio braquiofacial; e da ACoA, ramo da ACI, hemiparesia com envolvimento sensitivo-sensorial. As lesões capsulares provocam hemiparesia duradoura, com hipertonia e contratura em flexão e supinação ou pronação da mão. Nos IEC pós-TCE leve a hemiparesia surge imediatamente ou horas após o acidente. Segundo a distribuição anatômica das artérias que vascularizam a CI, podem-se encontrar os seguintes achados ao exame neurológico:

1. Lesões do segmento anterior:
    - Andar superior: hemiparesia proporcionada motora pura, com predomínio no membro inferior.
    - Andar inferior: hemiparesia proporcionada motora pura, com predomínio no membro superior e face.
2. Lesões do segmento posterior:
    - Andar superior: hemiparesia proporcionada e hemianestesia, com integridade do tálamo.
    - Andar inferior: hemiparesia proporcionada motora pura, com predomínio no membro superior e face.
3. Lesões do joelho:
    - O envolvimento das fibras corticobulbares no joelho da CI pode provocar paresia da língua por disfunção supranuclear do nervo hipoglosso, com disartria e hemiparesia da face. As lesões que ocorrem no joelho da CI provocam diferentes síndromes comportamentais complexas, conforme o hemisfério comprometido. As que lesam o hemisfério direito geram flutuação do estado de alerta, inatenção, perda de memória, apatia, abulia, retardo psicomotor, síndrome de negligência e distúrbio visuoespacial e as que envolvem o hemisfério esquerdo originam perda de memória verbal severa.[45]

O comprometimento do tálamo pode ocorrer isoladamente ou associado às outras estruturas da região estriatocapsular. Os AVCI lacunares talâmicos são responsáveis por 15% dos AVCI lacunares. As lesões isoladas do tálamo causam síndromes sensitivo-sensoriais puras; se associadas ao envolvimento da CI, provocam síndromes sensitivo-motoras; e o envolvimento conjunto do tálamo, da CI e do corpo lenticular gera hemiparesia com hipotonia, extensão dos dedos da mão, hipoestesia unilateral e movimentos coreoatetósicos.

Os núcleos geniculados lateral e medial são vascularizados pela artéria talamogeniculada, ramo do segmento P2 da artéria cerebral posterior. O infarto talamogeniculado cursa com déficit hemissensitivo contralateral, podendo evoluir para anestesia dolorosa.

A hemiparesia atáxica ocorre por envolvimento da transição entre a CI e a coroa radiada e caracteriza-se por fraqueza e ataxia de um membro inferior.[23] A síndrome de disartria-mão desajeitada é uma síndrome vascular rara, que ocorre em 6% dos infartos lacunares e 2% dos AVCI,[46] sendo frequente na população adulta. Caracteriza-se por disartria, hemiparesia, disfagia, incoordenação da mão afetada e marcha desajeitada, por envolvimento da junção entre a CI e a coroa radiada.[47]

NEUROIMAGEM

Os exames de neuroimagem são essenciais aos diagnósticos etiológico e diferencial, para avaliar a localização e o grau de extensão da área comprometida e para definir a escolha terapêutica mais adequada, considerando o tratamento intravascular da trombose, com a trombólise ou a trombectomia.[48,49]

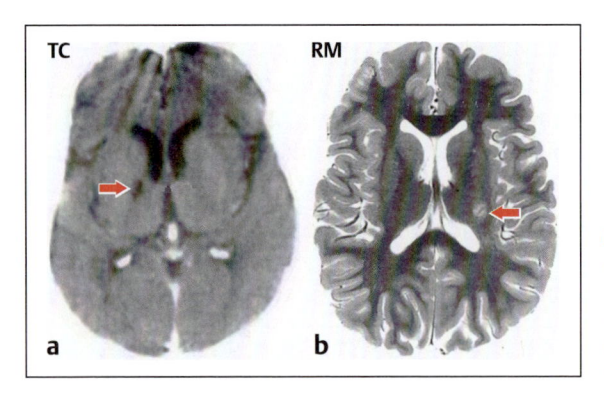

Fig. 7-6. Imagens de tomografia (T1) e ressonância magnética (T2) na avaliação das áreas isquêmicas. (**a**) Área isquêmica no joelho da cápsula interna (CI) direita. (**b**) Área isquêmica no segmento posterior da CI esquerda.

Os exames de imagem também ajudam na definição da conduta terapêutica na fase aguda dos AVCI, considerando o tratamento intravascular da trombose, com a trombólise ou a trombectomia.[49] A tomografia computadorizada (TC) sem contraste (Fig. 7-6a) é o método de escolha para avaliação inicial do paciente com suspeita de AVC, pois tem sensibilidade para detectar sangramento agudo e diferenciar as lesões isquêmicas das hemorrágicas e pela facilidade da execução nas unidades de emergência. Nos AVCI a TC pode ser normal em 60% dos pacientes nas primeiras horas, entretanto, alguns sinais de imagem, como o sinal da artéria hiperdensa, podem ajudar na identificação precoce da lesão.[50] A angio-TC permite avaliar a anatomia vascular, o fluxo sanguíneo e identificar casos de dissecção arterial e tem como principal contraindicação a elevada carga de radiação necessária à captação das imagens[51] (Fig. 7-6).

A ressonância magnética (RM) é o método preferido para avaliar infartos agudos e pequenos e as lesões envolvendo o tronco encefálico[52] (Fig. 7-6b). A RM com imagem ponderada por difusão (DWI) é capaz de definir áreas isquêmicas nos primeiros minutos, entre a oclusão e a isquemia, em razão da redução da difusão da água no tecido lesionado. A sequência FLAIR diagnostica lesões subagudas isquêmicas após 3 a 8 horas da oclusão arterial, lesões antigas e de pequenos vasos. As imagens DWI positiva e FLAIR negativa podem ser úteis para definir o tempo de início da isquemia.[48] A angio-RM é uma alternativa à angiografia tradicional, porém, apresenta menor sensibilidade. A angiografia cerebral tem grande importância na avaliação da perviedade vascular, da anatomia vascular e é útil no diagnóstico da doença de Moyamoya, dissecção arterial ou vasculite.[53] A presença de múltiplos infartos no centro oval provavelmente representa embolismo, tromboses múltiplas ou insuficiência hemodinâmica e raramente são de origem lacunar, mesmo não excedendo 15 mm de diâmetro.[54]

A avaliação da substância branca pelas imagens de RM por tensor de difusão (DTI) com tratografia (dissecção virtual das fibras) (DTT) tem demonstrado graus diferentes de envolvimento do feixe corticospinal nos AVCs, não visualizadas nas imagens da RM de rotina (Fig. 7-7). As imagens de RM-DTT são importantes na avaliação do quadro clínico, do prognóstico e das condutas terapêuticas a curto e longo prazos.

TRATAMENTO

O tratamento da criança com diagnóstico de AVCI visa, de maneira geral, reduzir a morbidade e evitar a mortalidade. As condutas terapêuticas precisam ser instaladas o mais

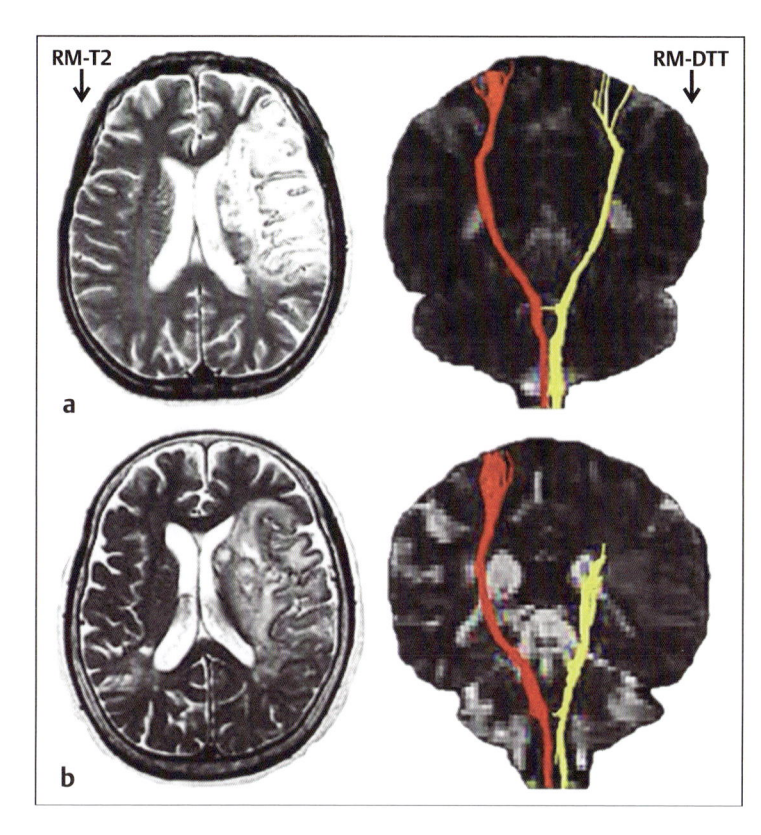

Fig. 7-7. As imagens de RM por tensor de difusão (DTI) com tratografia (DTT) visualizam a integridade (a) e o envolvimento (b) do feixe corticospinal nos AVCI (lesões não visualizadas nas imagens de RM ponderadas em T2).

rapidamente possível, direcionadas ao diagnóstico etiológico, à proteção aguda do tecido encefálico comprometido e à instalação de medidas profiláticas, visando impedir a progressão da lesão atual, a recuperação das áreas limítrofes à lesão e a recidiva de outros quadros isquêmicos ou hemorrágicos. É relevante o reconhecimento da fisiopatologia, considerando que a gravidade da hipoperfusão e a duração da oclusão são fatores determinantes, em que pese a heterogeneidade interpessoal das lesões.[55]

Infelizmente não existe ensaio clínico controlado e randomizado para o tratamento do AVCI na infância.[56] Como nos adultos, o tratamento do AVC nas crianças considera a etiologia aguda ou crônica e os fatores de risco classificados como não modificáveis, modificáveis e potencialmente modificáveis, conforme a faixa etária. Os fatores não modificáveis incluem idade, sexo, história de baixo peso ao nascimento, raça e predisposição genética. Os modificáveis incluem a hipertensão arterial sistêmica, o tabagismo ou a exposição ao cigarro, diabetes, fibrilação atrial e outras cardiopatias, dislipidemia, estenose da artéria carótida, anemia falciforme, terapia hormonal pós-menopausa, dieta pobre, inatividade física, obesidade e distribuição de gordura no corpo. Os potencialmente modificáveis incluem síndrome metabólica, consumo excessivo de álcool, abuso de drogas, uso de contraceptivos orais, distúrbios respiratórios do sono, migrânea, hiper-homocisteinemia, elevação de lipoproteínas, hipercoagulabilidade, e quadros inflamatórios e as infecções.

Na abordagem da criança com suspeita de AVCI por IEC na fase aguda são utilizadas medidas de suporte gerais, investigação, tratamento da causa básica, identificação e controle dos fatores de risco. As medidas de suporte gerais incluem a monitorização dos sinais vitais, o controle da temperatura, da glicemia, a hidratação, o controle da anemia e o controle da hipertensão arterial. A terapia hiperaguda com ativadores do plasminogênio tecidual (tPA) é utilizada em crianças com diagnóstico de AVCI há alguns anos, entretanto, apesar da relativa segurança e eficácia, o procedimento não é indicado para o uso generalizado, considerando a dificuldade na escolha da dose utilizada e a possibilidade de sangramento e neurotoxicidade. A utilização de agentes antitrombóticos (heparina) tem indicação em crianças, principalmente na presença de causas específicas como a dissecção arterial, as cardiopatias e a trombofilia severa. Os agentes antiplaquetários (AAS) são utilizados na fase aguda e crônica, apesar da falta de estudos controlados em crianças. O clopidogrel reduz a formação de trombos e pode ser alternativa à aspirina em crianças com AVCI. O dipiridamol inibe a agregação plaquetária e pode ser utilizada em cranças.[56]

A presença de anemia falciforme é um importante fator de risco para AVCI na infância e a transfusão sanguínea é comprovadamente eficaz na prevenção de trombose. A aspirina pode ser utilizada, entretanto, não é recomendada rotineiramente, em razão do risco de sangramento.

A migrânea representa fator de risco para AVCI, relacionada com frequência das crises (acima de 12 por ano) e com a presença de aura. Em crianças com migrânea hemiplégica evitar o uso dos triptofanos e de betabloqueadores pelo risco de aumentar a vasoconstrição intracraniana. Recomenda-se o uso da amitriptilina, valproato de sódio, cipro-heptadina, verapamil ou aspirina.

As terapias de reabilitação em crianças com diagnóstico de AVC têm grande potencial de recuperação a longo prazo, considerando a plasticidade do cérebro em desenvolvimento.

REFERÊNCIAS BIBLIOGRÁFICAS

1. Brasil. Ministério da Saúde. Secretaria de Atenção à Saúde. Departamento de Ações Programáticas Estratégicas. Saúde de A-Z. Acidente Vascular Cerebral – AVC. Brasília: Ministério da Saúde, 2016. (acesso em 01 nov 2019). Disponível em: http://saude.gov.br/saude-de-a-z/acidente-vascular-cerebral-avc
2. Moura-Ribeiro MV, Pessoto MA, Marba ST. Cerebrovascular disease in neonates. Evaluation of four cases. Arq Neuropsiquiatr. 1999;57(1):84-7.
3. Curry CJ, Bhullar S, Holmes J, Deloizier CD, Roeder ER, Hutchison HT. Risk factors for Perinatal Arterial Stroke: A Study of 60 Mother-Child Pairs. Pediatric Neurol. 2007;37:99-107.
4. Amlie-Lefond C, Sébire G, Fullerton HJ. Recent developments in childhood arterial ischaemic stroke. Lancet Neurol. 2008;7(5):425-35.
5. Jordan LC. Assessment and treatment of stroke in children. Curr Treat Options Neurol. 2008;10:399-409.
6. Rotta NT, Silva AR, Silva FLF, Ohlweiler L, Belarmino E, Fonteles VR et al. Cerebrovascular disease in pediatric patients. Arq Neuropsiquiatr. 2002;60(4):959-63.
7. World Health Organization. Cerebrovascular disorders: a clinical and research classification. Geneva: WHO, Offset Publication No. 43, 1978.
8. Giroud M, Lemesle M, Madinier G, Manceau E, Osseby GV, Dumas R. Stroke in children under 16 years of age. Clinical and etiological difference with adults. Acta Neurol Scand. 1997;96:401-6.
9. Satoh S, Shirane R, Yoshimoto T. Clinical survey of ischemic cerebrovascular disease in children in a district of Japan. Stroke. 1991;22:586-9.
10. Giroud M, Lemesle M, Gouyon JB, Nivelon JL, Milan C, Dumas R. Cerebrovascular disease in children under 16 years of age in the city of Dijon, France: a study of incidence and clinical features from 1985 to 1993. J Clin Epidemiol. 1995;48:1343-8.
11. Laugesaar R, Vaher U, Lõo S, Kolk A, Männamaa M, Talvik I et al. Epilepsy after perinatal stroke with diferente vascular subtypes. Epilepsia Open. 2018;3(2):193-202.

12. Hunt RW, Inder TE. Perinatal and neonatal ischaemic stroke: a review. Thromb Res. 2006;118(1):39-48.
13. Nelson KB, Lynch JK. Stroke in newborn infants. Lancet Neurol. 2004;3:150-8.
14. Ganesan V, Hogan A, Shack N, Gordon A, Isaacs E, Kirkham FJ. Outcome after ischaemic stroke in childhood. Dev Med Child Neurol. 2000;42:455-61.
15. Goldenberg NA, Bernard TJ, Fullerton HJ, Gordon A, deVeber G. Antithrombotic treatments, outcomes, and prognostic factors in acute childhood-onset arterial ischaemic stroke: a multicentre, observational, cohort study. Lancet Neurol. 2009;8:1120-27.
16. Fullerton HJ, Wintermark M, Hills NK, Dowling MM, Tan M, Rafay MF et al. Risk of recurrent arterial ischemic stroke in childhood: a Prospective International Study. Stroke. 2016;47:53-9.
17. Felling RJ, Sun LR, Maxwell EC, Goldenberg N, Bernard T. Pediatric arterial ischemic stroke: Epidemiology, risk factors, and management. Blood Cells Mol Dis. 2017 Sep;67:23-33.
18. Bailey EL, Smith C, Sudlow CL, Wardlaw JM. Pathology of lacunar ischemic stroke in human – A systematic review. Brain Pathol. 2012;22:583-91.
19. Balci K, Utku U, Asil T, Celik Y. Ischemic stroke in young adults: risk factors, subtypes, and prognosis. Neurologist. 2011;17:16-20.
20. Fisher CM. Lacunar strokes and infarcts: a review. Neurology. 1982;32:871-6.
21. Bae YJ, Choi BS, Jung C, Yonn YH, Sunwoo L, Bae HJ, Kim JH. Differentiation of deep subcortical infarction using high-resolution vessel wall MR imaging of middle cerebral artery. Korean J Radiol. 2017;18(6):964-72.
22. Stoeckel MC, Wittsack HJ, Meisel S, Seitz RJ. Pattern of cortex and white matter involvement in severe middle cerebral artery ischemia. J Neuroimaging. 2007;17:131-40.
23. Paroni Sterbini GL, Agatiello LM, Stocchi A, Solivetti FM. CT of ischemic infarctions in the territory of the anterior choroidal artery: a review of 28 cases. AJNR Am J Neuroradiol. 1987;8:229-32.
24. Borges-Fortes A. Síndrome do andar superior da cápsula interna. Hemiplegia sensitivo-motora capsular. Arq Neuropsiquiatr. 1944;2(1):25-30.
25. Ribas GC, Oliveira E. A ínsula e o conceito de bloco cerebral central. Arq Neuropsiquiatr. 2007;65(1):92-100.
26. Wycoco V, Shroff M, Sudhakar S, Lee W. White matter anatomy. What the radiologist needs to know. Neuroimag Clin N Am. 2013;23:197-216.
27. Gillilan LA. The arterial and venous blood supplies to the forebrain (including the internal capsule) of primates. Neurology. 1968;18:653-69.
28. Truex RC, Carpenter MB, Mosovich A. Neuroanatomia humana. Buenos Aires: El Ateneo, 1974.
29. Riela AR, Roach ES. Etiology of stroke in children. J Child Neurol. 1993;8(3):201-20.
30. Williams LS, Garg BP, Cohen M, Fleck JD, Biller J. Subtypes of ischemic stroke in children and young adults. Neurology. 1997;49:1541-5.
31. Jones BP, Ganesan V, Saunders DE, Chong WK. Imaging in childhood arterial ischaemic stroke. Neuroradiology. 2010;52:577-89.
32. Garcia JH, Cox JV, Hudgins WR. Ultrastructure of the microvasculature in experimental cerebral infarction. Arch Neuropathol. 1971;18:273-85.
33. El-Saed A, Lewis H, Kuller MD. Is the stroke belt worn from childhood? Current knowledge and future directions. Editorial. Stroke. 2007;38:2403-5.
34. Ganesan V, Prengler M, McShane MA, Wade AM, Kirkham FJ. Investigation of risk factors in children with arterial ischemic stroke. Ann Neurol. 2003;53:167-73.
35. Roach ES, Golomb MR, Adams R, Biller J, Daniels S, deVeber G et al. Management of Stroke in Infants and Children. A Scientific Statement From a Special Writing Group of the American Heart Association Stroke Council and the Council on Cardiovascular Disease in the Young. Stroke. 2008;39:2644-91.
36. Landi A, Marotta N, Mancarella C, Marruzzo D, Salvati M, Delfini R. Basal ganglia stroke due to mild head trauma in pediatric age—clinical and therapeutic management: a case report and 10 year literature review. Ital J Pediatr. 2011;37:2.

37. Goraya JS, Berry S, Saggar K, Ahluwalia A. Stroke after minor head trauma in infants and young children with basal ganglia calcification: a lenticulostriate vasculopathy? J Child Neurol. 2018;33:146-52.
38. Lingappa L, Varma RD, Siddaiahgari S, Konanki R. Mineralizing angiopathy with infantile basal ganglia stroke after minor trauma. Dev Med Child Neurol. 2014;56:78-84.
39. Yang FH, Wang H, Zhang JM, Liang HY. Clinical features and risk factors of cerebral infarction after mild head trauma under 18 months of age. Pediatr Neurol. 2013;48:220-6.
40. Leboreiro-Fernandez A, Leboreiro IE, Moura-Ribeiro MV. Striatocapsular infarction in childhood. Report of 4 cases. Arq Neuropsiquiatr. 1994;52(3):396-401.
41. Shaffer L, Rich PM, Pohl, KRE, Ganesan V. Can mild head injury cause ischaemic stroke? Arch Dis Child. 2003;88:267-9.
42. Zwank MD, Benjamin WD, Danielson LT, BS, Haake BC. Lacunar Stroke in a Teenager after Minor Head Trauma: Case Report and Literature Review. J Child Neurol. 2014;29(9):65-8.
43. Nezu A, Kimura S, Ohtsuki N, Tanaka M, Takebayashi S. Acute confusional migraine and migrainous infarction in childhood. Brain & Development. 1997;19:148-51.
44. Hajj-Ali RA, Furlan A, Abou-Chebel A, Calabrese LH. Benign angiopathy of the central nervous system: cohort of 16 patients with clinical course and long-term follow-up. Arthritis Rheum. 2002;47(6):662-9.
45. Schmahmann JD, Smith EE, Eichler FS, Filley CM. Cerebral White Matter Neuroanatomy, Clinical Neurology, and Neurobehavioral Correlates. Ann NY Acad Sci. 2008;1142:266-309.
46. Arboix A, Bell Y, García-Eroles L, Massons J, Comes E, Balcells M et al. Clinical study of 35 patients with dysarthria-clumsy hand syndrome. J Neurol Neurosurg Psychiatry. 2004;75(2):231-4.
47. Biller J. Stroke in children and young adults 2nd ed. Philadelphia: Saunders; 2009.
48. Nentwich LM, Veloz W. Neuroimaging in Acute Stroke. Emerg Med Clin N Am. 2012;30:659-80.
49. Latchaw RE, Alberts MJ, Lev MH, Connors JJ, Harbaugh RE, Higashida RT et al. Recommendations for imaging of acute ischemic stroke: a scientific statement from the American Heart Association. Stroke. 2009;40(11):3646-78.
50. Schuknecht B, Ratzka M, Hofmann E. The "dense artery sign"–major cerebral artery thromboembolism demonstrated by computed tomography. Neuroradiology. 1990;32(2):98-103.
51. Tsze DS, Valente JH. Pediatric stroke: a review. Emerg Med Int; 2011. p. 1-10.
52. Roach ES, Riela AR. Pediatric Cerebrovascular Disorders. 2nd ed. Mount Kisco: New York, 1995.
53. Ganesan V, McShane MA, Liesner R, Cookson J, Hann I, Kirkham FL. Inherited Prothrombotic states and ischaemic stroke in childhood. J Neurol Neurosurg Psychiatry. 1998;65:508-11.
54. Krapf H, Widder B, Skalej M. Small rosarylike infarctions in the centrum semiovale suggest hemodynamic failure. AJNR Am J Neuroradiol. 1998;19:1479-84.
55. Moustafa RR, Baron JC. Pathophysiology of ischaemic stroke: insights from imaging, and implications for therapy and drug discovery. Brit J Pharmacol. 2008;153:S44–S54.
56. Amlie-Lefond C, Gill JC. Pharmacology in Childhood Arterial Ischemic Stroke. Semin Pediatr Neurol. 2010;17:237-44.

CAPÍTULO 8

GENÉTICA E AVC

Silvyo David Araújo Giffoni

A influência dos fatores genéticos nos processos vasculares do sistema nervoso central (SNC) vem sendo discutida há tempos e, mesmo com os progressos em genética molecular, ainda há muito a se pesquisar.[1,2]

Apesar de a genética ser especialidade destacável, existe interesse cada vez maior na medicina no atendimento clínico de pacientes com doença cardiovascular e acidente vascular cerebral (AVC), ainda não foi devidamente valorizado após os grandes avanços dos estudos de associação genômica ampla e do sequenciamento de nova geração. Aqui serão abordados os principais riscos genéticos para AVC.[2]

Dentro dos transtornos monogênicos deve ser observada hipercolesterolemia familiar, doença hereditária onde os pacientes têm níveis sanguíneos extremamente elevados de colesterol (LDL), que resulta em deposição anormal de colesterol em várias partes, com consequente aumento do risco de doença cardiovascular e manifestação clínica precoce. Vários genes foram implicados neste distúrbio. Mutações no LDLR, que codifica o receptor de LDL, podem afetar a síntese, estrutura e função do LDL. Embora a hipercolesterolemia familiar seja um quadro autossômico dominante (AD), as mutações LDLR têm efeito aditivo (codominante), assim, pacientes com duas mutações de LDLR vão apresentar níveis mais elevados de LDL e manifestação precoce do quadro. Mutações no gene APOB, que codifica a apolipoproteína B, proteína central das partículas de LDL, que facilita sua remoção da corrente sanguínea, podendo imitar os efeitos das mutações LDLR, levando à hipercolesterolemia. Mutações em outros dois genes que codificam proteínas que afetam a função do receptor de LDL (PCSK9 e LDLRAP1) também podem resultar em hipercolesterolemia.[3,4] As mutações LDLRAP1 são autossômicas recessivas (AR), sendo necessário que as duas cópias do gene sejam afetadas para que os pacientes manifestem a doença.

A miocardiopatia hipertrófica (MCH) é um quadro (AD) caracterizado por espessamento do ventrículo esquerdo e do septo cardíaco na ausência de causa identificável. É a principal causa de morte súbita de origem cardíaca em populações jovens, podendo ser a primeira manifestação da doença. Tem sido associada a mutações em mais de 12 genes, a maioria codifica proteínas que são componentes do sarcômero (unidade contrátil do miócito);[5] foram identificadas mais de 900 mutações distintas nestes genes.

A displasia arritmogênica do ventrículo direito é uma cardiomiopatia (AD) caracterizada por fibrose miocárdica, principalmente no ventrículo direito. A displasia ventricular frequentemente pode provocar morte súbita durante a atividade física. Está ligado a mutações em pelo menos 7 genes que codificam proteínas desmossômicas em miócitos cardíacos,[6] embora sua patogênese ainda não esteja clara.

A síndrome do QT longo (SQTL) é caracterizada por retardo da repolarização cardíaca. Existem formas autossômicas recessivas (AR) ou AD. Mais de 12 genes foram ligados à SQTL, afetando geralmente a função de canais de potássio, sódio ou cálcio nos miócitos cardíacos.[7] Os genes mais comuns são KCNQ1 (tipo 1), KCNQ2 / HERG (tipo 2) e SCNA5 (tipo 3). A síndrome de Brugada é outra condição hereditária caracterizada por arritmias ventriculares, com mutações em pelo menos 8 genes ligados à síndrome do QT longo.[8] O gene mais afetado é SCNA5, que é o mesmo gene envolvido na SQTL tipo 3.

Os transtornos poligênicos são definidos quando variantes de DNA, em múltiplos genes, podem contribuir, com efeito aditivo, para o desenvolvimento da doença. Variantes únicas de DNA não terão efeito suficientemente grande para produzir doença por conta própria. Várias variantes com efeitos pequenos geralmente combinados a fatores não genéticos contribuem para uma pessoa desenvolver a doença.

Em contraste com os estudos de base familiar, os estudos de associação genômica ampla (EAGA) usam grandes números de indivíduos, não relacionados, em uma população, para detectar associações entre doenças e marcadores de polimorfismo de nucleotídeo único (SNP). Geralmente um marcador de SNP terá dois alelos diferentes em determinada população. O alelo mais comum é chamado de alelo maior e o alelo menos comum de alelo menor. A frequência alélica menor (FAM) de um SNP pode variar amplamente entre diferentes populações (p. ex.: grupos étnicos); assim, considera-se de alta frequência para um SNP (FAM > 5%), baixa frequência (0,5% < FAM < 5%), e raros (FAM < 0,5%).

Os estudos de associação genética ampla (EAGA) no AVC inicial são menos informativas, pois o AVC é uma entidade múltipla; assim, cada unidade pode ter sua própria genética. Um EAGA que agrega casos de AVC pode incluir mistura bastante heterogênea de doentes, enfraquecendo assim o poder do estudo para detectar uma variante de DNA causal envolvida. O maior estudo realizado até hoje demonstrou dois genes PITX2 e ZFHX3 associados à fibrilação atrial[9] e com AVC cardioembólico, com alelos de risco conferindo aumento de 20 a 40% no risco. O gene HDAC9 está especificamente associado à isquemia de grandes vasos, conferindo aumento de 40% no risco. A mera presença dos genes PITX2, ZFHX3 e HDAC9 não confirma que estes são os genes causais subjacentes ao risco de AVC. Os riscos relativos associados a variantes SNP geralmente são pequenos, com alelos em risco conferindo, individualmente, entre 1 e 1,2 vezes o risco de desenvolver a doença.[9,10]

O AVC isquêmico também é caracterizado por diferentes subtipos que possuem mecanismos fisiopatológicos distintos e diferentes sistemas de classificação. Estes incluem o ensaio clínico ORG no tratamento do derrame agudo (TOAST), o estudo TOAST-Stroke (SSS-TOAST), o sistema de classificação causal (CCS), a classificação ASCO (A para aterosclerose, S para doença de pequenos vasos, C para fonte cardíaca, O para outras causas) e a classificação OSCP (*Oxfordshire Community Stroke Project*).[11] A classificação TOAST tem sido usada na maioria dos estudos, classifica o AVC isquêmico em 5 categorias: aterosclerose de grandes artérias; oclusão de pequenas artérias; cardioembolismo; outras etiologias determinadas e de etiologia indeterminada.

A contribuição genética para o AVC é poligênica. No entanto, identificar os genes subjacentes tem sido um grande desafio. Em relação ao AVC isquêmico temos genes associados às 5 categorias (Figs. 8-1 e 8-2).[11]

- *Aterosclerose de grandes artérias:* enzima conversora de angiotensina (ACE); gene de aldosterona sintase (CYP11B2); gene metileno tetra-hidrofolato redutase (MTHFR); gene endotelial nítrico óxido sintase (eNOS); gene da lipase de lipoproteína (LPL); gene da

GENÉTICA E AVC

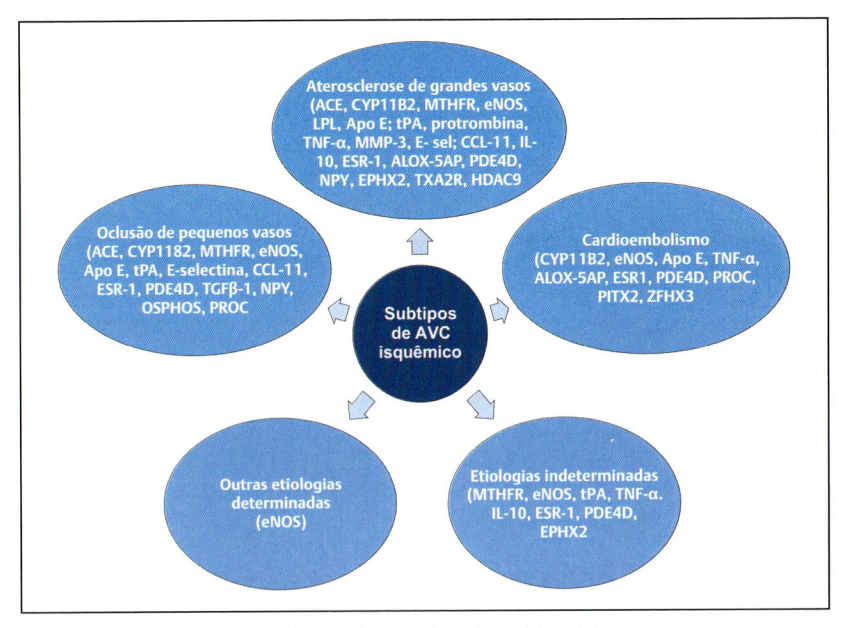

Fig. 8-1. Genes associados ao AVC. (Modificada de Munchi, 2014.)

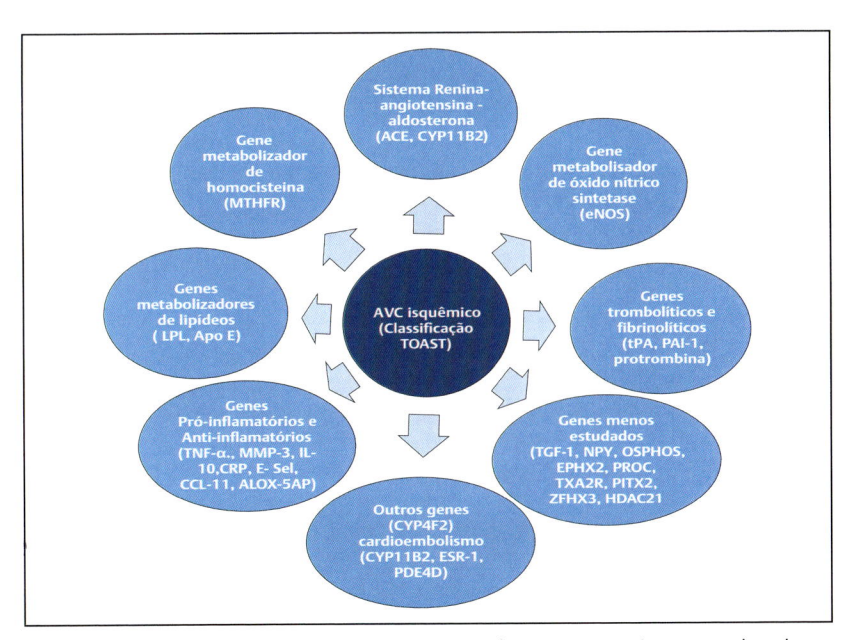

Fig. 8-2. Vários genes de diferentes subtipos reportados por associação aos quadros de AVC. (Modificado de Munchi, 2014.)

apolipoproteína E (Apo E); gene ativador do plasminogênio tecidual (tPA); protrombina, fator de necrose tumoral-α (TNF-α); metaloprotease 3 (MMP-3); E-selectina (E-sel); eotaxina 1 (CCL-11); interleucina 10 (IL-10); receptor de estrogênio-α (ESR-1); proteína ativadora de araquidonato 5-lipo-oxigenase (ALOX-5AP); fosfodiesterase 4D (PDE4D); gene do neuropeptídeo Y (NPY); gene epóxido-hidrolase (EPHX2); gene receptor do tramboxano A2 (TXA2R); gene da desacetilase 9 de histonas (HDAC9).
- *Oclusão de pequenas artérias:* ACE; CYP11B2; MTHFR; eNOS; Apo E; tPA; E- sel; CCL-11; ESR-1; PDE4D; fator de crescimento transformador do gene β1 (TGF-β1); NPY; gene da fosforilação oxidativa (OSPHOS); gene da proteína C (PROC).
- *Cardioembolismo:* CYP11B2; eNOS; Apo E; TNF-α; ALOX-5AP; ESR-1; PDE4D; PROC; fator 2 de transcrição de homeodomínio emparelhado (PITX2); homeobox 3 *zinc finger* (ZFHX3).
- *Outras etiologias determinadas:* eNOS.
- Etiologia indeterminada: MTHFR; eNOS; tPA; TNF-α; IL-10; ESR-1; PDE4D; EPHX2.

A farmacogenética usa as informações genéticas para prever resposta a medicamentos ou terapias, ou seja, sua eficácia e toxicidade, com o objetivo de fornecer com segurança a terapia certa, na dose certa, para o paciente certo. As variantes de DNA usadas nos testes farmacogenéticos são identificados de duas maneiras: por meio da análise de variantes de DNA em genes candidatos com ligações biológicas à atividade de drogas ou em um EAGA para encontrar SNPs que estão associados a uma resposta específica do medicamento ou efeito adverso. São exemplos de aplicações vasculares da farmacogenética o uso do clopidogrel. Pacientes podem exibir respostas variáveis à terapia com clopidogrel, porque o clopidogrel não é em si uma droga, mas deve ser convertido em um metabólito ativo pelo citocromo hepático P-450 2C19. Há um número de variantes de DNA identificadas no gene CYP2C19 que reduzem a atividade desta enzima. Outra aplicação da farmacogenética envolve o uso do anticoagulante varfarina. Existe risco de tromboembolismo, se a dose de varfarina for muito baixa, ou sangramento, se a dose for muito alta. Variantes de DNA em dois genes, CYP2C9 e VKORC1, são responsáveis pelas variações na dosagem terapêutica estável de varfarina e algoritmos para determinar a dosagem ideal de iniciação que incluem esses dados genéticos.[12-14]

É importante relembrar que quadros genéticos comuns na Neurologia Pediátrica podem apresentar risco elevado de AVC, alguns subvalorizados como a neurofibromatose tipo I, a síndrome de Ehlers-Danlos, a homocistinúria e a síndrome de Prader-Willi. Outros mais lembrados como a Síndrome de Williams-Beuren; MELAS e Doença de Fabry.

Entender a genética no AVC nestas síndromes e nos outros quadros tem várias implicações como, tentar promover descrição unificadora, uso da farmacogenética, avaliação de risco familial e de recorrência. A genética pode, ainda, em futuro próximo, ajudar a reduzir a complexidade na identificação e intervenção terapêutica, proporcionando abordagens diferenciadas e direcionadas a cada quadro.

REFERÊNCIAS BIBLIOGRÁFICAS

1. Ma VY, Chan L, Carruthers KJ. Incidence, prevalence, costs, and impact on disability of common conditions requiring rehabilitation in the United States: stroke, spinal cord injury, traumatic brain injury, multiple sclerosis, osteoarthritis, rheumatoid arthritis, limb loss, and back pain. Arch Phys Med Rehabil. 2014;95(5):986-95.
2. Ay H, Arsava EM, Andsberg G, Benner T, Brown RD, Chapman SN et al. Etiologic Ischemic Stroke Phenotypes in the NINDS Stroke Genetics Network. Stroke. 2014 Dec 45;(12):3589-96.
3. Abifadel M, Varret M, Rabes JP, Allard D, Ouguerram K, Devillers M et al. Mutations in PCSK9 cause autosomal dominant hypercholesterolemia. Nat Genet. 2003;34:154-6.

4. Garcia CK, Wilund K, Arca M, Zuliani G, Fellin R, Maioli M et al. Autosomal recessive hypercholesterolemia caused by mutations in a putative LDL receptor adaptor protein. Science. 2001;292:1394-8.
5. Cirino AL, Ho C. Familial hypertrophic cardiomyopathy overview. In: Pagon RA, Adam MP, Bird TD, Dolan CR, Fong CT, Stephens K (Eds). GeneReviews® [Internet]. Seattle, WA: University of Washington; 1993-2014.
6. McNally E, MacLeod H, Dellefave L. Arrhythmogenic right ventricular dysplasia/cardiomyopathy, autosomal dominant. In: Pagon RA, Adam MP, Bird TD, Dolan CR, Fong CT, Stephens K (Eds.). GeneReviews® [Internet]. Seattle, WA: University of Washington, 1993-2014.
7. Hedley PL, Jorgensen P, Schlamowitz S, Wangari R, Moolman-Smook J, Brink PA et al. The genetic basis of long QT and short QT syndromes: a mutation update. Hum Mutat. 2009;30:1486-511.
8. Brugada R, Campuzano O, Brugada P, Brugada J, Hong K. Brugada syndrome. In: Pagon RA, Adam MP, Bird TD, Dolan CR, Fong CT, Stephens K (Eds.). GeneReviews® [Internet]. Seattle, WA: University of Washington; 1993-2014.
9. Priori SG, Schwartz PJ, Napolitano C, Bloise R, Ronchetti E, Grillo M et al. Risk stratification in the long-QT syndrome. N Engl J Med. 2003;348:1866-74.
10. Traylor M, Farrall M, Holliday EG, Sudlow C, Hopewell JC, Cheng YC et al. Genetic risk factors for ischaemic stroke and its subtypes (the METASTROKE collaboration): a meta-analysis of genome-wide association studies. Lancet Neurol. 2012;11:951-962.
11. Munshi A, Das S, Kaul S. Genetic determinants in ischaemic stroke subtypes: seven year findings and a review. Gene. 2015;555(2):250-9.
12. Kimmel SE, French B, Kasner SE, Johnson JA, Anderson JL, Gage BF et al. A pharmacogenetic versus a clinical algorithm for warfarin dosing. N Engl J Med. 2013;369:2283-93.
13. Verhoef TI, Ragia G, de Boer A, Barallon R, Kolovou G, Kolovou V et al. A randomized trial of genotype-guided dosing of acenocoumarol and phenprocoumon. N Engl J Med. 2013;369:2304-12.
14. Pirmohamed M, Burnside G, Eriksson N, Jorgensen AL, Toh CH, Nicholson T et al. A randomized trial of genotype-guided dosing of warfarin. N Engl J Med. 2013;369:2294-303.

ANORMALIDADES VASCULARES NA INFÂNCIA E NA ADOLESCÊNCIA

Ricardo Santos Oliveira
Helio Rubens Machado
Guilherme Augusto Souza Alcântara

As doenças neurovasculares são raras na população pediátrica, porém, com impactos significativos na sobrevida e na qualidade de vida dos pacientes acometidos. Representam desafio tanto para neurocirurgiões pediátricos quanto para neurocirurgiões vasculares que não vivenciam o tratamento de doenças na faixa etária pediátrica, na maior parte do tempo.

Este capítulo tem por objetivo auxiliar na avaliação e conduta nas doenças vasculares pediátricas mais comuns, aqui exemplificadas por malformações cavernosas, doença de Moyamoya, aneurismas cerebrais e malformações arteriovenosas.

MALFORMAÇÕES CAVERNOSAS

Introdução

As malformações cavernosas pertencem ao grupo das malformações arteriovenosas do sistema nervoso central ocultas na angiografia, grupo que também inclui as telangiectasias capilares, os angiomas venosos e as malformações arteriovenosas de baixo fluxo. Outras denominações para as malformações cavernosas são angioma cavernoso (AC), hemangioma cavernoso, cavernoma ou malformação criptogênica.[1]

Estima-se que a incidência na população geral seja em torno de 0,5 e 0,7%, manifestando-se clinicamente em torno da 3ª e da 5ª década da vida e, em raras ocasiões, durante a infância.[2,3] Os angiomas cavernosos múltiplos representam cerca de 16 a 33% dos casos havendo associação à hereditariedade.[4,5] Os ACs são entidades clínicas com grande capacidade de modificação, podendo, a qualquer momento, apresentar crescimento ou se tornar sintomáticas.

O aspecto macroscópico típico dos cavernomas é de uma amora, apresentando-se como lesões arroxeadas, lobuladas e bem circunscritas. A estrutura histológica dos ACs se baseia em espaços vasculares císticos delineados por uma camada simples de células endoteliais, não ocorrendo vasos de suprimento arterial ou veias de drenagem anormal.[6]

A estrutura endotelial dos ACs é bastante similar àquela encontrada nas telangiectasias capilares, contudo, os cavernomas se diferenciam destas últimas pela presença de alterações teciduais secundárias à destruição do tecido nervoso de permeio, formando uma massa tecidual compacta sem tecido neural interposto.[4] Essa formação tecidual decorre de processo evolutivo natural dos ACs, em que sucessivas áreas de trombose espontânea com organização subsequente estão presentes. Podem ser encontradas, também, hemorragias antigas e recentes que resultam em deposição variada de hemossiderina, fibrose, gliose reacional e áreas focais de calcificação.[7]

Existem duas teorias principais sobre a origem dos cavernomas: a primeira sugere que seriam lesões congênitas e a segunda, baseando-se na similaridade histológica, sugere que os ACs possam se originar de telangiectasias capilares suscetíveis a sofrerem alterações patológicas.[4,6,7]

Contudo, há diversas evidências clínicas que enfraquecem ambas as hipóteses. A existência de cavernomas *de novo*, tanto nas formas familiares quanto nas esporádicas induzidas ou não por radioterapia e infecções virais, faz direta oposição à teoria congênita. Enquanto a observação da menor frequência de telangiectasias no grupo pediátrico em comparação às malformações cavernosas contraria a teoria da origem histológica comum.[8]

Os vasos capilares do cavernoma têm seu conteúdo principal de sangue venoso com apenas uma pequena porção de sangue arterial de fluxo lento. São sujeitos aos sangramentos intralesionais em razão da ruptura das cavernas, da formação de novos cistos e de uma possível angiogênese reacional que pode, em última instância, ser responsável pela natureza dinâmica do crescimento destas lesões.[9] A lentidão do fluxo muitas vezes leva à deposição de células vermelhas e ativa a agregação plaquetária, resultando em microtrombos, sobrecarga de pressão na parede endotelial e ruptura de vasos maiores com consequentes hemorragias extralesionais, intraparenquimatosas ou subaracnóideas.[2]

As malformações cavernosas são mais bem evidenciadas em estudos de ressonância nuclear magnética (RM) ou tomografia computadorizada (TC). A ausência de nutrição arterial direta torna difícil a visualização destas lesões nas angiografias convencionais. São definidas, então, como lesões ocultas à angiografia, porém, em raras ocasiões, pode ser evidenciada a presença de uma veia de drenagem precoce ou um *blush* neste tipo de estudo.[4,10,11]

Nos estudos de imagem com TC, os AC aparecem como regiões de hiperdensidade espontânea e podem exibir calcificações associadas, além de reforço ao meio de contraste. Em situações de urgência, é o exame de escolha em razão de maior disponibilidade e agilidade para sua realização, além de melhor identificar a presença de sangramentos agudos.[4,10,11]

A RM é o exame de escolha na maioria dos pacientes em razão da alta sensibilidade e da especificidade para esta doença. Estudos de RM caracterizados por sinal de baixa intensidade nas sequências ponderadas em T2 e, especialmente, no gradiente eco, podem revelar grandes quantidades de hemossiderina circundando regiões de sangramentos prévios de diversas idades, apresentando o aspecto central bastante heterogêneo (Fig. 9-1). Contudo, em sangramentos agudos, a identificação de um AC à RM pode ser difícil em decorrência de edema associado à hemorragia aguda. Em caso de dúvida diagnóstica, pode-se repetir o exame em 4 e 6 semanas, quando as particularidades características da malformação cavernosa voltam a se manifestar[4,10,11].

Os ACs são, em sua maioria, assintomáticos, quando os sintomas estão presentes, resultam da localização da lesão de eventual e lenta expansão. Podem existir quatro tipos de apresentações bem definidas organizadas em ordem de frequência em pacientes pediátricos: 1) crises epilépticas (45,4%); 2) síndrome hemorrágica com sintomas de hipertensão intracraniana (27,3%); 3) cefaleias (16,4%); 4) déficits neurológicos focais por sangramento ou efeito de massa (10,9%). Os adultos apresentam, frequentemente, cefaleia e déficits neurológicos focais.[1,4,9,12-15]

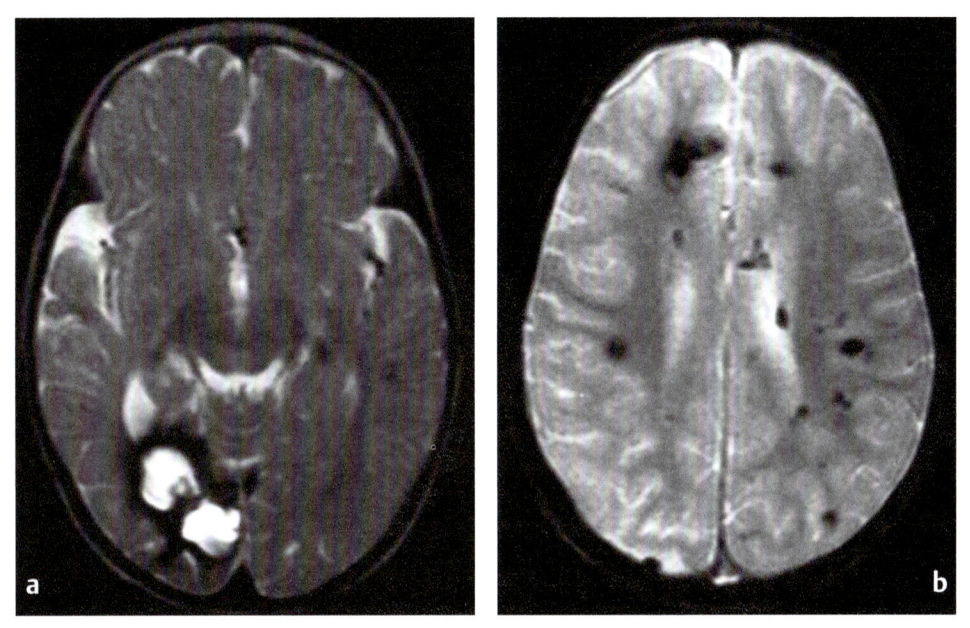

Fig. 9-1. (**a**, **b**) Imagens de ressonância magnética revelando hemossiderina.

Apresentação Clínica

As crises epilépticas constituem a apresentação mais frequente nas crianças e são mais precoces quando localizados nos lobos temporal e frontal. Aparentemente, o risco de um paciente com AC apresentar crises epilépticas varia entre 1,5 e 4,8% ao ano.[6,7,16,17]

A segunda forma de apresentação em ordem de frequência são as hemorragias intraparenquimatosas. O risco prospectivo de hemorragia em paciente com cavernomas, principalmente os incidentais ou oligossintomáticos, é relevante para determinar o adequado manejo destas lesões. No entanto, esta avaliação de risco é de difícil interpretação em razão da quantidade de variáveis que interferem na evolução da doença como, idade, sexo, localização, tamanho, multiplicidade e forma de apresentação clínica.[8,18]

De forma geral, o risco de hemorragia varia de 0,25 a 3,8% por ano. O tamanho e a localização são fatores conflitantes na literatura quanto ao risco de sangramento, podendo não ter relação segundo alguns autores. Assim, as lesões infratentoriais parecem apresentar risco aumentado de eventos hemorrágicos quando comparadas com as supratentoriais, 3,8 e 0,4% de hemorragias por ano, respectivamente. No entanto, esta variação pode refletir a eloquência do tecido adjacente e o fato de mesmo pequenos sangramentos serem mais provavelmente sintomáticos nos ACs infratentoriais.[6,7,16]

A história de sangramento prévio do cavernoma sugere risco aumentado de nova hemorragia que pode variar de 4,5 a 22,9% ao ano. O sexo parece ser outro fator determinante de risco, com tendência a maior número de eventos hemorrágicos em meninas que em meninos. A idade mostrou curva bimodal na incidência de sangramentos dos ACs, com maior probabilidade de sangramento em crianças entre 12 e 14 anos (35,7%) e em crianças entre 0 e 2 anos de idade (26,8%).[2,3,6,18]

Déficits neurológicos focais e hipertensão intracraniana podem ocorrer em razão de crescimento progressivo do cavernoma, resultado de recorrentes micro-hemorragias, seguidas de fibrose e calcificação. Essas pequenas hemorragias decorrentes da ruptura dos finos septos dos sinusoides, levam à formação de cistos, que apresentam crescimento por meio de efeito osmótico, semelhante ao que ocorre no hematoma subdural crônico.[8]

Tratamento Conservador

Em princípio, todos os pacientes pediátricos assintomáticos são passíveis de tratamento conservador, pois podem-se manter assintomáticos indefinidamente. E, na ocorrência de hemorragia, esta será pequena e sem grandes déficits neurológicos.

O tratamento conservador também é reservado a malformações cavernosas associadas à epilepsia clinicamente bem controlada. Outras indicações de tratamento conservador estão relacionadas com as condições clínicas do paciente para tolerar o tratamento cirúrgico, impossibilidade de acesso cirúrgico em decorrência da presença de áreas eloquentes ao redor da lesão ou múltiplas lesões em que a sintomática não possa ser identificada.

Na conduta expectante, sugere-se acompanhamento clinicorradiológico com RM a cada 6 meses, por 2 anos, e se a lesão permanecer estável, pode-se ampliar o intervalo entre os exames para 1 ano.[6]

Após a observação de que o risco de hemorragia é maior após o primeiro evento, conclui-se que o tratamento conservador é o menos indicado, devendo o tratamento cirúrgico ser especialmente considerado nos pacientes que já apresentaram hemorragia.[19]

Angioma Cavernoso do Tronco Cerebral

Os cavernomas de tronco cerebral podem ser identificados de maneira incidental ou quando sintomáticos, os déficits neurológicos são focais. Em razão da localização, o quadro clínico geralmente é agudo, bastante grave, mesmo com hemorragias pequenas[20] (Fig. 9-2).

Alteração funcional de nervos cranianos, síndromes neurológicas cruzadas, déficits sensitivos ou motores são frequentes e dependem da localização da lesão no tronco

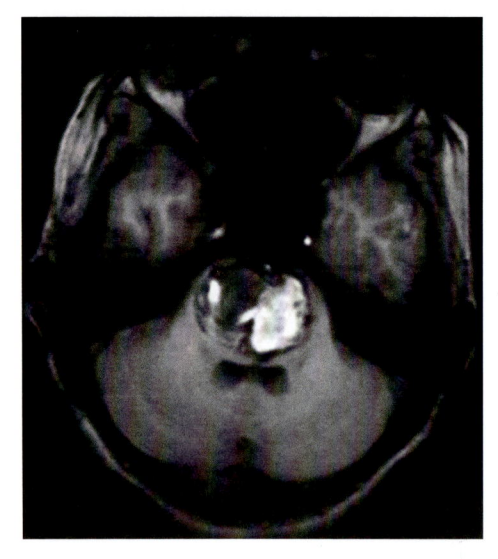

Fig. 9-2. Ressonância magnética revelando angioma cavernoso.

cerebral, da intensidade da hemorragia que pode, mais raramente, levar ao coma e óbito. Contudo, geralmente, há melhora com regressão parcial ou mesmo total dos déficits neurológicos ao longo dos primeiros dias após o íctus.

O baixo fluxo e a pressão dentro dos cavernomas geram, muitas vezes, hemorragias que costumam apenas deslocar em vez de destruir o tecido cerebral adjacente, levando a quadros com evolução menos limitante. Entretanto, o risco de déficit neurológico grave secundário ao ressangramento e crescimento da lesão, especialmente em pacientes com alta expectativa de vida, impõem sempre a consideração do tratamento cirúrgico.[20]

Os exames radiológicos para identificar a exata localização da lesão e das estruturas ao seu redor, especialmente o IV ventrículo, dorsalmente, e as cisternas, lateralmente, fazem-se essenciais, pois direcionam a possibilidade e o tipo de abordagem cirúrgica, além de estimarem, de maneira indireta, os riscos relacionados tanto com o procedimento cirúrgico quanto com novo evento hemorrágico.

Com base na história natural das malformações cavernosas sintomáticas do tronco cerebral, indica-se abordagem mais agressiva com tratamento cirúrgico nas lesões circundadas por uma camada tênue de tecido cerebral ou para as lesões que afloram na superfície pial no assoalho do IV ventrículo ou nas cisternas da base.

Os cavernomas de tronco cerebral podem, conjuntamente, apresentar malformações do desenvolvimento venoso, facilmente identificadas em estudos pré-operatórios de RM ou de arteriografia e, quando presentes, devem ser preservadas por fazerem parte da drenagem venosa normal. A não preservação destes vasos pode acarretar danos catastróficos como infartos venosos ou edema cerebral maligno.[9]

Pacientes com angiomas cavernosos, de localização profunda no tronco cerebral, assintomáticos ou sintomáticos, mas com boa recuperação neurológica, podem ser direcionados para tratamento conservador. Mesmo nos pacientes sintomáticos, a cirurgia pode ser protelada por conta do grande risco de morbidade.[6,21]

Alguns autores valorizam, em pacientes pediátricos ou mesmo adultos jovens, abordagem mais agressiva para cavernomas sintomáticos profundos no tronco cerebral. Acreditam que o risco de não operar o paciente que já sofreu hemorragia, especialmente pela alta expectativa de vida (independente da profundidade da lesão), é maior frente à possibilidade de novo sangramento ser catastrófica ou, ainda, à possibilidade de crescimento progressivo da lesão com deterioração neurológica.[21]

Para tais pacientes, deve-se considerar a experiência da equipe neurocirúrgica e a monitorização eletrofisiológica intraoperatória do assoalho do IV ventrículo para se determinarem zonas seguras de abordagem evitando-se danificar diretamente os núcleos dos nervos cranianos e os tratos que por ali transitam.[2,10]

A hemorragia nas malformações cavernosas do tronco cerebral, em geral, leva à formação de hematoma ao redor da lesão e, consequentemente, cria um plano de clivagem adequado entre a lesão e o tecido adjacente. Assim, alguns autores defendem a realização da cirurgia alguns dias ou poucas semanas após o evento hemorrágico, pois permitiria maior facilidade cirúrgica e melhor recuperação do paciente. Outra vantagem da cirurgia precoce seria a ausência de gliose reacional ao redor da lesão, favorecendo sua remoção em bloco. No entanto, os dados na literatura não sugerem diferença significativa no prognóstico dos pacientes que realizaram a abordagem cirúrgica precoce em relação àqueles operados mais tardiamente (3 meses após a hemorragia).[6,9,20]

Vários acessos cirúrgicos são passíveis de serem utilizados para tratar os cavernomas de tronco cerebral. As craniotomias suboccipitais medianas geralmente oferecem corredor cirúrgico adequado para a maioria das malformações cavernosas na porção dorsal do tronco cerebral. O acesso retrossigmoide está indicado para lesões localizadas lateralmente à ponte. Os acessos supracerebelar infratentorial ou inter-hemisférico transtentorial podem ser considerados para lesões na lâmina quadrigeminal.[20]

Angioma Cavernoso do Cerebelo

Apesar de menos frequente em incidência, a localização cerebelar geralmente é manifestada por hemorragias dentro do parênquima cerebelar, podendo cursar com efeito expansivo e obstrução do IV ventrículo, levando à hipertensão intracraniana por hidrocefalia obstrutiva. Os riscos envolvidos na remoção dos cavernomas cerebelares são relativamente baixos quando comparados aos riscos de comprometimento neurológico grave secundários à eventual hemorragia. Portanto, a cirurgia é indicada para a maioria dos pacientes.[6,22]

Angioma Cavernoso Supratentorial

As indicações de abordagem cirúrgica nos cavernomas supratentoriais estão diretamente relacionadas com a intensidade da clínica decorrente destas lesões e com a eloquência das áreas envolvidas na lesão. Os quadros mais típicos apresentados por lesões supratentoriais em crianças são crises epilépticas e cefaleia.[6]

Apresentando-se como a manifestação mais frequente dos cavernomas pediátricos, a epilepsia costuma ter curso benigno e as crises facilmente controladas com fármacos anticonvulsivantes. A cirurgia, além de evitar o risco de sangramento, pode reduzir a gravidade das crises e sua frequência a longo prazo, permitindo ao paciente a chance de suspender as medicações. Portanto, o tratamento cirúrgico é recomendado para a maioria daqueles que tiveram hemorragia e para pacientes que não apresentaram sangramento, quando o risco cirúrgico for baixo.[6]

Existem divergências quanto à técnica cirúrgica empregada, quando o cavernoma se localiza em áreas não eloquentes: lesionectomia apenas ou associação de ressecção de tecido cerebral gliótico adjacente, uma vez que o tecido perilesional pode originar focos epilépticos. A lesionectomia isolada evidencia resultados favoráveis. Contudo, a remoção da margem de hemossiderina adjacente à lesão não demonstrou correlação com melhores resultados em estudos publicados.[6,7,23,24]

Em uma série de pacientes submetidos à lesionectomia de ACs supratentoriais, encontrou-se nítida relação entre o tempo de instalação das crises antes do tratamento cirúrgico e a cura da epilepsia. Todos os pacientes que apresentaram crise pré-operatória ou história de crise em menos de 2 meses de evolução não apresentaram crises no pós-operatório; 75 a 80% dos pacientes que tiveram entre 2 e 5 crises pré-operatórias, ou história de crise entre 2 e 12 meses, também evoluíram sem crises no pós-operatório. Cerca de 50% dos pacientes que não se enquadravam nos demais grupos tornaram-se livres das crises no pós-operatório. Esses dados sugerem que a lesionectomia pode não ser suficiente aos pacientes com crises frequentes ou de longa duração. A complementação das áreas de ressecção guiadas por eletrocorticografia intraoperatória pode auxiliar na melhoria dos resultados pós-operatórios.[23]

A segunda forma de manifestação em termos de frequência são os déficits neurológicos e sintomas de hipertensão intracraniana relacionados com sangramentos das malformações cavernosas. Na maioria destes pacientes há um hematoma associado e a remoção da lesão está indicada para prevenir déficit adicional e para ajudar a recuperar a função neurológica prejudicada. Se o déficit estiver reduzido, o paciente pode ser inicialmente observado, no entanto, se o risco cirúrgico for relativamente baixo, a lesão deve ser removida para prevenir os efeitos de um novo sangramento. Envolvimento da fala ou áreas motora e sensitiva não deve impedir considerar o tratamento cirúrgico, mas a decisão final deve incluir a acessibilidade da lesão em questão.[6]

A cefaleia constitui manifestação menos frequente em crianças, sendo destacável em adultos com angioma cavernoso. Se a cefaleia for sintoma novo ou recorrente, pode estar relacionada com cavernoma. Geralmente há hemorragia associada, mesmo em nível microscópico e por vezes sucessivas. A cirurgia está indicada para evitar déficit neurológico futuro proveniente de hemorragia recorrente, exceto em pacientes com risco cirúrgico inaceitável, em decorrência da localização anatômica crítica.[6]

Angioma Cavernoso do Tálamo e Gânglios da Base

O tratamento das lesões no tálamo e nos gânglios da base é bastante controverso e deve ser considerado, a exemplo dos cavernomas profundos de tronco cerebral, o tratamento conservador como escolha mais aceitável. A conduta cirúrgica deve ser reservada somente em casos excepcionais[6] (Fig. 9-3).

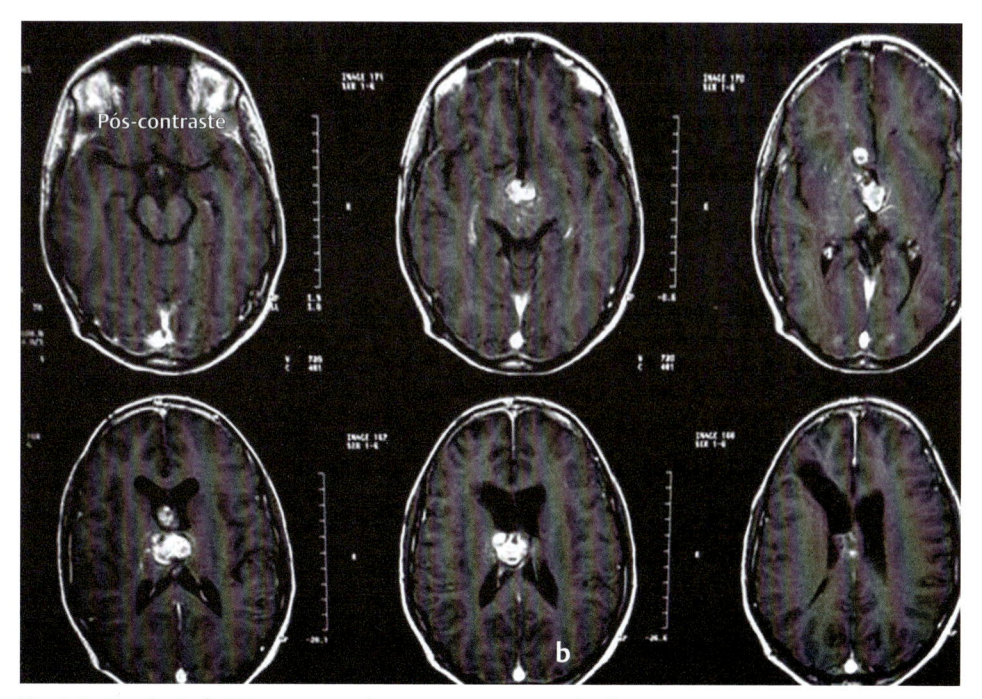

Fig. 9-3. Sequência de RM apresentando angioma cavernoso da tálamo.

Angioma Cavernoso em Outras Topografias

Outras localizações menos frequentes, porém nas quais também podemos encontrar as malformações cavernosas, são em nervos cranianos e ao longo da medula espinal.

Os relatos de envolvimento dos nervos cranianos cursam com a perda de função completa do nervo craniano envolvido seja por hemorragia ou por efeito compressivo. Geralmente a RM sugere o diagnóstico, contudo, a confirmação é feita apenas com a cirurgia, sendo esta indicada não só para diagnóstico histopatológico, mas também para prevenir hemorragia nas estruturas neurais adjacentes. Outra indicação de cirurgia seria para enxertias de nervo, no caso de acometimento do nervo facial. A restauração espontânea da função do nervo craniano acometido não costuma ser observada, mas pode ocorrer alguma melhora.[6]

Os angiomas cavernosos que acometem a medula espinal podem cursar com sintomas diferentes: episódios de deterioração neurológica com variável grau de recuperação entre os eventos; deterioração neurológica lenta e progressiva; instalação aguda dos sintomas seguida de piora neurológica nos dias seguintes ou instalação aguda de sintomas leves seguida de deterioração da função neurológica em semanas ou meses. Há alta incidência de lesões múltiplas e geralmente se encontram na região dorsolateral da medula e a cirurgia está indicada o mais precoce possível.[6]

Outras Alternativas de Tratamento

Alguns autores acreditam que a radiocirurgia seja uma opção de tratamento viável e segura em pacientes com malformações cavernosas sintomáticas localizadas em regiões profundas ou em áreas cerebrais cujo risco de excisão cirúrgica seja inaceitável, ou, ainda, quando o paciente não é candidato à cirurgia em razão da idade ou das condições clínicas. A radiocirurgia aparentemente não leva ao desaparecimento das lesões cavernosas, porém, reduz de maneira pronunciada a taxa de ressangramento destas lesões e pode proporcionar efeito de proteção contra crises epilépticas. No entanto, é conveniente ressaltar que a radiocirurgia não é tratamento inócuo e apesar da baixa taxa de complicações em paciente com cavernoma, devem-se considerar os riscos de exposição dos pacientes com lesões benignas à radiação ionizante.[6,9,12,25-27]

O uso do propranolol em baixas doses tem sido relatado como potencial agente no tratamento das malformações cavernosas, alguns casos de sucesso bem documentados na literatura, com baixo custo e perfil de efeitos colaterais. Surgem, assim, como medicação promissora no tratamento desta doença, porém, ainda necessita de estudos para confirmação destes dados.[28,29]

Conclusão

Apesar de as malformações cavernosas geralmente serem lesões benignas, elas se comportam de maneira diferente em adultos e crianças. Em pacientes pediátricos, estas lesões se manifestam, tipicamente, com crises epilépticas ou, secundariamente, com hemorragias intracranianas. Dependendo do tamanho e da localização, as hemorragias podem proporcionar efeitos devastadores nos pacientes.

Os pacientes com ACs sintomáticos devem ser tratados agressivamente, visto o alto índice de recorrência e os resultados positivos levando à maior expectativa e à melhor qualidade de vida. O tratamento cirúrgico é, ainda, a melhor opção em pacientes com anatomia favorável, porém, outras formas de tratamento têm sido desenvolvidas para auxiliar sintomas exuberantes e impossibilidade cirúrgica.

DOENÇA DE MOYAMOYA

A síndrome de Moyamoya pertence ao conjunto das doenças cerebrovasculares, sendo causa cada vez mais reconhecida de acidente vascular cerebral (AVC) e representando a etiologia primária de 6% de todos os AVCs em crianças. Caracteriza-se, obrigatoriamente, pela presença de estenose progressiva e bilateral das artérias carótidas internas intracranianas (ACI), e que pode envolver as artérias cerebrais anteriores proximais (ACAs) e as artérias cerebrais médias (ACM). Simultaneamente, vasos colaterais arteriais se desenvolvem na base do cérebro em resposta à isquemia resultante. Raramente, em casos avançados, esse processo pode envolver a circulação posterior, incluindo a artéria basilar e artéria cerebral posterior.[30-34]

Em 1957, ocorreu no Japão a primeira descrição de um paciente com hipoplasia das AVCIs bilaterais, embora o termo Moyamoya ("algo nebuloso, fumaça"), que descreve a aparência angiográfica característica de dilatação anormal em vasos colaterais nesta condição, só tenha surgido em 1969.[33,34]

Existem diversas associações particularmente fortes entre Moyamoya e outras doenças ou exposições ambientais, podendo citar como principais a radioterapia do crânio (especialmente para gliomas de via óptica, craniofaringiomas e tumores hipofisários) ou cervical, a síndrome de Down, a neurofibromatose tipo 1 e a anemia falciforme. Indivíduos com uma condição clínica associada bem reconhecida são categorizados como tendo síndrome de Moyamoya, enquanto aqueles sem nenhum fator de risco conhecido são classificados como doença de Moyamoya.[32,35-40]

Os achados angiográficos em Moyamoya resultam de ampla gama de alterações genéticas e condições adquiridas. Os atuais esforços de pesquisa concentraram-se nos mecanismos subjacentes à arteriopatia carotídea e desenvolvimento de colaterais. A análise patológica demonstra que os vasos afetados geralmente não tendem a exibir arteriosclerose ou alterações inflamatórias. Em vez disso, a oclusão do vaso resulta de uma combinação de hiperplasia das células do músculo liso e trombose luminal. As colaterais de Moyamoya são artérias perfurantes dilatadas que se acredita serem uma combinação de vasos preexistentes e recém-desenvolvidos.[41,42] (Fig. 9-4).

Várias alterações cromossômicas, genes, fatores de crescimento, enzimas e outros peptídeos foram relatados na associação à Moyamoya. Atualmente é difícil discernir quais desses são agentes causais da doença e quais estão presentes apenas como parte de uma resposta normal à isquemia, porém, apontam sempre para interação complexa entre predisposição genética e estímulos externos.[42]

Epidemiologia

A doença de Moyamoya afeta indivíduos de diversas origens étnicas de forma desigual, mantendo a maior prevalência histórica em indivíduos asiáticos, porém estudos recentes na população americana revelaram incidência semelhante entre americanos brancos e americanos de origem asiática; sendo quatro vezes mais ocorrente nestes grupos que na população geral. Enquanto que afro-americanos são duas vezes mais propensos e hispânicos apresentam metade da incidência da população geral.[43-45]

No Japão, ainda é a doença cerebrovascular pediátrica de maior incidência. Nos Estados Unidos e na Coreia do Sul, a literatura confirma a presença de distribuição etária bimodal da doença de Moyamoya, uma na faixa etária pediátrica (em torno da primeira década de vida) e um segundo grupo em adultos entre 30 e 40 anos, estando as mulheres quase duas vezes mais predispostas a desenvolverem a doença que os homens.[30,35,46,47]

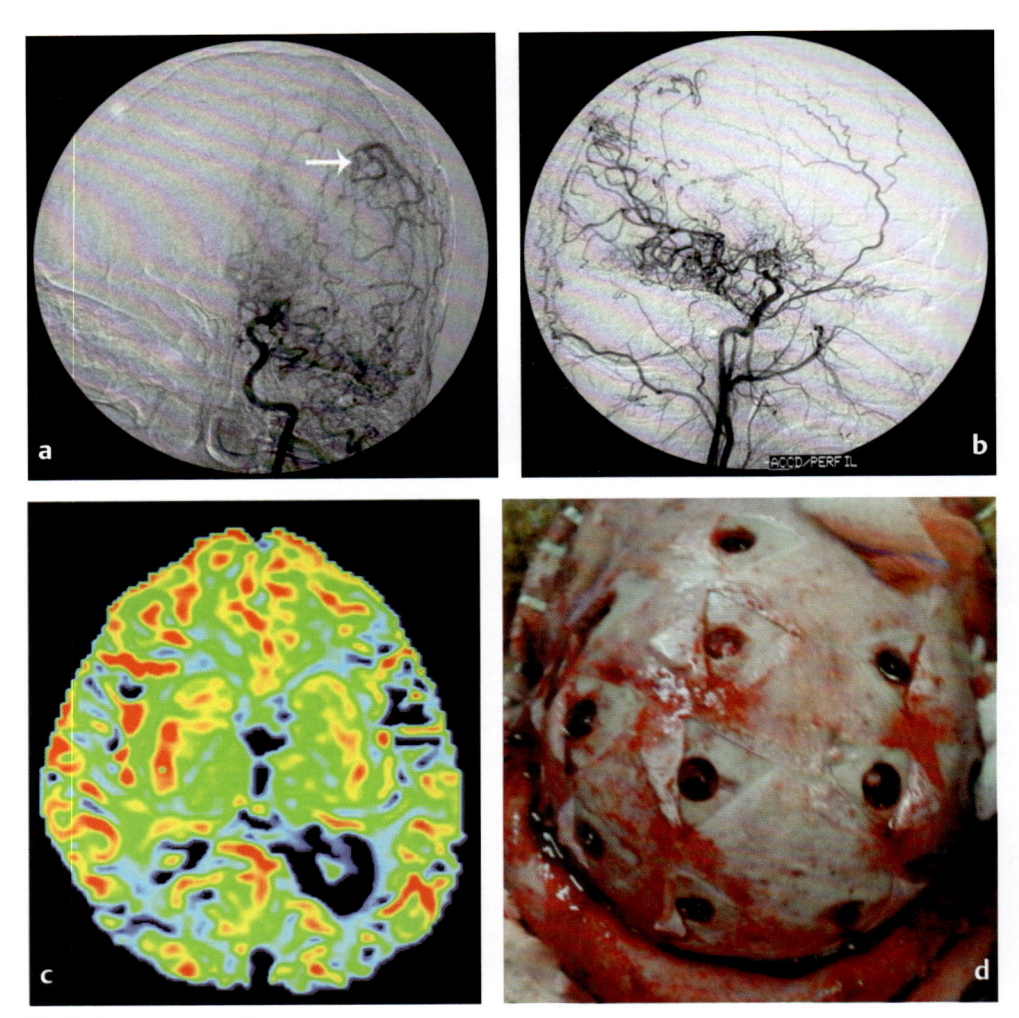

Fig. 9-4. Colaterais de Moyamoya.

Características Clínicas

As características clínicas da doença de Moyamoya resultam tanto de isquemia cerebral direta quanto dos efeitos deletérios das respostas a esta isquemia. Alguns pacientes têm eventos isquêmicos raros e intermitentes ou períodos prolongados de estabilidade clínica, enquanto outros exibem declínio neurológico rápido.[47,48]

As crianças são vistas, inicialmente, com ataques isquêmicos transitórios (AITs) ou acidentes vasculares cerebrais (AVCs), predominantemente, de circulação anterior, embora achados como coreia e cefaleia possam estar presentes. Os AITs podem ser precipitados por eventos particularmente comuns em crianças, como hiperventilação com choro ou esforço, e mesmo febre com desidratação, por reduzirem o fluxo sanguíneo cerebral, por alterar mecanismos dependente de PCO_2 ou hipotensão. Outros sintomas isquêmicos menos frequentes, porém de correlação mais difícil, podem ser crises epilépticas, atraso no desenvolvimento, déficits visuais, síncope e alterações psiquiátricas.[47-52]

A hemorragia intraparenquimatosa secundária à ruptura de vasos colaterais frágeis é uma característica da doença Moyamoya adulta, embora esse achado possa ser observado em crianças com idade inferior a 5 anos.[47,53]

Indicações para Cirurgia

O tratamento cirúrgico na doença de Moyamoya visa a estabelecer circulação colateral suficiente para o cérebro isquêmico, reduzindo assim as chances de eventos isquêmicos definitivos e sangramentos. Vários tipos de procedimentos com base em revascularização cerebral têm-se mostrado eficazes para o cumprimento destes objetivos, especialmente em pacientes pediátricos. A frequência e a gravidade dos sintomas isquêmicos, as condições da circulação cerebral e metabolismo, e o estadiamento angiográfico ou por angiorressonância são úteis para determinar se a abordagem cirúrgica é recomendada.[54-56]

Ataques Isquêmicos Transitórios

AITs repetidos sugerem fortemente esta doença, especialmente quando ocorrem depois de eventos com hiperventilação, choro forte, soprando sopa quente ou tocando algum instrumento musical de sopro.[57] Nos estágios iniciais, os AITs refletem a condição da circulação e do metabolismo cerebral do paciente, a frequência de tais AITs é muito importante, não apenas para o diagnóstico, mas também para selecionar o tratamento ideal.[58,59] O lado em que o AIT ocorre também sugere o hemisfério com maior comprometimento.[60]

Na história natural da doença, a longo prazo, a incidência de AITs diminui, porém, os distúrbios motores e a deterioração cognitiva tendem a aumentar. A frequência e a extensão dos AITs são os indicadores mais confiáveis para o tratamento cirúrgico de um hemisfério afetado. Idealmente, antes da ocorrência de uma isquemia definitiva, o paciente deve ser submetido à cirurgia de reperfusão cerebral.[57]

Circulação Regional e Metabolismo Cerebral

Os estudos com tomografia por emissão de pósitrons (PET) ou tomografia computadorizada por emissão de fóton único (SPECT) demonstram a condição hemodinâmica da região cerebral afetada revelando diferenças na perfusão entre hemisférios.[58-61]

Os achados típicos da circulação cerebral e do metabolismo em pacientes pediátricos com quadros isquêmicos da doença de Moyamoya se caracterizam pela redução localizada no fluxo sanguíneo cerebral, aumento da fração de extração de oxigênio na região suspeita de isquemia e aumento do volume sanguíneo cerebral regional em estágio inicial, além de extensa redução na capacidade de vasodilatação.[56,61]

No estágio inicial da doença, o fluxo sanguíneo cerebral na área afetada se reduz, porém, a taxa de consumo de oxigênio tissular se mantém graças à importante elevação na fração de extração de oxigênio, situação essa denominada perfusão crítica. A presença do fenômeno de perfusão crítica, especialmente com elevação da taxa de extração de oxigênio e diminuição da resposta vascular, é bom indicador para a realização do tratamento cirúrgico.[58,61,62]

Arteriografia e Angiorressonância

Esta doença ou síndrome só pode ser diagnosticada pela presença de alterações radiológicas características vistas em estudos angiográficos.[32,33] Os achados típicos da doença consistem na presença de estenose bilateral ou na oclusão no sifão carotídeo interno e uma rede vascular anormal em artérias da circulação anterior. Em 1969, Suzuki e Takaku[60] classificaram a progressão angiográfica da doença em seis estágios:

- *Estágio I:* estreitamento do sifão carotídeo.
- *Estágio II:* surgimento de vasos colaterais Moyamoya na bifurcação carotídea.
- *Estágio III:* intensificação da proliferação dos vasos colaterais Moyamoya atingindo as principais artérias da circulação anterior.
- *Estágio IV:* os vasos colaterais Moyamoya se tornam irregulares e mais finos com obstrução carotídea até o segmento comunicante.
- *Estágio V:* redução no número de vasos colaterais Moyamoya.
- *Estágio VI:* desaparecimento dos vasos colaterais Moyamoya.

Conforme o estreitamento das principais artérias da circulação anterior avança, os vasos Moyamoya aumentam em número. Posteriormente, com o surgimento gradativo de anastomoses pelas artérias durais como a meníngea média, etmoidal e *falcina anteriore*, o número de vasos Moyamoya tende a diminuir. Os pacientes que apresentam alto risco de isquemia apresentam imagens compatíveis com estágio III ou IV da classificação de Suzuki e Takaku,[63] podendo este parâmetro ser usado como indicador para o tratamento cirúrgico.

Após o desenvolvimento das técnicas de angiorressonância magnética (angio-RM) e angiotomografia (angio-TC), a arteriografia não é essencial ao diagnóstico definitivo ou acompanhamento dos casos de Moyamoya.[32,33] Apesar de ainda ser o exame padrão-ouro para estudo da anatomia vascular intracraniana, tem-se preferido o uso de rotina da angio-RM e da angio-TC por questões de segurança e de comodidade para os pacientes pediátricos.

Algumas técnicas em angio-RM são especialmente úteis na avaliação de pacientes de Moyamoya, a exemplo do TOF (*time-of-flight*) 3D e 2D, os quais podem revelar a presença de estenose ou obstrução da artéria carótida interna e seus ramos ou evidenciar a presença de vasos Moyamoya e artefatos de fluxo juntamente aos gânglios da base, respectivamente. No entanto, vale ressaltar que a angio-RM apresenta algumas limitações, entre elas está o fato de este exame superestimar o grau de estenose das artérias cerebrais quando comparado com a arteriografia.[34]

Tratamento Cirúrgico

Existem diversos procedimentos cirúrgicos descritos visando à melhora do fluxo sanguíneo cerebral nos pacientes com Moyamoya. Eles podem ser divididos em dois grandes grupos, os procedimentos de anastomose direta e os procedimentos de anastomose indireta.

Os primeiros são representados pela anastomose da artéria temporal superficial para as artérias cerebrais médias dos hemisférios isquêmicos (anastomose ATS-ACM).[64] É o método hoje em dia dificilmente é realizado sem a combinação de um método indireto (geralmente encéfalo-miossinangiose).[60,61-66] É o método mais confiável para formação de colaterais, contudo, também apresenta algumas dificuldades técnicas no grupo de pacientes pediátricos pequenos a artéria cerebral média ser frágil e não possuir tamanho suficiente para possibilitar a anastomose direta adequada. Quando a anastomose não permanece patente, podem ocorrer isquemias no pós-operatório com sequelas definitivas graves.[66-68]

O grupo de procedimentos de revascularização indireta desenvolveu-se a partir da observação do surgimento de anastomoses espontâneas através das leptomeninges após a colocação de tecidos autólogos supridos por ramos da artéria carótida externa em contato com a superfície do parênquima cerebral isquêmico, sendo esta formação de anastomoses indiretas mais facilmente vistas no grupo pediátrico.[67,68]

Entre as técnicas de anastomose indireta podemos citar a encéfalo-miossinangiose (EMS), a encéfalo-duro-arteriossinangiose (EDAS), a encéfalo-duro-arteriomiossinangiose (EDAMS), sinangiose pial, e transplante omental. A maioria desses procedimentos é segura, garantindo adequada cobertura de revascularização principalmente nas porções temporais e parietais dos hemisférios cerebrais. Porém, apresentam como desvantagem o fato de necessitar de amplas craniotomias com potencial maior de sangramento; apresentam uma capacidade de anastomose dependente da área de contato com a superfície pial e maior dificuldade para a revascularização de regiões nos polos frontais e occipitais, onde as isquemias são mais raras, mas podem ocorrer.[67,68]

Uma solução para estas desvantagens foi o desenvolvimento da técnica indireta por múltiplas trepanações, na qual de 10 a 24 trepanações podem ser distribuídas nas projeções dos lobos cerebrais bilateralmente, de acordo com as áreas de isquemia. Por meio de cada trepanação colocam-se pequenos retalhos triangulares pediculados de pericrânio em contato com a superfície pial com formação de anastomoses. Este procedimento se mostrou tecnicamente menos complexo, mais rápido, com perda sanguínea mínima e taxa de revascularização semelhante aos demais procedimentos, apresentando a vantagem de melhor cobertura dos polos frontais e occipitais.[67,68]

Avaliação Pós-Operatória

Um dos indicadores efetivos para estimar a eficácia do procedimento cirúrgico é a diminuição na frequência, ou mesmo desaparecimento dos sintomas como os AITs. Estas alterações clínicas se correlacionam de maneira proporcional à formação de colaterais suficientes.[58,66] Nos casos de revascularização indireta, o tempo para a formação desta rede de colaterais pode ser um pouco maior, podendo a melhora dos sintomas clínicos ocorrer somente vários meses após o procedimento.

Avaliações por angio-RM ou arteriografia podem evidenciar com maior segurança a efetividade dos procedimentos de revascularização e a formação dos colaterais. Nos pacientes submetidos à revascularização direta, a efetividade da cirurgia pode ser avaliada no período perioperatório. No entanto, em procedimentos de revascularização indireta recomenda-se aguardar 6 meses para realização do exame controle visando avaliação segura da efetividade do tratamento. Contudo, existem evidências sugerindo que a formação de colaterais pode ser vista a partir de 1 mês após a cirurgia e após 3 meses na grande maioria dos pacientes.[33]

O estudo da perfusão e do metabolismo cerebral também pode ser utilizado para estimar a melhora da hemodinâmica cerebral no pós-operatório. As anastomoses diretas e os vasos colaterais bem formados de anastomoses indiretas melhoram a condição de perfusão crítica. Nessas situações, o fluxo sanguíneo cerebral local e a resposta vascular aumentam, enquanto a taxa de extração de oxigênio e o volume sanguíneo cerebral local se reduzem.[58,61]

A falha de tratamento deve ser considerada em pacientes que apresentem persistência dos sintomas ou mesmo piora do quadro clínico, quando em exames de angiografia pós-operatórios observa-se a presença de colaterais insuficientes ou ausentes, e quando estudos de perfusão e o metabolismo cerebral ainda mostram áreas de perfusão crítica. Nestes, considera-se a realização de um novo tratamento cirúrgico, estando a escolha da técnica, com base tanto no procedimento prévio realizado quanto na área de sofrimento isquêmico que o paciente apresenta.[69,70]

Conclusão

A doença de Moyamoya é entidade nosológica de baixa incidência, reconhecida amplamente como um dos principais diagnósticos diferenciais de AVC em crianças. A doença se manifesta, principalmente, com isquemia, sendo raros os eventos hemorrágicos nesta faixa etária. O diagnóstico depende de achados angiográficos característicos e o estado clínico no momento do tratamento, prediz o prognóstico.

A abordagem cirúrgica de revascularização é o único tratamento que muda a história natural da doença de Moyamoya até o presente momento. O uso de procedimentos indiretos ganha destaque no grupo pediátrico com menor morbidade, em razão das dificuldades técnicas para realização de anastomoses diretas nestes pacientes. A técnica de trepanações múltiplas é bem documentada como intervenção bem-sucedida para crianças.

Pacientes em pós-operatório devem realizar acompanhamento a longo prazo para avaliar possíveis sintomas, padrão de melhora angiográfica, de perfusão e metabolismo cerebral, devendo-se considerar nova abordagem cirúrgica em ausência de melhora ou piora destes parâmetros.

ANEURISMAS CEREBRAIS

Aneurismas cerebrais são anormalidades vasculares raras em crianças. O primeiro relato de aneurisma cerebral pediátrico foi feito em 1871 e usando este exemplo, sugeriu-se, na época, que os aneurismas rotos fossem a causa das hemorragias cerebrais de etiologia desconhecida em crianças. Contudo, a primeira publicação descrevendo sucesso no tratamento cirúrgico de aneurisma cerebral roto em criança surgiu somente 90 anos após ao primeiro relato. Após este relato, grandes avanços melhoraram o prognóstico de crianças com essas condições patológicas desafiadoras.[71-74]

Epidemiologia

A maioria dos estudos populacionais sobre aneurismas cerebrais em crianças sugere taxa de prevalência de 0,5 a 4,6%.[15-20] Vários relatos sugerem predominância do sexo masculino (2,2:1);[75-77] contrastando-se com o fato de esse tipo de aneurisma ser três a cinco vezes mais comum em mulheres do que homens na população adulta.[78,79] Outro dado interessante é a menor frequência de aneurismas múltiplos observados na população pediátrica em relação aos adultos (3 a 5% *versus* 10 a 20%, respectivamente).[80]

As médias para o diagnóstico dos aneurismas pediátricos podem variar de 7,6 a 12,3 anos nas maiores séries de pacientes. Sendo as morfologias sacular e fusiforme, as mais encontradas assim como nos adultos, porém, com incidência um pouco maior de aneurismas gigantes nas crianças. Os aneurismas traumáticos e micóticos parecem estar mais presentes no grupo pediátrico quando comparados aos adultos.[71,81-84]

A maioria dos estudos sugere que a artéria carótida interna (ACI) é o local mais comum para o surgimento de aneurismas cerebrais pediátricos, enquanto, em adultos, os aneurismas desta localização correspondem a 4,5% do total. Em crianças a ACI pode ser responsável por até um quarto dos aneurismas. Outros locais de formação de aneurismas na população pediátrica são o complexo da artéria comunicante anterior (19%) e a artéria

cerebral média (17%). A circulação posterior corresponde a 17% de todos os aneurismas cerebrais pediátricos, número elevado em comparação com os 8% encontrados em adultos.[71,85]
As evidências existentes sugerem que as taxas de ruptura dos aneurismas cerebrais pediátricos e de adultos são similares, tendo os aneurismas saculares maior probabilidade de ruptura (35-75%) que outros aneurismas, enquanto os aneurismas infecciosos se rompem em taxa menor (13-17%).[81,83]
O vasospasmo após a ruptura do aneurisma não parece ser problema tão significativo para população pediátrica quanto para a população adulta. Cerca de metade das crianças e adolescentes com aneurismas rotos apresentam vasospasmo angiográfico 1 a 2 semanas após a hemorragia subaracnóidea (HSA), porém, sem declínio neurológico associado na grande maioria dos pacientes.[71,86-88]
Um aspecto particular do grupo pediátrico se refere a altas taxas de recidiva de HSA em aneurismas tratados, superiores a 50% ao longo da vida, em algumas séries. Vários autores relacionam essa elevada taxa com a formação de aneurismas "de novo", apresentando recorrência anual de 2,6% e uma taxa de crescimento anual do aneurisma 7,8%. São números bastante expressivos quando comparamos às taxas de recorrência e de crescimento para aneurismas em pacientes adultos, apresentando 0,5% e 1,5% respectivamente. Também se observam no grupo pediátrico maiores taxas de recidivas de aneurismas previamente tratados quando comparados aos pacientes adultos (8,4-14% em 6 anos de acompanhamento), principalmente quando escolhidos tratamento endovascular; e taxa de hemorragia anual destes aneurismas de 0,6%. Os fatores de risco associados à formação de novos aneurismas incluíram a apresentação inicial com aneurisma fusiforme ou múltiplos aneurismas.[81,89-92]
O momento do ressangramento também foi analisado, ocorrendo em média a partir de 11 anos após o tratamento do aneurisma prévio. A incidência de formação de aneurisma de novo e a recorrência é aumentada (risco 2,5 vezes maior) em pacientes que começam a fumar quando adultos e possuem história de HSA na infância. Esta mesma exposição eleva o risco de mortalidade de adultos jovens (20-40 anos) em 10 a 19% e independe do método de tratamento do aneurisma.[93,94] Essas estatísticas destacam a importância do acompanhamento criterioso e regular nesses pacientes, ao longo de toda a vida.

Fisiopatologia
A origem precisa dos aneurismas cerebrais em pacientes pediátricos ainda não está bem estabelecida, sendo motivação para grande debate no meio acadêmico. O provável mecanismo de formação de aneurisma cerebrais em adultos está relacionado direta ou indiretamente com o estresse crônico da parede dos vasos cerebrais em pontos de turbilhonamento sanguíneo em razão, à hipertensão, degeneração aterosclerótica e à inflamação, sendo estes geralmente secundários a outras comorbidades clínicas e tabagismo.
As crianças raramente são expostas aos fatores que levam à formação de aneurismas em adultos e esta falta de exposição levantou a hipótese de que os aneurismas pediátricos pudessem ser congênitos. No entanto, autópsias em crianças falharam na detecção de aneurismas incidentais, colocando em dúvida uma possível etiologia congênita.[95,96]
Outra explicação proposta foi a de que defeitos estruturais no tecido conjuntivo da parede dos vasos, que provavelmente resultam de alterações genéticas, facilitariam o surgimento dos aneurismas pediátricos. Apoiando esta teoria, vários relatos descrevem o aumento na incidência de aneurismas cerebrais em pacientes pediátricos com doenças que comprometem ao tecido conjuntivo como a coarctação da aorta, a doença renal

policística autossômica dominante, a displasia fibromuscular e outros distúrbios do colágeno ou elastina, sendo indicado nestes grupos o rastreamento de aneurismas com angiorressonância (angio-RM).[83]

As alterações na estrutura do tecido conjuntivo também ajudariam a explicar a maior incidência de aneurismas fusiformes e dissecantes nesta população, por tornar os vasos mais frágeis e suscetíveis à formação de aneurismas de maneira espontânea ou após um trauma.[97,98] Os aneurismas fusiformes e dissecantes são responsáveis por 60% dos aneurismas pediátricos, contudo, representam menos de 1% dos aneurismas em adultos.[85]

Os aneurismas intracranianos pediátricos de origem micótica são, frequentemente, secundários à endocardite, caracterizando-se, na maioria das vezes, por lesões distais na árvore vascular e envolvendo com frequência os ramos da artéria cerebral média. Os organismos mais comuns relacionados são o *Staphylococcus aureus* e *Streptococcus* spp., e também fungos em pacientes imunossuprimidos.[99,100]

Apresentação Clínica

Os sintomas e sinais mais comuns em pacientes pediátricos com aneurismas rotos são cefaleia (82%), comprometimento do nível de consciência (27%), déficits neurológicos focais ou de nervo craniano (22,6%) e crises convulsivas (21%). Os aneurismas cerebrais rotos são responsáveis pela maioria dos casos de HSA espontânea em crianças, assim como em adultos, sendo ainda a HSA espontânea, isoladamente, a manifestação clínica mais comum.[100,101]

Cerca de 13% de todos os pacientes com AVC hemorrágico na população infantil são decorrentes de aneurismas rotos e a presença de hemorragia intraparenquimatosa inicial tem sido citada como a causa predominante de mortalidade em crianças com aneurismas rotos, com taxas entre 60 e 100%. A hemorragia pode ocorrer em 37% dos casos e, geralmente, se associa a aneurismas de ACM.[86,102]

São encontradas também evidências de alterações em funções corticais superiores menos perceptíveis à avaliação inicial. Testes de função cognitiva pós-operatória demonstram declínio em 16% dos pacientes. Esses declínios na função cognitiva estavam associados a aneurismas de artéria comunicantes anteriores.[103]

A escala de Hunt e Hess (H&H) tem sido utilizada de forma análoga em crianças com boas correlações com a evolução clínica. A maioria dos casos (58-85%) apresenta graus de H&H mais baixos (1 a 3), sendo que entre 85% e 95% apresentam bons prognósticos, enquanto apenas 25% daqueles com H&H iniciais ruins tiveram bons resultados após o tratamento. Pacientes com mau estado neurológico se beneficiam da proteção das vias aéreas e a colocação de ventriculostomia deve ser considerada para casos com hidrocefalia presente.[71,76,83,84,104]

Os pacientes pediátricos demonstram tendência a evoluírem bem após a ruptura do aneurisma em relação a pacientes adultos e têm menor probabilidade de sofrerem complicações e declínio neurológico relacionado com a fase de risco para vasospasmo nas HSAs. Algumas explicações para a menor comorbidade entre as crianças está no fato de que o cérebro em desenvolvimento possui maior rede de colaterais leptomeníngeas, o que reduziria as isquemias.[83,105]

Exames de Imagem

Os exames de imagem comumente utilizados na avaliação de aneurisma cerebral, tanto em crianças como em adultos, são a tomografia computadorizada (TC), a ressonância magnética (RM) e a arteriografia. A TC permite a aferição do tamanho do aneurisma e a avaliação detalhada dos vasos relacionados com o aneurisma, sendo exame mais facilmente disponível em situações de urgência médica.[106]

A ressonância magnética, principalmente em estudos de angio-RM e sequências como o FLAIR, fornecem informações sobre as relações anatômicas do aneurisma e as estruturas neurológicas com risco de lesão de maneira detalhada, incluindo a extensão de trombos possivelmente existentes e do edema perilesional que podem estar associados a aumento do aneurisma ou à trombose aguda.[106]

No entanto, a arteriografia continua sendo o padrão-ouro na avaliação e no planejamento do tratamento dos aneurismas cerebrais. A arteriografia consegue fornecer na maioria dos casos, informações fidedignas sobre a morfologia do aneurisma e a anatomia dos vasos relacionados com ele. No entanto, apresenta algumas limitações em aneurismas parcialmente trombosados, podendo deixar de informar o real tamanho do aneurisma. Outras desvantagens específicas para a população pediátrica residem na dificuldade para obtenção de acessos arteriais em crianças muito pequenas, o risco de lesões arteriais relacionadas com o procedimento e a exposição de crianças à grande carga de radiação ionizante e meio de contraste, devendo, portanto, sua indicação ser bastante criteriosa[106] (Fig. 9-5).

Tratamento

A decisão de tratar qualquer lesão deve ser baseada na história natural da lesão, nas preferências dos pacientes e familiares das crianças, nas capacidades do cirurgião vascular ou endovascular e na morbidade e mortalidade associadas ao tratamento. A história natural dos aneurismas pediátricos não tratados sugere que essas lesões devem ser tratadas de forma agressiva.

Os aneurismas cerebrais constituem condições patológicas complexas e, como tal, costumam ser mais bem conduzidas em centros de referência com equipes especializadas em neurocirurgia pediátrica e neurovasculares. Os objetivos do tratamento do aneurisma incluem obliterar a lesão enquanto se preserva o vaso associado ao aneurisma quando possível.

Os aneurismas cerebrais pediátricos podem ser tratados por meio de combinações de técnicas, em três grandes grupos, o tratamento conservador, o tratamento microcirúrgico e o tratamento endovascular. A opção de tratamento ideal para aneurismas pediátricos é questão de debate.

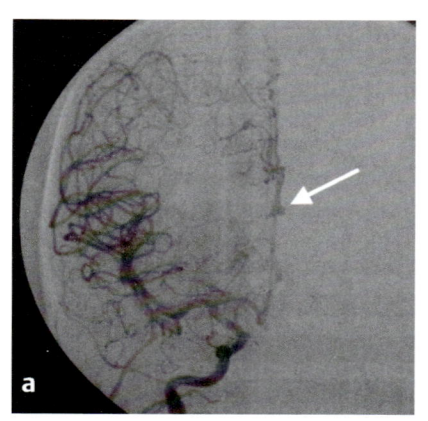

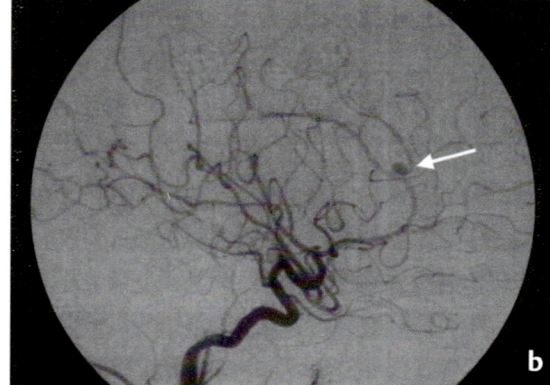

Fig. 9-5. (a, b) Aneurisma em paciente pediátrico.

Em razão de a expectativa de vida de pacientes pediátricos com aneurismas ser medida em décadas, muitos serviços especializados possuem preferência em tratar com microcirurgia pela sua eficácia. Entretanto, existe tendência crescente no uso de técnicas endovasculares dado às melhorias tecnológicas que propiciaram menor chance de morbidade relacionada com o procedimento.[107]

Tratamento Conservador

A grande maioria dos aneurismas pediátricos deve ser tratada agressivamente com microcirurgia, técnicas endovasculares ou uma combinação dos dois. Os familiares, com certa frequência, se posicionam contrários a submeter suas crianças a procedimentos cirúrgicos ou intervencionistas para tratamento de aneurismas cerebrais, sobretudo quando os aneurismas são frutos de achados de imagem incidentais. Embora esse comportamento seja compreensível, a história natural dos aneurismas pediátricos é agressiva e não permite este tipo de abordagem. Essas lesões evoluem com frequência e a ocorrência de formação de novos aneurismas é comum. Assim, o tratamento conservador é considerado como de exceção, ficando para casos selecionados como aneurismas micóticos.[83]

Tratamento Microcirúrgico para Aneurismas Pediátricos

As cirurgias de aneurisma cerebral bem sucedidas dependem de um corredor de acesso cirúrgico livre à lesão aneurismática e aos vasos aferentes e eferentes relacionados com ela. Os princípios da cirurgia de aneurisma se assemelham muitos aos princípios da cirurgia de base de crânio. Craniotomias adequadamente posicionadas e a remoção de reparos anatômicos ósseos com a máxima exposição com a mínima retração cerebral durante o procedimento otimizam os resultados.

A maioria dos aneurismas da circulação anterior pode ser tratada por meio de abordagens pela via pterional ou orbitozigomática, com exceção de alguns aneurismas distais no território da artéria cerebral anterior em que a via inter-hemisférica é preferida. Quanto aos aneurismas da circulação posterior, as vias de acesso cirúrgico podem ser variadas. As abordagens podem ser divididas de acordo com a relação do aneurisma e a proximidade deste com uma das três porções da artéria basilar. Para aneurismas próximos ao terço superior da artéria basilar recomenda-se o uso de uma abordagem orbitozigomática. Aneurismas próximos ao terço médio da artéria basilar podem ser abordados através de um dos vários acessos transpetrosos; e aneurismas que envolvam o terço inferior da artéria basilar ou inferiores a ele podem ser abordados com craniotomias suboccipital, retrossigmoide ou extremo-lateral.[108]

Após uma craniotomia adequada e dissecção com exposição do colo do aneurisma, a maioria pode ser clipada de maneira direta. Alguns aneurismas possuem calcificações e espessamentos nas paredes de seus colos, impedindo as clipagens diretas, sendo necessária a colocação de vários clipes de maneira sequencial para reforço e exclusão do aneurisma da circulação. Outra situação ocorre na presença de aneurismas fusiformes ou de colo largo em que se pode utilizar clipes fenestrados alinhados com o vaso de maneira sequencial para excluir o aneurisma da circulação enquanto se reconstrói o trajeto vascular habitual do vaso.[109]

O objetivo inicial do tratamento do aneurisma sempre é a clipagem definitiva, porém, o cirurgião deve se preparar para estratégias alternativas quando o aneurisma não for passível de clipagem. Entre as opções de tratamento existentes, o *Wrapping* (envolvimento) do aneurisma é possível em aneurismas fusiformes ou múltiplos microaneurismas ao longo do vaso. O procedimento consiste no envolvimento do aneurisma com algum tipo de tecido que leve a reação de corpo estranho e fibrose com reforço da parede do mesmo, embora a literatura sobre esse tema na população pediátrica seja escassa.[110]

Outra estratégia para o tratamento de aneurismas não clipáveis é a exclusão vascular do ramo arterial em que o aneurisma se origina. Isto pode ser feito de maneira direta ou com a associação de *bypass* vasculares. O sacrifício da artéria na qual o aneurisma se origina pode induzir a trombose do aneurisma, mas tem risco de isquemia imediata ou retardada caso a rede de colaterais ou o bypass não proporcionem o suporte hemodinâmico necessário. Em uma série de aneurismas pediátricos tratados por via microcirúrgica, 17% dos aneurismas não foram passíveis de clipagem direta e necessitaram de oclusão de vasos associados ao aneurisma com ou sem a realização de bypass vascular.[88,89]

Algumas técnicas associadas à cirurgia de clipagem de aneurisma intracranianos aumentam a eficácia do método e reduzem complicações possíveis como isquemia por estenose ou oclusão de vasos eferentes como o uso do doppler, a angiografia por indocianina verde e arteriografias intraoperatórias. Outra técnica utilizada para simplificar o tratamento de lesões mais complexas é a parada circulatória hipotérmica, porém este tipo de ferramenta tem uso cada vez mais restrito em razão do avanço das técnicas de revascularização.[89,111]

A maioria dos estudos cita taxa muito alta de resultados favoráveis ao tratamento cirúrgico, com bons resultados variando de 44 a 94% com pacientes funcionalmente independentes após o tratamento.

A taxa de morbidade relacionada com o tratamento fica em torno de 23% no período perioperatório e de 9% no acompanhamento em 5 anos. As taxas de mortalidade cirúrgica nas séries podem variar de 0 a 22%.[76,82,84,103,104,112-115]

Tratamento Endovascular para Aneurismas Pediátricos

O tratamento endovascular dos aneurismas cranianos está em constante evolução. A oclusão por balão proximal ao vaso formador do aneurisma foi historicamente o primeiro método de tratamento endovascular utilizada de maneira efetiva. Contudo, nas últimas décadas viu-se o surgimento de tecnologias como as micromolas, *stents*, agentes embólicos líquidos e diversores de fluxo melhoraram a eficácia do tratamento do aneurisma sem perder as características de menor morbidade.

A introdução de molas destacáveis permitiu a deposição de espirais trombogênicas no saco aneurismático, permitindo assim a sua exclusão da circulação com o comprometimento mínimo da circulação prévia. Outras melhorias, como técnicas de destacamento assistidas remodelação por balão e *stent*, expandiram o uso dessa tecnologia para subconjuntos mais desafiadores de aneurismas, principalmente os de colo largo. Contudo, a necessidade de colocar o paciente em regime antiplaquetário torna essa uma opção pouco atraente nos casos de HSA.[116]

O uso de uma forma de alta viscosidade do polímero Onyx é outra modalidade que tem sido defendida para a embolização de aneurismas. Os resultados de vários estudos utilizando o Onyx com e sem *stents* têm sido promissores, mas os resultados a longo prazo não estão disponíveis. O uso de *stents* diversores de fluxo foi relatado em crianças, embora essa experiência seja limitada a relatos de casos, o uso de diversores de fluxo já é bem-aceito como alternativa de tratamento para os aneurismas gigantes da ACI proximal, contudo, o uso destes dispositivos em outras topografias e em pacientes com HSA é bastante controverso.[117-120]

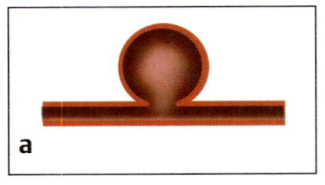

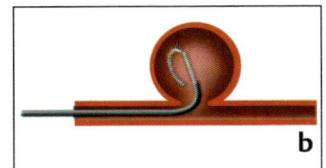

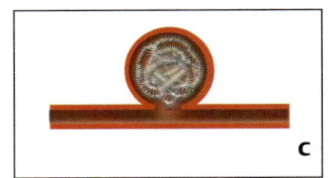

Fig. 9-6. Tratamento endovascular.

Vários relatos destacaram o uso de técnicas endovasculares para o tratamento de aneurismas pediátricos com resultados comparáveis aos obtidos com microcirurgia, apresentando taxa de prognósticos favoráveis de 87-96% e taxa de complicações permanentes em torno de 2,9%. Contudo, o acompanhamento relativamente curto nestes relatos limita a conclusão de que as técnicas endovasculares são duráveis nesta população de pacientes[121,122] (Fig. 9-6).

Microcirurgia Combinada e Tratamento Endovascular

Alguns relatos indicam bons resultados com o uso de técnicas endovasculares combinadas com microcirurgia para o tratamento de aneurismas complexos. Esses relatos frequentemente exibem esquemas complexos de revascularização com a obliteração endovascular sequencial da via circulação natural.[88,91,96,122-125]

Recomendações de Acompanhamento Clínico

As recomendações de exames de imagem seriada após o tratamento do aneurisma se baseiam em grandes coortes de acompanhamento de pacientes pediátricos com aneurismas cerebrais, suas taxas de recidiva e formação de aneurismas *de novo*. Recomenda-se avaliação não invasiva com estudos de angio-RM a cada 6 meses nos primeiros 24 meses após a tratamento endovascular, e anualmente nos primeiros 3 anos após tratamento por microcirurgia. Posteriormente a este período, novos estudos vasculares cerebrais a cada 3 a 5 anos durante toda a vida do paciente. Caso a imagem não invasiva suscite preocupação, devem ser considerados estudos com arteriografia.[93]

Conclusão

Aneurismas cerebrais pediátricos são lesões extremamente raras e as evidências acumuladas até o momento sugerem que estas lesões apresentam evoluções agressivas, exigindo tratamentos também agressivos. Embora tanto a microcirurgia quanto as técnicas endovasculares tenham documentado resultados comparáveis na efetividade do tratamento, apenas microcirurgia demonstrou resultados mais duradouros, apesar da maior morbidade apresentada. Independentemente do método de tratamento escolhido, os aneurismas cerebrais pediátricos têm maior taxa de recorrência e formação de aneurismas *de novo* e a vigilância vascular a longo prazo se faz necessária.

MALFORMAÇÕES ARTERIOVENOSAS

As malformações arteriovenosas (MAVs) verdadeiras resultam em desvio direto entre os sistemas arterial e venoso sem um leito capilar intermediário. Diferenciam-se de outras malformações vasculares como as fístulas durais e angiomas cavernosos, por se desenvolverem a partir de falha na embriogênese. É considerada a causa mais comum de acidente vascular cerebral hemorrágico em crianças após o período perinatal.

As MAVs em crianças apresentam comportamento distinto em relação às MAVs em adultos quando analisadas as manifestações, estrutura, evolução, resultados de tratamentos e recorrências. Somando-se estas especificidades, a elevada expectativa de vida dos pacientes pediátricos, alteram as condutas frente ao tratamento e acompanhamento destas lesões.[126-131]

História Natural e Epidemiologia

A prevalência estimada das MAVs em crianças varia amplamente, de 0,04 a 0,52%, e entre 15 e 33%. As MAVs pediátricas apresentam-se, mais frequentemente, como hemorragias (55-85%) que em paciente adultos (20-50%), mesmo quando se localizam em áreas eloquentes.[132-135]

Embora taxas mais altas de manifestações hemorrágicas possam refletir diferenças inerentes nas características morfológicas das MAVs pediátricas, elas também podem refletir um viés de aquisição. Os sintomas e sinais neurológicos sutis que podem induzir à solicitação de exames de imagem em adultos podem muitas vezes passar despercebidos na população pediátrica.[132,133,136-142]

Os sintomas mais comuns apresentados pelas crianças incluem déficits neurológicos, cefaleias e crises convulsivas. A hidrocefalia é mais frequente na população pediátrica que na adulta. Apesar de a maioria das MAVs hoje ainda se apresentarem como sintomáticas, cada vez mais ocorrem descobertas de maneira incidental, fenômeno esse secundário ao uso maior de exames de imagem. As MAVs em crianças também diferem das encontradas em adultos no que diz respeito aos locais mais prevalentes. O grupo pediátrico está mais propenso a MAVs em áreas eloquentes, particularmente nos gânglios da base, no tálamo e na fossa posterior.[136-145]

Fisiopatologia

As MAVs piais são caracterizadas como lesões congênitas resultantes da falha na diferenciação das artérias e veias a partir dos canais vasculares, embora casos de desenvolvimento de MAVs *de novo* tenham sido relatados. As MAVs podem progredir após nova angiogênese.[146,147] O mecanismo exato que leva a esta disfunção da formação dos vasos ainda é questão em discussão. Uma das hipóteses para explicar a origem das MAVs sugere que a falha no desenvolvimento das veias superficiais faz com que veias de drenagem se agrupem em uma veia de drenagem profunda com configuração em forma de estrela, dando a aparência clássica de *nidus* cheio de vasos mistos alimentados por um fluxo arterial e esvaziamento por veias de drenagem.[127,146,147]

As MAVs pediátricas podem apresentar formatos um pouco diferentes dos apresentados pelas MAVs em adultos. O *nidus* pode ser tanto compacto como difuso. As MAV pediátricas apresentam tendência a malformações lineares, baseadas na maior presença de veias e por vezes com estas se direcionando de maneira perpendicular à superfície do córtex cerebral. Outra característica das MAVs pediátricas é a formação de aneurismas associados, ocorrendo entre 9 e 29% das vezes.[148]

As MAVs em crianças podem-se originar de maneira esporádica, sendo esta a manifestação mais comum, porém, podemos caracterizar algumas síndromes com forte associação à formação destas lesões como a síndrome de Olsler-Weber-Rendu e a síndrome de Wyburn-Mason. Em algumas famílias foi observada maior prevalência de MAVs entre seus membros, contudo, sem observar a presença de síndromes genéticas clássicas, sugerindo assim possível hereditariedade.[149-151]

Exames de Imagem

O método de avaliação considerado como padrão-ouro para o diagnóstico e estudo da anatomia das MAVs, tanto em crianças como em adultos, continua sendo a arteriografia por cateter. Porém, em casos de urgência com suspeita de roturas, a avaliação inicial pode ser feita com estudos de tomografia computadorizada e angiotomografia. A ressonância magnética e a angiorressonância podem ser usadas em situações de urgência, porém, têm sido amplamente usadas para triagem inicial de paciente com sintomas neurológicos ou para complementação da avaliação da MAV após a realização da arteriografia para melhor estudo das relações da MAV com as outras estruturas neurológicas ao redor de seu sítio.

Em crianças na fase aguda de um sangramento, com hematoma intraparenquimatoso, por exemplo, podemos observar casos com exames complementares não invasivos negativos para a detecção das MAVs, sendo indicada nestes, investigação com arteriografia, que pode revelar as lesões não detectadas previamente. Em alguns pacientes, mesmo a arteriografia pode ser negativa e quando a suspeição clínica for elevada, e o diagnóstico etiológico da hemorragia intracraniana permanecer obscuro, recomenda-se a repetição do exame angiográfico após um período de tempo suficiente para permitir a constatação da hemorragia.[152,153]

Por conta da necessidade de reduzir a exposição à radiação em crianças, após a constatação das MAVs e seu tratamento, a vigilância inclui o uso de angio-RM para acompanhamento de rotina. A arteriografia também costuma ser utilizada apenas para confirmar a obliteração da lesão após o tratamento.[152,153]

Tratamento

As opiniões dos grupos que trabalham com paciente com anormalidades neurovasculares defendem o tratamento agressivo para a maioria das MAVs pediátricas, exceto quando causaria morbidade inaceitável, especialmente em pacientes que apresentam hemorragia. A decisão de tratar MAVs que se manifestam com outros sintomas ou são encontrados incidentalmente é controversa, mas o tratamento ainda é favorecido em razão do comportamento agressivo destas lesões.[154]

Os estudos em larga escala direcionados ao tratamento das MAVs de adultos têm aplicabilidade limitada para a população pediátrica, na medida em que a maioria das MAVs pediátricas se manifesta com hemorragia e a expectativa de vida longa das crianças proporciona uma vida de risco cumulativo de ruptura se as MAVs permanecerem sem tratamento.[155]

O tratamento contemporâneo das MAVs pediátricas geralmente envolve a ressecção com microcirurgia, técnicas de tratamento endovascular e radiocirurgia, ou combinação multimodal destas técnicas. Nenhum estudo prospectivo randomizado em larga escala existe até o momento para comparar os diferentes tipos de intervenção nas MAVs pediátricas, e a comparação direta entre grupos de tratamento é problemática por causa dos vieses de seleção. Assim, o tipo de intervenção adotada para cada paciente deve ser considerado com cuidado e baseadas nos dados disponíveis associados à experiência de serviços especializados no tratamento deste tipo de doença.

Tratamento Microcirúrgico

A abordagem cirúrgica é, ainda, o tratamento que proporciona os melhores resultados com segurança. O sistema de graduação de Spetzler-Martin, usado em adultos, pode ser uma ferramenta para prever o risco de morbidade cirúrgica em crianças. Contudo, a idade e o tamanho da criança devem ser levados em consideração, podendo predizer a capacidade de tolerar um tratamento invasivo.[156]

Excelentes resultados foram obtidos na ressecção de MAVs pediátricas de Spetzler-Martin graus I a III segundo vários relatos na literatura, com altas taxas de cura e risco de complicações menores que 10%, mostrando muitas vezes resultados superiores na abordagem cirúrgica em crianças em comparação com os adultos.[128,136-140,154,157-160]

As taxas de mortalidade relacionadas com a cirurgia também são menores no grupo pediátrico (2,6%) quando comparadas àquelas de adultos (8,5%). Estes melhores resultados nos grupos pediátricos pode ser explicados pela própria anatomia cirúrgica mais comum das MAVs desta população, com MAVs lineares, com maior componente de veias.[137,161]

O tratamento cirúrgico de MAVs de alto grau IV e V de Spetzler-Martin em pacientes pediátricos revelou maiores taxas de morbidade e mortalidade com menores taxas de obliteração, e grande associação entre suprimento arterial profundo e desfechos ruins.[136,138,162]

A técnica cirúrgica para tratamentos das MAVs de maneira geral orienta-se pela dissecção de um plano ao redor da MAV nas áreas perilesionais da gliose com posterior gradativa obliteração do suprimento arterial da mesma. Cuidando sempre para que não ocorra invasão do nidus ou lesão de veias de drenagem até que seja completamente interrompido o suprimento arterial. As veias de drenagem são obliteradas por último e, então, a MAV pode ser removida.

Uma preocupação específica para as crianças é o menor volume sanguíneo dos pacientes e uma menor capacidade de reserva a perda de sangue. Portanto, medidas que reduzem os riscos de perda sanguínea são bem-aceitos na população infantil como, por exemplo, embolizações da MAV pré-operatórias (Fig. 9-7).

Tratamento Endovascular

O uso de técnicas endovasculares para o tratamento das MAVs foram descritas pela primeira vez em 1960, e, desde então, várias técnicas diferentes foram tentadas para a embolização destas lesões, porém com taxas de obliteração completa do nidus relativamente baixas, chegando a 67% nas melhores séries. A obliteração parcial do *nidus* foi relacionada com aumento transitório no risco de sangramento das MAVs pelas mudanças das dinâmicas de fluxo em seu território vascular. Consequentemente, o tratamento endovascular tornou-se uma ferramenta auxiliar a outros métodos de tratamento das MAVs.[163,164]

O menor volume sanguíneo circulante reforça o uso de embolizações antes da cirurgia aberta em crianças, reduzindo-se assim as perdas sanguíneas relacionadas com o procedimento. A embolização das MAVs também pode, ocasionalmente, ser realizada antes do tratamento com radiocirurgia, levando à diminuição do tamanho do *nidus* e, consequentemente, reduzindo a área e a dose de radiação necessária para obliteração da MAV. Entretanto, existem algumas evidências sugerindo que a pré-embolização parcial das MAVs pode gerar uma pior resposta ao tratamento radiocirúrgico, talvez pela presença de material de embolização radiopaco em meio à MAV, diminuindo a taxa de absorção da radiação e obliteração da lesão.[165]

As principais preocupações relacionadas com o uso de técnicas endovasculares em crianças são a exposição à radiação durante o tratamento e a dificuldade potencial na

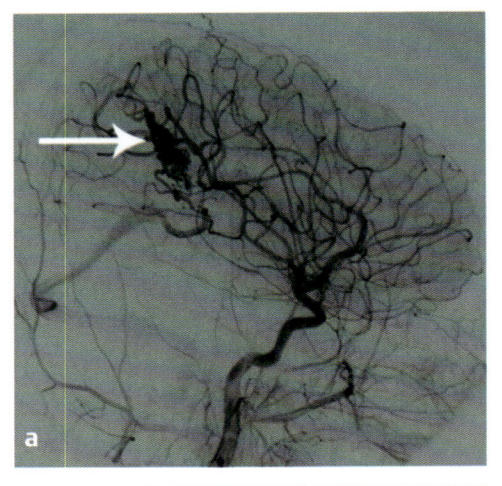

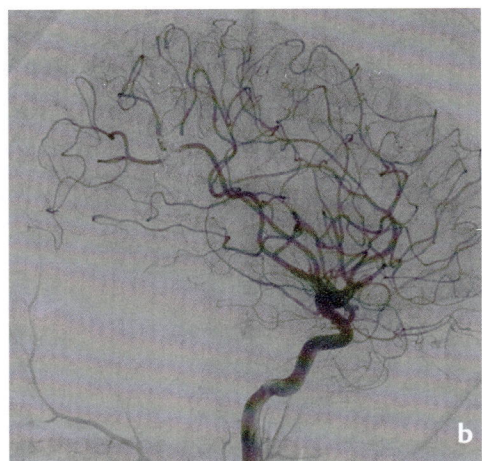

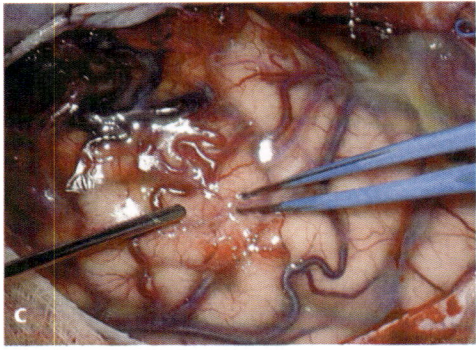

Fig. 9-7. Embolizações da MAV pré-operatórias.

cateterização de vasos. Ainda não foram relatadas associações em embolizações de lesões intracranianas em crianças e o desenvolvimento de neoplasias. No entanto, durante o curso do tratamento alguns pacientes recebem doses comparáveis àquelas relacionadas com a ocorrência tardia de tumores. E quase um terço das crianças necessita de múltiplos procedimentos, o que aumenta substancialmente o risco de malignidade subsequente. Consequentemente é justificada, uma atenção especial à dose de radiação recebida durante os procedimentos de embolização.[166]

Radiocirurgia
A radiocirurgia foi, de maneira inicial, mais bem-aceita para o tratamento de MAVs em pacientes adultos dadas as preocupações com o grupo pediátrico relacionadas com os efeitos da radiação no encéfalo ainda em desenvolvimento, o aumento potencial de neoplasia induzidas pela radiação e a expectativa de vida mais longa desta população. Contudo, esta tem sido uma opção cada vez mais usada em crianças em que o tratamento microcirúrgico é impeditivo em razão da localização e tamanho da MAV ou características do perfil de risco ou outros fatores do próprio paciente pediátrico.[167,168]

Os estudos que avaliam a eficácia da radiocirurgia em obliterar as MAVs na população pediátrica revelam taxas de sucesso entre 77 a 83%, com tempo médio para obliteração variando de 24 a 32 meses e apresentando relativa segurança com taxas de complicações cumulativas em torno de 3%. Nos pacientes que necessitam de retratamento o período médio para obliteração pode subir para até 80 meses. O maior tamanho das MAVs, idade avançada dos pacientes e MAVs de localização mais profunda ou na fossa posterior se mostraram como fatores que sugerem maior dificuldade de sucesso em obliterar estas lesões com radiocirurgia. Com base nesses resultados, o tratamento das MAVs pediátricas com radiocirurgia mostrou-se eficaz e seguro, seja como terapia autônoma ou como adjuvante do tratamento microcirúrgico ou endovascular.[167-169]

Apesar das baixas doses de radiação, existe algum grau de déficit neurológico permanente após o tratamento com radiocirurgia. As alterações nos exames de ressonância magnética induzidas pela radiação foram observadas em quase um terço dos pacientes pediátricos por algum período após o tratamento com esta técnica, embora uma pequena porção tenha apresentado alguma repercussão clínica e uma parte ainda menor tenha persistido com a alteração neurológica.[167-169]

A correta dosagem de radiação continua sendo questão de debate, onde se equilibra o desejo da obliteração completa da MAV contra o desejo de reduzir os riscos da exposição à radiação ionizante. A prevalência de neoplasias induzidas por radiação após radiocirurgia é baixa, cerca de 3 casos para cada 5.000 pacientes tratados com este método e ocorrendo em média 10 a 15 anos após o tratamento.[167-169]

Tratamento Multimodal

As MAVs pediátricas correspondem à morbidade complexa e muitas vezes demanda associação dos benefícios de várias modalidades de tratamento para atingir o objetivo de obliteração da MAV. Um número cada vez maior de pacientes está sendo tratado com 2 ou até 3 modalidades de tratamento para lesões de alto grau Spetzler-Martin, contudo, este tipo de abordagem permanece controverso em decorrência de potenciais riscos aumentados de sangramentos relacionados com tratamento parcial ou entre o período de tratamento inicial e o tratamento subsequente da MAV.[170]

A história natural e o risco de ruptura sem tratamento deve ser pesado contra os riscos e a morbidade relacionada com os tratamentos instituídos, bem como o risco substancial de falha mesmo com a associação de todas as modalidades de tratamento.[170]

Recorrência

As crianças com MAVs apresentam maiores taxas de recorrência do que os adultos após a cura ter sido confirmada por arteriografia, recorrendo até 20 anos após o tratamento final. Nos casos em que a obliteração da MAV esteja confirmada por angiografia pós-tratamento recomenda-se o acompanhamento anual com angiorressonância até a idade adulta, contudo na presença de MAVs que apresentavam drenagem venosa profunda, esta indicação de acompanhamento pode-se estender além deste período em razão do risco aumentado de recidivas mais tardias.[171,172]

Conclusão

Apesar de baixa prevalência na população pediátrica, as MAVs cerebrais, quando presentes, representam risco significativo de morbidade e mortalidade neste grupo relacionadas com a história natural agressiva desta patologia que cursa com hemorragias intraparenquimatosas em áreas eloquentes com relativa frequência. Por se tratar de patologia complexa, de difícil resolução, uma abordagem multidisciplinar é necessária, na medida em que os pacientes podem-se beneficiar de tratamento cirúrgico, endovascular ou radiocirúrgico. O risco de complicações relacionadas com os tratamentos deve ser comparado com o risco de rotura ou déficits neurológicos ao longo da vida, caso a caso. E a vigilância após os tratamentos efetivos deve ser mantida por longos períodos em razão da grande taxa de recidivas presentes nesta população.

REFERÊNCIAS BIBLIOGRÁFICAS
1. Lee JW, Kim DS, Shim KW, Chang JH, Huh SK et al. Management of intracranial cavernous malformation in pediatric patients. Childs Nerv Syst. 2007;24:321-7.
2. Cavalheiro S, Braga FM. Cavernous hemangiomas. In: Choux M, Di Rocco C, Hockley A, Walker M. (Org.). Pediatric Neurosurgery. Londres: Churchill Livingstone; 1999. p. 538-48.
3. Gross BA, Lin N, Du R, Day AL. The natural history of intracranial cavernous malformations. Neurosurg Focus. 2011;30(6):e24.
4. Grossman R, Yousem DM. Neuroradiology. The requisites. 2nd ed. Philadelphia: Mosby; 2003.
5. Rassi Neto A, Braga OAP. Cavernomas supratentoriais. In: Braga FM, Melo PMP. Neurocirurgia. São Paulo: Manole; 2005. p. 419-24.
6. Amin-Hanjani, Ojemann RG, Ogilvy CS. Surgical management of cavernous malformations of the nervous system. In: Schmidek HH, Roberts DW. Operative neurosurgical techniques. 5th ed. Philadelphia: Saunders Elsevier; 2006. p. 1307-24.
7. Detwiler PW, Porter RW, Zabramski JM, Spetzler RF. De novo formation of a central nervous system cavernous malformation: implications for predicting risk of hemorrhage. J Neurosurg. 1997;87:629-32.
8. Samii M, Eghbal R, Carvalho GA, Matthies C. Surgical management of brainstem cavernomas. J Neurosurg. 2001;95:825-32.
9. Parsa AT, Solomon RA. Vascular malformations affecting the nervous system In: Rengachary SS, Ellenbogen RG. Principles of Neurosurgery. 2nd ed. Philadelphia: Elsevier Mosby; 2005. p. 241-58.
10. Rigamonti D, Drayer B, Johnson PC, Hadley MN, ZabramskiJ, Spetzler RF. The MRI appearance of cavernous malformations (angiomas). J Neurosurg. 1987;67:518-24.
11. Kondziolka D, Lunsford D, Coffey RJ, Bissonette DJ, Flickinger JC. Stereotactic radiosurgery of angiographically occult vascular malformations: indications an preliminary experience. Neurosurgery. 1990;27(6):892-900.
12. Awad IA, Robinson JR Jr, Mohanty S, Estes ML. Mixed vascular malformations of the brain: clinical and pathogenetic considerations. Neurosurgery. 1993;33:179-88.
13. Campbell PG, Jabbour P, Yadla S, Awad AI. Emerging clinical imaging techniques for cerebral cavernous malformations: a systematic review. Neurosurg Focus. 2010;29:E6.
14. Lehnhardt FG, von Smekal U, Ruckriem B, Stenzel W, Neveling M, Heiss WD et al. Value of gradient-echo magnetic resonance imaging in the diagnosis of familial cerebral cavernous malformation. Arch Neurol. 2005;62:653-8.
15. Moriarity JL, Wetzel M, Clatterbuck RE, Javedan S, Sheppard JM, Hoenig-Rigamonti K et al. The natural history of cavernous malformations: a prospective study of 68 patients. Neurosurgery. 1999;44:1166-73.
16. Pozzati E, Acciarri N, Tognetti F, Marliani F, Giangaspero F. Growth, subsequent bleeding, and the new appearance of cerebral cavernous angiomas. Neurosurgery. 1996;38(4):662-70.
17. Kupersmith MJ, Kalish H, Epstein F, Yu G, Berenstein A, Woo H et al. Natural history of brainstem cavernous malformations. Neurosurgery. 2001;48(1):47-54.
18. Kondziolka D, Lunsford LD, Kestle JRW The natural history of cerebral cavernous malformations. J Neurosurg. 1995;83:820-4.
19. Di Rocco, Ianelli A, Tamburini G. Cavernous angiomas of the brainstem in children. Ped Neurosurg. 1997;27:92-9.
20. Braga BP, Costa LB, Lemos S, Vilela MD. Cavernous malformations of the brainstem in infants. J Neurosurg. 2006;104:429-33.

21. Braga FM, Braga OAP. Cavernomas da fossa posterior. In: Braga FM, Melo PMP. Neurocirurgia. São Paulo: Manole; 2005. p. 425-31.
22. Cohen DS, Zubay GP, Goodman RR. Seizure outcome after lesionectomy for cavernous malformations. J Neurosurg. 1995;83:237-42.
23. Di Rocco, Ianelli A, Tamburini G. Surgical management of paediatric cerebral cavernomas. J Neurosur Sciences. 1996;41(4):343-7.
24. Nagy G, Razak A, Rowe JG, Hodgson TJ, Coley SC, Radatz MW et al. Stereotactic radiosurgery for deep-seated cavernous malformations: a move toward more active, early intervention. J Neurosurgery. 2010;113:691-9.
25. Steiner L, Karlsson B, Yen CP, Torner JC, Lindquist C, Schlesinger D. Radiosurgery in cavernous malformations: anatomy of a controversy. J Neurosurg. 2010;113:16-21.
26. Wang P, Zhang F, Zhang H, Zhao H. Gamma knife radiosurgery for intracranial cavernous malformations. Clin Neurol Neurosurg. 2010;112:474-7.
27. Zabramski JM, Kalani MYS, Filippidis AS, Spetzler RF. Propranolol Treatment of Cavernous Malformations with Symptomatic Hemorrhage. World Neurosurg. 2016;88:631-9.
28. Berti I, Marchetti F, Skabar A, Zennaro F, Zanon D, Ventura A. Propranolol for cerebral cavernous angiomatosis: a magic bullet. Clin Pediatr. 2014;53(2):189-90.
29. Nagaraja D, Verma A, Taly AB, Kumar MV, Jayakumar PN. Cerebrovascular disease in children. Acta Neurol Scand. 1994;90:251-5.
30. Shang S, Zhou D, Ya J, Li S, Yang Q, Ding Y et al. Progress in moyamoya disease. Neurosurg Rev. 2018 June 18.
31. Fukui M. Guidelines for the diagnosis and treatment of spontaneous occlusion of the circle of Willis ('moyamoya' disease). Research Committee on Spontaneous Occlusion of the Circle of Willis (Moyamoya Disease) of the Ministry of Health and Welfare, Japan. Clin Neurol Neurosurg. 1997;99(suppl2):S238-S240.
32. Takeuchi K, Shimizu K. Hypoplasia of the bilateral internal carotid arteries. Brain Nerve. 1957;9:37-43.
33. Suzuki J, Takaku A. Cerebrovascular "moyamoya" disease: Disease showing abnormal net-like vessels in base of brain. Arch Neurol. 1969;20:288-99.
34. Scott RM, Smith JL, Robertson RL, Madsen JR, Soriano SG, Rockoff MA. Long-term outcome in children with moyamoya syndrome after cranial revascularization by pial synangiosis. J Neurosurg Spine. 2004;100:142-9.
35. Hankinson TC, Bohman LE, Heyer G, Licursi M, Ghatan S, Feldstein NA et al. Surgical treatment of moyamoya syndrome in patients with sickle cell anemia: outcome following encephaloduroarteriosynangiosis. J Neurosurg Pediatr. 2008;1(3):211-6.
36. Ullrich NJ, Robertson R, Kinnamon DD, Scott RM, Kieran MW, Turner CD et al. Moyamoya following cranial irradiation for primary brain tumors in children. Neurology. 2007;68:932-8.
37. Jea A, Smith ER, Robertson R, Scott RM. Moyamoya syndrome associated with Down syndrome: outcome after surgical revascularization. Pediatrics. 2005;116:e694-e701.
38. Koss M, Scott RM, Irons MB, Smith ER, Ullrich NJ. Moyamoya syndrome associated with neurofibromatosis Type 1: perioperative and long-term outcome after surgical revascularization. J Neurosurg Pediatr. 2013;11:417-25.
39. Phi JH, Wang KC, Lee JY, Kim SK. Moyamoya Syndrome: A Window of Moyamoya Disease. J Korean Neurosurg Soc. 2015;57(6):408-14.
40. Kono S, Oka K, Sueishi K. Histopathologic and morphometric studies of leptomeningeal vessels in moyamoya disease. Stroke. 1990;21:1044-50.
41. Lim M, Cheshier S, Steinberg GK. New vessel formation in the central nervous system during tumor growth, vascular malformations, and moyamoya. Curr Neurovasc Res. 2006;3:237-45.
42. Lee SU, Oh CW, Kwon OK, Bang JS, Ban SP, Byoun HS, et al. Surgical Treatment of Adult Moyamoya Disease. Curr Treat Options Neurol. 2018;28;20(7):22.
43. Caldarelli M, Di Rocco C, Gaglini P. Surgical treatment of moyamoya disease in pediatric age. J Neurosurg Sciences. 2001;45:83-91.

44. Uchino K, Johnston SC, Becker KJ, Tirschwell DL. Moyamoya disease in Washington State and California. Neurology. 2005;65:956-8.
45. Baba T, Houkin K, Kuroda S. Novel epidemiological features of moyamoya disease. J Neurol Neurosurg Psychiatry. 2008;79:900-4.
46. Wakai K, Tamakoshi A, Ikezaki K, Fukui M, Kawamura T, Aoki R et al. Epidemiological features of moyamoya disease in Japan: findings from a nationwide survey. Clin Neurol Neurosurg. 1997;99(suppl 2):S1-S5.
47. Ohaegbulam C, Magge S, Scott RM. Moyamoya syndrome. McLone D. Ped Neurosurg. Philadelphia: WB Saunders; 2001. p. 1077-92.
48. Lubman DI, Pantelis C, Desmond P, Proffitt TM, Velakoulis D. Moyamoya disease in a patient with schizophrenia. J Int Neuropsychol Soc. 2003;9:806-10.
49. Ahn ES, Scott RM, Robertson RL Jr, Smith ER. Chorea in the clinical presentation of moyamoya disease: results of surgical revascularization and a proposed clinicopathological correlation. J Neurosurg Pediatr. 2013;11(3):313-9.
50. Karasawa J, Touho H, Ohnishi H, Miyamoto S, Kikuchi H. Cerebral revascularization using omental transplantation for childhood moyamoya disease. J Neurosurg.1993;79:192-6.
51. Miyamoto S, Kikuchi H, Karasawa J, Nagata I, Ihara I, Yamagata S. Study of the posterior circulation in moyamoya disease. Part 2: Visual disturbances and surgical treatment. J Neurosurg. 1986;65:454-60.
52. Han DH, Nam DH, Oh CW. Moyamoya disease in adults: characteristics of clinical presentation and outcome after encephalo-duro-arterio-synangiosis. Clin Neurol Neurosurg. 1997;99(suppl 2):S151–S155.
53. Kitamura K, Fukui M, Oka K, Matsushima T, Kurokawa T, Hasuo K. Moyamoya disease. In: Toole JF, eds. Handbook of Clinical Neurology 11. Amsterdam, Netherlands: Elsevier Science Publishing Co; 1989. p. 293-306.
54. Karasawa J, Touho H, Ohnishi H, Miyamoto S, Kikuchi H. Long-term follow-up study after extracranial-intracranial bypass surgery for anterior circulation ischemia in childhood moyamoya disease. J Neurosurg. 1992;77:84-9.
55. Kuwabara Y, Ichiya Y, Otsuka M, Tahara T, Gunasekera R, Hasuo K et al. Cerebral hemodynamic change in the child and the adult with moyamoya disease. Stroke. 1990;21:272-7.
56. Kurokawa T, Tomita S, Ueda K, Narazaki O, Hanai T, Hasuo K et al. Prognosis of occlusive disease of the circle of Willis (moyamoya disease) in children. Pediatr Neurol. 1985;1:274-7.
57. Matsushima T, Fukui M, Kitamura K, Hasuo K, Kuwabara Y, Kurokawa T. Encephalo-duro-arterio-synangiosis in children with Moyamoya disease. Acta Neurochir (Wien). 1990;104:96-102.
58. Matsushima T, Natori Y, Kuwabara Y, Mihara F, Fukui M. Management strategies of moyamoya disease, III: Postoperative evaluation, follow-up imaging, management of treatment failure, indication for reoperation. In: Ikezaki K, Loftus M (Eds.). Moyamoya Disease. New York: Springer-Verlag; 2001. p. 137-48.
59. Matsushima T. [Moyamoya disease: its physiopathology and surgical treatment]. Fukuoka Acta Medica. 1994;85:277-81.
60. Kuwabara Y. Evaluation of CBF, OEF, CMR02 and mean transit time in moyamoya disease using positron emission computed tomography. Jpn J Nucl Med. 1986;23:1381-402.
61. Ikezaki K, Matsushima T, Kuwabara Y, Suzuki SO, Nomura T, Fukui M. Cerebral circulation and oxygen metabolism in childhood moyamoya disease: perioperative PET study. J Neurosurg. 1994;81:843-50.
62. Hasuo K, Mihara F, Matsushima T. MRI and MR angiography in moyamoya disease. J Magn Reson Imaging. 1998;8:762-6.
63. Karasawa J, Kikuchi H, Furuse S, Kawamura J, Sasaki T. Treatment of moyamoya disease with STA-MCA anastomosis. J Neurosurg. 1978;49:679-88.
64. Houkin K, Kamiyama H, Takahashi A, Kuroda S, Abe H. Combined revascularization surgery for childhood moyamoya disease: STA-MCA and encephalo-duro-arterio-myo-synangiosis. Childs Nerv Syst. 1997;13:24-9.

65. Matsushima T, Inoue T, Suzuki SO, Fujii K, Fukui M, Hasuo K. Surgical treatment of moyamoya disease in pediatric patients: comparison between the results of indirect and direct revascularization procedures. Neurosurgery. 1992;31:401-5.
66. Sainte-Rose C, Oliveira R, Puget S, Beni-Adani L, Boddaert N, Thorne J et al. Multiple burr hole surgery for the treatment of moyamoya disease in children. J Neurosurg. 2006;105(6 Suppl):437-43.
67. Oliveira RS, Amato MCM, Simão GN, Abud DG, Avidago EB, Specian MC et al. Effect of multiple cranial burr hole surgery on prevention of recurrent ischemic attacks in children with moyamoya disease. Neuropediatrics. 2009;40(6):260-4.
68. Matsushima T, Fujiwara S, Nagata S, Fujii M, Fukui M, Hasuo K. Reoperation for moyamoya disease refractory to encephaloduro-arterio-synangiosis. Acta Neurochir (Wien). 1990;107:129-32.
69. Touho H, Karasawa J, Ohnishi H, Yamada K, Shibamoto K. Surgical reconstruction of failed indirect anastomosis in childhood moyamoya disease. Neurosurgery. 1993;32:935-40.
70. Huang J, McGirt MJ, Gailloud P, Tamargo RJ. Intracranial aneurysms in the pediatric population: case series and literature review. Surg Neurol. 2005;63:424-32.
71. Donti A, Spinardi L, Formigari R, Elisabetta Mariucci M, Egidy Assenza G et al. Acquired intracranial arterial aneurysm and stroke after vessel dissection in a child with coarctation of the aorta. Interv Neuroradiol. 2017;23(4):382-5.
72. Krings T, Geibprasert S, terBrugge KG. Pathomechanisms and treatment of pediatric aneurysms. Childs Nerv Syst. 2010;26(10):1309-18.
73. Kimbell FD Jr, Llewellyn RC, Kirgis HD. Surgical treatment of ruptured aneurysm with intracerebral and subarachnoid hemorrhage in a 16-month old infant. J Neurosurg. 1960;17:331-2.
74. Gerosa M, Licata C, Fiore DL, Iraci G. Intracranial aneurysms of childhood. Childs Brain. 1980;6:295-302.
75. Meyer FB, Sundt TM Jr, Fode NC, Morgan MK, Forbes GS, Mellinger JF. Cerebral aneurysms in childhood and adolescence. J Neurosurg. 1989;70:420-5.
76. Lasjaunias PL, Campi A, Rodesch G, Alvarez H, Kanaan I, Taylor W. Aneurysmal disease in children. Review of 20 cases with intracranial arterial localisations. Interv Neuroradiol. 1997;3:215-29.
77. Wiebers DO, Whisnant JP, Huston J, Meissner I, Brown RD Jr, Piepgras DG et al. Unruptured intracranial aneurysms: natural history, clinical outcome, and risks of surgical and endovascular treatment. Lancet. 2003;362:103-10.
78. Molyneux A, Kerr R, Stratton I, Clarke M, Sneade M, Yarnold JA et al. International Subarachnoid Aneurysm Trial (ISAT) of neurosurgical clipping versus endovascular coiling in 2143 patients with ruptured intracranial aneurysms: a randomized trial. Lancet. 2002;360:1267-74.
79. Shucart WA, Wolpert SM. Intracranial arterial aneurysms in childhood. Am J Dis Child. 1974;127:288-93.
80. Hetts SW, Narvid J, Sanai N, Lawton MT, Gupta N, Fullerton HJ et al. Intracranial aneurysms in childhood: 27-year single-institution experience. Am J Neuroradiol. 2009;30:1315-24.
81. Kakarla UK, Beres EJ, Ponce FA, Chang SW, Deshmukh VR, Bambakidis NC et al. Microsurgical treatment of pediatric intracranial aneurysms: long-term angiographic and clinical outcomes. Neurosurgery. 2010;67:237-49.
82. Lasjaunias P, Wuppalapati S, Alvarez H, Rodesch G, Ozanne A. Intracranial aneurysms in children aged under 15 years: review of 59 consecutive children with 75 aneurysms. Childs Nerv Syst. 2005;21:437-50.
83. Proust F, Toussaint P, Garnieri J, Hannequin D, Legars D, Houtteville JP et al. Pediatric cerebral aneurysms. J Neurosurg. 2001;94:733-9.
84. Locksley HB. Natural history of subarachnoid hemorrhage, intracranial aneurysms and arteriovenous malformations. Based on 6368 cases in the cooperative study. J Neurosurg. 1966;25:219-39.

85. Ostergaard JR, Voldby B. Intracranial arterial aneurysms in children and adolescents. J Neurosurg. 1983;58:832-7.
86. Ostergaard JR. A long-term follow-up study of juvenile aneurysm patients. Acta Neurochir (Wien). 1985;77:103-9.
87. Kalani MY, Elhadi AM, Ramey W, Nakaji P, Albuquerque FC, McDougall CG et al. Revascularization and pediatric aneurysm surgery. J Neurosurg Pediatr. 2014;13:641-6.
88. Fulkerson DH, Voorhies JM, Payner TD, Leipzig TJ, Horner TG, Redelman K et al. Middle cerebral artery aneurysms in children: case series and review. J Neurosurg Pediatr. 2011;8:79-89.
89. David CA, Vishteh AG, Spetzler RF, Lemole M, Lawton MT, Partovi S. Late angiographic follow-up review of surgically treated aneurysms. J Neurosurg. 1999;91:396-401.
90. Sanai N, Quinones-Hinojosa A, Gupta NM, Perry V, Sun PP, Wilson CB et al. Pediatric intracranial aneurysms: durability of treatment following microsurgical and endovascular management. J Neurosurg. 2006;104:82-9.
91. Hetts SW, English JD, Dowd CF, Higashida RT, Scanlon JT, Halbach VV. Pediatric intracranial aneurysms: new and enlarging aneurysms after index aneurysm treatment or observation. Am J Neuroradiol. 2011;32:2017-22.
92. Koroknay-Pal P, Niemela M, Lehto H, Kivisaari R, Numminen J, Laakso A et al. De novo and recurrent aneurysms in pediatric patients with cerebral aneurysms. Stroke. 2013;44:1436-9.
93. Koroknay-Pál P, Laakso A, Lehto H, Seppä K, Kivisaari R, Hernesniemi J et al. Long-term excess mortality in pediatric patients with cerebral aneurysms. Stroke. 2012;43:2091-6.
94. Housepian EM, Pool JL. A systematic analysis of intracranial aneurysms from the autopsy file of the Presbyterian Hospital, 1914 to 1956. J Neuropathol Exp Neurol. 1958;17:409-23.
95. Allison JW, Davis PC, Sato Y, James CA, Haque SS, Angtuaco EJ et al. Intracranial aneurysms in infants and children. Pediatr Radiol. 1998;28:223-9.
96. Ventureyra EC, Higgins MJ. Traumatic intracranial aneurysms in childhood and adolescence. Case reports and review of the literature. Childs Nerv Syst. 1994;10:361-79.
97. Nakstad P, Nornes H, Hauge HN. Traumatic aneurysms of the pericallosal arteries. Neuroradiology. 1986;28:335-8.
98. Aspoas AR, de Villiers JC. Bacterial intracranial aneurysms. Br J Neurosurg. 1993;7:367-76.
99. Lee KS, Liu SS, Spetzler RF, Rekate HL. Intracranial mycotic aneurysm in an infant: report of a case. Neurosurgery. 1990;26:129-33.
100. Jordan LC, Johnston SC, Wu YW, Sidney S, Fullerton HJ. The importance of cerebral aneurysms in childhood hemorrhagic stroke: a population-based study. Stroke. 2009;40:400-5.
101. Garg K, Singh PK, Sharma BS, Chandra PS, Suri A, Singh M et al. Pediatric intracranial aneurysms: our experience and review of literature. Childs Nerv Syst. 2014;30:873-83.
102. Heiskanen O, Vilkki J. Intracranial arterial aneurysms in children and adolescents. Acta Neurochir (Wien). 1981;59:55-63.
103. Agid R, Souza MP, Reintamm G, Armstrong D, Dirks P, TerBrugge KG. The role of endovascular treatment for pediatric aneurysms. Childs Nerv Syst. 2005;21:1030-6.
104. Khurana VG, Meissner I, Sohni YR, Bamlet WR, McClelland RL, Cunningham JM et al. The presence of tandem endothelial nitric oxide synthase gene polymorphisms identifying brain aneurysms more prone to rupture. J Neurosurg. 2005;102:526-31.
105. Aeron G, Abruzzo TA, Jones BV. Clinical and imaging features of intracranial arterial aneurysms in the pediatric population. Radiographics. 2012;32(3):667-81.
106. Vasan R, Patel J, Sweeney JM, Carpenter AM, Downes K, Youssef AS et al. Pediatric intracranial aneurysms: current national trends in patient management and treatment. Childs Nerv Syst. 2013;29:451-6.
107. Pruvot AS, Curey S, Derrey S, Castel H, Proust F. Giant intracranial aneurysms in the paediatric population: Suggested management and a review of the literature. Neurochirurgie. 2016;62(1):20-4.

108. Hashimoto H, Iida J, Masui K, Yonezawa T, Sakaki T. Interlocking-clipping technique for giant aneurysms of the internal carotid artery: technical case report. Neurosurgery. 1997;40:1302-304.
109. Bowers C, Riva-Cambrin J, Couldwell WT. Efficacy of clip-wrapping in treatment of complex pediatric aneurysms. Childs Nerv Syst. 2012;28:2121-7.
110. Dashti R, Laakso A, Niemela M, Porras M, Hernesniemi J. Microscope integrated indocyanine green video-angiography in cerebrovascular surgery. Acta Neurochir Suppl. 2011;109:247-50.
111. Humphreys RP, Hendrick EB, Hoffman HJ. Childhood aneurysm: atypical features, atypical management. Concepts Pediatr Neurosurg. 1985;6:213-29.
112. Amacher AL, Drake CG, Ferguson GG. Posterior circulation aneurysms in young people. Neurosurgery. 1981;8:315-20.
113. Amacher LA, Drake CG. Cerebral artery aneurysms in infancy, childhood and adolescence. Childs Brain. 1975;1:72-80.
114. Herman JM, Rekate HL, Spetzler RF. Pediatric intracranial aneurysms: simple and complex cases. Ped Neurosurg. 1991;17:66-72.
115. Fargen KM, Mocco J, Neal D, Dewan MC, Reavey-Cantwell J, Woo HH et al. A multicenter study of stent-assisted coiling of cerebral aneurysms with a Y configuration. Neurosurgery. 2013;73:466-72.
116. Ducruet AF, Crowley RW, Albuquerque FC, McDougall CG. Reconstructive endovascular treatment of a ruptured vertebral artery dissecting aneurysm using the Pipeline embolization device. J Neurointerv Surg. 2013;5:e20.
117. Mawad ME, Cekirge S, Ciceri E, Saatci I. Endovascular treatment of giant and large intracranial aneurysms by using a combination of stent placement and liquid polymer injection. J Neurosurg. 2002;96:474-82.
118. Burrows AM, Zipfel G, Lanzino G. Treatment of a pediatric recurrent fusiform middle cerebral artery aneurysm with a flow diverter. J Neurointerv Surg. 2013;5:e47.
119. Cekirge HS, Saatci I, Geyik S, Yavuz K, Oztürk H, Pamuk G. Intrasaccular combination of metallic coils and onyx liquid embolic agent for the endovascular treatment of cerebral aneurysms. J Neurosurg. 2006;105:706-12.
120. Saraf R, Shrivastava M, Siddhartha W, Limaye U. Intracranial pediatric aneurysms: endovascular treatment and its outcome. J Neurosurg Pediatr. 2012;10:230-40.
121. Stiefel MF, Heuer GG, Basil AK, Weigele JB, Sutton LN, Hurst RW et al. Endovascular and surgical treatment of ruptured cerebral aneurysms in pediatric patients. Neurosurgery. 2008;63:859-65.
122. Zomorodi A, Bulsara KR, Friedman AH, Alexander MJ. Combined microsurgical and endovascular treatment of a giant left middle cerebral artery aneurysm. J Neurointerv Surg. 2010;2:213-6.
123. Kim LJ, Tariq F, Sekhar LN. Pediatric bypasses for aneurysms and skull base tumors: short- and long-term outcomes. J Neurosurg Pediatr. 2013;11:533-42.
124. Abla AA, Ducruet AF, Spetzler RF, Crowley RW, McDougall CG, Albuquerque FC. High-flow bypass and tandem microsurgical-endovascular occlusion of recurrent proximal middle cerebral artery aneurysms in a pediatric patient. J Neurosurg Pediatr. 2012;10:365-9.
125. Kaplan HA, Aronson SM, Browder EJ. Vascular malformations of the brain. An anatomical study. J Neurosurg. 1961;18:630-5.
126. Mullan S, Mojtahedi S, Johnson DL, Macdonald RL. Embryological basis of some aspects of cerebral vascular fistulas and malformations. J Neurosurg. 1996;85:1-8.
127. Takashima S, Becker LE. Neuropathology of cerebral arteriovenous malformations in children. J Neurol Neurosurg Psychiatry. 1980;43:380-5.
128. Al-Jarallah A, Al-Rifai MT, Riela AR, Roach ES. Nontraumatic brain hemorrhage in children: etiology and presentation. J Child Neurol. 2000;15:284-9.
129. Jordan LC, Hillis AE. Hemorrhagic stroke in children. Pediatr Neurol. 2007;36:73-80.
130. Meyer-Heim AD, Boltshauser E. Spontaneous intracranial haemorrhage in children: aetiology, presentation and outcome. Brain Dev. 2003;25:416-21.

131. Brown RD Jr, Wiebers DO, Torner JC, O'Fallon WM. Frequency of intracranial hemorrhage as a presenting symptom and subtype analysis: a population based study of intracranial vascular malformations in Olmsted County, Minnesota. J Neurosurg. 1996;85:29-32.
132. Graf CJ, Perret GE, Torner JC. Bleeding from cerebral arteriovenous malformations as part of their natural history. J Neurosurg. 1983;58:331-37.
133. Perret G, Nishioka H. Report on the cooperative study of intracranial aneurysms and subarachnoid hemorrhage. Arteriovenous malformations. An analysis of 545 cases of craniocerebral arteriovenous malformations and fistulae reported to the cooperative study. J Neurosurg. 1966;25:467-90.
134. Svien HJ, McRae JA. Arteriovenous anomalies of the brain. Fate of patients not having definitive surgery. J Neurosurg. 1965;23:23-8.
135. Klimo P Jr, Rao G, Brockmeyer D. Pediatric arteriovenous malformations: a 15-year experience with an emphasis on residual and recurrent lesions. Childs Nerv Syst. 2007;23:31-7.
136. Maher CO, Scott RM. Linear vein-based arteriovenous malformations in children. J Neurosurg Pediatr. 2009;4:12-6.
137. Bristol RE, Albuquerque FC, Spetzler RF, Rekate HL, McDougall CG et al. Surgical management of arteriovenous malformations in children. J Neurosurg. 2006;105:88-93.
138. Darsaut TE, Guzman R, Marcellus ML, Edwards MS, Tian L, Do HM et al. Management of pediatric intracranial arteriovenous malformations: experience with multimodality therapy. Neurosurgery. 2011;69:540-56.
139. Di Rocco C, Tamburrini G, Rollo M. Cerebral arteriovenous malformations in children. Acta Neurochir. 2000;142:145-56.
140. Hoh BL, Ogilvy CS, Butler WE, Loeffler JS, Putman CM, Chapman PH. Multimodality treatment of nongalenic arteriovenous malformations in pediatric patients. Neurosurgery. 2000;47:346-57.
141. Humphreys RP, Hoffman HJ, Drake JM, Rutka JT. Choices in the 1990s for the management of pediatric cerebral arteriovenous malformations. Ped Neurosurg. 1996;25:277-85.
142. Geibprasert S, Pereira V, Krings T, Jiarakongmun P, Lasjaunias P, Pongpech S. Hydrocephalus in unruptured brain arteriovenous malformations: pathomechanical considerations, therapeutic implications, and clinical course. J Neurosurg. 2009;110:500-7.
143. Crawford PM, West CR, Chadwick DW, Shaw MD. Arteriovenous malformations of the brain: natural history in unoperated patients. J Neurol Neurosurg Psychiatry. 1986;49:1-10.
144. Hernesniemi JA, Dashti R, Juvela S, Väärt K, Niemelä M, Laakso A. Natural history of brain arteriovenous malformations: a long-term follow-up study of risk of hemorrhage in 238 patients. Neurosurgery. 2008;63:823-9.
145. Celli P, Ferrante L, Palma L, Cavedon G. Cerebral arteriovenous malformations in children. Clinical features and outcome of treatment in children and in adults. Surg Neurol. 1984;22:43-9.
146. Mullan S, Mojtahedi S, Johnson DL, Macdonald RL. Cerebral venous malformation - arteriovenous malformation transition forms. J Neurosurg. 1996;85:9-13.
147. Chin LS, Raffel C, Gonzalez-Gomez I, Giannotta SL, McComb JG. Diffuse arteriovenous malformations: a clinical, radiological, and pathological description. Neurosurgery. 1992;31:863-868.
148. Putman CM, Chaloupka JC, Fulbright RK, Awad IA, White RI Jr, Fayad PB. Exceptional multiplicity of cerebral arteriovenous malformations associated with hereditary hemorrhagic telangiectasia (Osler-Weber-Rendu syndrome). Am J Neuroradiol. 1996;17:1733-42.
149. Bhattacharya JJ, Luo CB, Suh DC, Alvarez H, Rodesch G, Lasjaunias P. Wyburn-Mason or Bonnet-Dechaume-Blanc as cerebrofacial arteriovenous metameric syndromes (CAMS). A new concept and a new classification. Interv Neuroradiol. 2001;7:5-17.
150. van Beijnum J, van der Worp HB, Schippers HM, van Nieuwenhuizen O, Kappelle LJ, Rinkel GJ, et al. Familial occurrence of brain arteriovenous malformations: a systematic review. J Neurol Neurosurg. Psychiatry. 2007;78:1213-7.

151. Husson B, Lasjaunias P. Radiological approach to disorders of arterial brain vessels associated with childhood arterial stroke-a comparison between MRA and contrast angiography. Pediatr Radiol. 2004;34:10-5.
152. Jordan LC, Jallo GI, Gailloud P. Recurrent intracerebral hemorrhage from a cerebral arteriovenous malformation undetected by repeated noninvasive neuroimaging in a 4-year-old boy. Case report. J Neurosurg Pediatr. 2008;1:316-9.
153. Gerosa MA, Cappellotto P, Licata C, Iraci G, Pardatscher K, Fiore DL. Cerebral arteriovenous malformations in children (56 cases). Childs Brain. 1981;8:356-71.
154. Forster DM, Steiner L, Hakanson S. Arteriovenous malformations of the brain: a long-term clinical study. J Neurosurg. 1972;37:562-70.
155. Spetzler RF, Martin NA. A proposed grading system for arteriovenous malformations. J Neurosurg. 1986;65:476-83.
156. Hladky JP, Lejeune JP, Blond S, Pruvo JP, Dhellemmes P. Cerebral arteriovenous malformations in children: report on 62 cases. Childs Nerv Syst. 1994;10:328-33.
157. Kiris T, Sencer A, Sahinbas M, Sencer S, Imer M, Izgi N. Surgical results in pediatric Spetzler-Martin grades I-III intracranial arteriovenous malformations. Childs Nerv Syst. 2005;21:69-74.
158. Lasjaunias P, Hui F, Zerah M, Garcia-Monaco R, Malherbe V, Rodesch G et al. Cerebral arteriovenous malformations in children. Management of 179 consecutive cases and review of the literature. Childs Nerv Syst. 1995;11:66-79.
159. Schaller C, Schramm J. Microsurgical results for small arteriovenous malformations accessible for radiosurgical or embolization treatment. Neurosurgery. 1997;40:664-72.
160. Ferch RD, Morgan MK. High-grade arteriovenous malformations and their management. J Clin Neurosci. 2002;9:37-40.
161. Mullan S. Reflections upon the nature and management of intracranial and intraspinal vascular malformations and fistulae. J Neurosurg. 1994;80:606-16.
162. Frizzel RT, Fisher WS 3rd. Cure, morbidity, and mortality associated with embolization of brain arteriovenous malformations: a review of 1246 patients in 32 series over a 35-year period. Neurosurgery. 1995;37:1031-9.
163. Andrade-Souza YM, Ramani M, Scora D, Tsao MN, terBrugge K, Schwartz ML. Embolization before radiosurgery reduces the obliteration rate of arteriovenous malformations. Neurosurgery. 2007;60:443-51.
164. Nagy G, Rowe JG, Radatz MW, Hodgson TJ, Coley SC, Kemeny AA. A historical analysis of single-stage Gamma Knife radiosurgical treatment for large arteriovenous malformations: evolution and outcomes. Acta Neurochir. 2012;154:383-94.
165. Orbach DB, Stamoulis C, Strauss KJ, Manchester J, Smith ER, Scott RM, et al. Neurointerventions in children: radiation exposure and its import. Am J Neuroradiol. 2014;35:650-6.
166. Niranjan A, Lunsford LD. A brief history of arteriovenous malformation radiosurgery. Prog Neurol Surg. 2013;27:1-4.
167. Walcott BP, Hattangadi-Gluth JA, Stapleton CJ, Ogilvy CS, Chapman PH, Loeffler JS. Proton beam stereotactic radiosurgery for pediatric cerebral arteriovenous malformations. Neurosurgery. 2014;74:367-73.
168. Potts MB, Sheth SA, Louie J, Smyth MD, Sneed PK, McDermott MW et al. Stereotactic radiosurgery at a low marginal dose for the treatment of pediatric arteriovenous malformations: obliteration, complications, and functional outcomes. J Neurosurg Pediatr. 2014;14:1-11.
169. Han PP, Ponce FA, Spetzler RF. Intention-to-treat analysis of Spetzler-Martin grades IV and V arteriovenous malformations: natural history and treatment paradigm. J Neurosurg. 2003;98:3-7.
170. Weil AG, Li S, Zhao JZ. Recurrence of a cerebral arteriovenous malformation following complete surgical resection: a case report and review of the literature. Surg Neurol Int. 2011;2:2152-7806.

171. Oliveira RS, Machado HR. Neurocirurgia Pediátrica: Estratégias e Fundamentos. Rio de Janeiro: Editora Di Livros, 2009.
172. Junqueira PA, Moura-Ribeiro MVL. Síndrome de Down e Moyamoya: estudo através de metanálise. Arq Neuro-Psiquiatr. 2002;60(2A):274-80.

CAPÍTULO 10

TROMBOSE SINOVENOSA CEREBRAL

10.1 • Trombose Sinovenosa Cerebral na Criança

Katia Maria Ribeiro Silva Schmutzler

INTRODUÇÃO

A trombose sinovenosa cerebral (TSVC) é doença cerebrovascular (DCV) causada pela oclusão dos seios venosos e/ou das veias cerebrais por trombos. Rara, porém grave, afeta crianças desde o período neonatal até a infância e a adolescência. Tem incidência de 0,67 casos a cada 100.000 habitantes ao ano.[1,2] Esses números provavelmente subestimam a verdadeira incidência por várias razões. Crianças com TSVC, particularmente neonatos, com frequência apresentam sintomas e sinais neurológicos não focais e o diagnóstico pode não ser identificado. Antigas técnicas de imagem, a anatomia variável dos canais sinovenosos e a rápida recanalização são fatores que podem contribuir para o subdiagnóstico. Apesar dos números relativamente baixos, a incidência está aumentando com o aparecimento de novas tecnologias e uso de ressonância magnética (RM).[3,4]

Ocorre particularmente em neonatos do sexo masculino, mas sua incidência aumenta também na puberdade em razão de alterações hormonais, uso de contraceptivos e gravidez, sendo mais frequente em mulheres (proporção de 3 a 5 casos para 1). As causas são diversas e altamente dependentes da idade. Apresenta-se com cefaleia, convulsões e alterações focais em exame neurológico. As causas infecciosas representam a etiologia mais frequentemente encontrada, sendo importante o tratamento precoce e adequado em otorrinolaringologia e infecções cerebromeníngeas para a prevenção. A terapia anticoagulante em criança tem-se mostrado eficaz na redução da morbimortalidade. Estudo retrospectivo com 71 crianças, divididas em 3 grupos (0-28 dias, 29 dias-1 ano e 1-18 anos), entre 1999 e 2006, diagnosticadas por tomografia computadorizada (TC), angio-TC, RM e angio-RM, revelou que 48% das TSVCs ocorreram em neonatos. Essa propensão é explicada pela deficiência de mecanismos de proteção, em razão da imaturidade cerebral, além da presença de fatores protrombóticos e doença perinatal e/ou pós-natal.[5] Estudos prospectivos randomizados controlados são necessários para estabelecer *guidelines* à população pediátrica.

FATORES DE RISCO E MANIFESTAÇÕES CLÍNICAS

Os fatores de risco e as características clínicas da TSVC, na criança, dependem da idade de apresentação. Embora haja considerável sobreposição nos fatores de risco para TSVC neonatal e infantil, existem diferenças específicas entre os grupos. No contexto da tríade de Virchow: desaceleração ou estase do fluxo sanguíneo, lesão ou rompimento da parede do vaso e perturbação dos componentes do sangue que afetam a formação e a lise do coágulo, baseiam-se as manifestações clínicas. Os sintomas podem ocorrer tanto pela oclusão dos vasos como pela hipertensão intracraniana (HIC) secundária. Em pacientes com oclusão de veias cerebrais pode ocorrer edema localizado e infarto venoso.[6]

Os RNs apresentam, frequentemente, convulsões e letargia, ocorrência das crises predominantemente na primeira semana de vida e poucos continuam a ter convulsões além do período neonatal. Em lactentes com extensa oclusão venosa, veias dilatadas do couro cabeludo e fontanela protuberante com suturas cranianas abertas podem acompanhar as características neurológicas. Em crianças pré-escolares e escolares, predominam cefaleia e paralisia de nervos cranianos.

Em 85% dos pacientes são identificados fatores de risco para trombose. A TSVC em neonatos, lactentes e crianças é, muitas vezes, multifatorial na etiologia, com uma comorbidade ou enfermidade predisponente identificada em até 95% das pessoas afetadas (Fig. 10.1-1).

Principais fatores de risco envolvidos incluem:[2,3,7]

- *Fatores trombóticos:* incluem mutação no gene da protrombina, fator V de Leiden, deficiências de proteína C e antitrombina, já a hiper-homocisteinemia apresenta relação controversa com a TSVC.
- *A gestação:* principalmente no último trimestre e período de pós-parto recente são de risco particularmente aumentado, com 12 casos a cada 100 mil partos.
- *Uso de contraceptivos orais:* especialmente contraceptivos de terceira geração que contêm, em sua composição, gestodeno ou desogestrel.
- *Quadros neoplásicos:* têm associação a aumento do risco de quadros tromboembólicos venosos incluindo TSVC.
- *Quadros infecciosos:* sinusite, otite e mastoidite podem evoluir com trombose de seio sigmoide ou seios transversos adjacentes e representam de 6 a 12% de todas as tromboses venosas cerebrais.

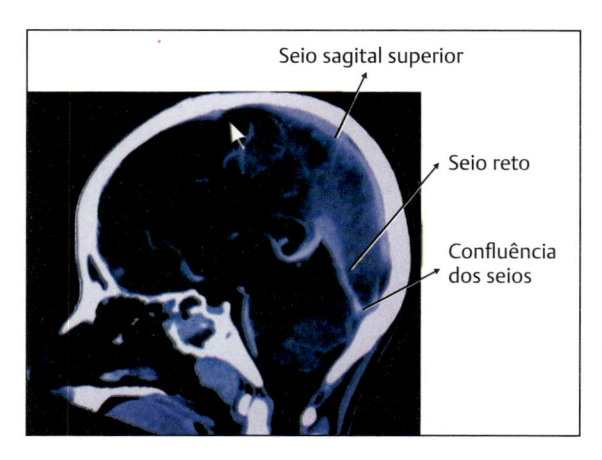

Fig. 10.1-1. Angio-TC – sagital, sexo feminino, 12 anos, celulite orbitária, sintomas de HIC por trombose de seio sagital superior (*seta branca*).

- *Causas mecânicas:* como traumatismo craniano, procedimentos neurocirúrgicos, manipulação ou trauma de seios venosos ou veias jugulares e, ainda, punção lombar (a cefaleia nos pacientes com TSVC não se altera com a posição e persiste além de alguns dias, ao contrário da cefaleia associada à punção).
- *Síndrome nefrótica:* na criança está associada a estado de hipercoagulabilidade e complicações tromboembólicas. É complicação rara, grave e localizada no seio longitudinal superior de forma isolada (por se tratar de um sistema de drenagem de baixa pressão e pela ausência de válvulas). A existência de sintomas ou sinais neurológicos em criança com síndrome nefrótica deverá levantar sempre a suspeita de TSVC,[1] conforme mostra o Quadro 10.1-1.[3,7]

Quadro 10.1-1. Fatores de Risco para o Desenvolvimento de TSVC

Congênitas
- Deficiência de anticoagulantes naturais
  - Proteína C, proteína S, antitrombina III e plasminogênio
- Resistência ao cofator de proteólise
  - Mutação do fator V de Leiden
- Aumento de substâncias pró-coagulantes
  - Mutação da protrombina (G20210A)
  - Elevação do fator VIII
  - Disfibrinogenemias hereditárias
- Lesão endotelial
  - Homocisteinemia

Adquiridos
- Obstruçao do fluxo
- Cateter
- Próteses vasculares
- Gestação

Hiperviscosidade (policitemia, desidratação)
- Imobilização prolongada
- Trauma (incluindo exercício e cirurgia)
- Inflamação
  - Doença autoimune (doença inflamatória intestinal, doença de Behçet, lúpus eritematoso sistêmico, entre outras)
  - Infecção
  - Vasculites

Estados de hipercoagulabilidade
- Gestação
- Neoplasias malignas
- Síndrome do anticorpo antifosfolipídeo (SAF)
- Síndrome nefrótica
- Uso de anticoncepcionais orais
- Medicamentos (L-asparaginase)
- Elevação do fator VIII

Outras situações menos frequentes
- Hemoglobinúria paroxística noturna

No RN o fator predisponente mais frequente é a encefalopatia hipóxico-isquêmica (EHI), que apresenta considerável índice de morbimortalidade.[8]

Em estudo com 160 crianças com TSVC (69 neonatos e 91 não neonatos), com idade variando de RN (idade gestacional maior que 36 semanas) aos 18 anos, foi observado que a doença aguda sistêmica esteve presente em 84% dos RNs e, destes, cerca de 51% apresentaram complicações perinatais (*hipóxia em 30 casos*, ruptura prematura de membrana, infecção materna e diabetes gestacional) e 30% com desidratação como fator de risco.[2,9]

ANATOMIA E FISIOLOGIA DO SISTEMA VENOSO EM NEONATOS E CRIANÇAS

Os seios e veias estão dentro do espaço subaracnóideo. As vilosidades aracnóideas penetram nos seios venosos da dura-máter e concentram-se no seio sagital superior, importante à absorção e drenagem do líquido cefalorraquidiano. A drenagem venosa é obtida por dois sistemas: **o superficial e o profundo**. O sistema de drenagem superficial é composto por veias corticais superficiais, seio sagital superior, confluência de veias, seio transverso direito (dominante na maioria dos indivíduos), seio sigmoide e veia jugular interna. O sistema venoso profundo consiste nas veias basais, que drenam o sangue dos gânglios da base e da matriz germinativa em neonatos prematuros, o sistema galênico com as duas veias cerebrais internas que formam a veia de Galeno, o seio reto, a veia basal de Rosenthal e a tórcula. As principais vias de drenagem incluem as veias jugulares internas (VJI) e as vias venosas extrajugulares colaterais, como o plexo vertebral venoso e as veias extracranianas.

Na posição supina assumida pelo RN, a VJI é a principal via de drenagem. No adulto, em posição de pé, o plexo vertebral venoso é a principal via de drenagem. As veias extracranianas são pequenas, poucas e não desempenham papel importante na drenagem venosa normal. No entanto, em certas condições em que há obstrução congênita crônica do fluxo venoso, como na craniossinostose, elas assumem papel central no fornecimento de uma via de saída extracraniana. Na maioria das crianças o seio cavernoso ainda não está conectado às veias cerebrais, resultando em menor reserva e maior vulnerabilidade dentro do sistema de drenagem venosa.

A compressão do seio sagital superior pelo osso occipital, ocasionada pelo decúbito dorsal do RN, tem sido implicada na etiologia da estase venosa e consequente trombose.

FISIOPATOLOGIA

Dois mecanismos estão envolvidos: 1) a oclusão vascular com consequente hipertensão intracraniana (HIC) secundária e 2) dificuldade na reabsorção liquórica.

Há o envolvimento de dois mecanismos de edema cerebral: **o mecanismo citotóxico** secundário, a isquemia com lesão da membrana celular e edema intracelular; **o mecanismo vasogênico**, a partir da alteração da barreira hematoencefálica e extravasamento do plasma sanguíneo para o espaço intersticial.

Quando ocorre oclusão dos seios venosos principais, o transporte do líquido cefalorraquidiano é alterado, com aumento da pressão venosa, diminuição da absorção do líquido cefalorraquidiano e, consequentemente, aumento da pressão intracraniana. Em geral, estes pacientes não desenvolvem hidrocefalia pelo fato de a obstrução ocorrer em ponto terminal do transporte, ao contrário de outras causas de obstrução do transporte liquórico.

O espectro de lesão cerebral na TSVC é mostrado na Figura 10.1-2. Varia de congestão venosa para lesão isquêmica parenquimatosa, que pode ser cortical ou subcortical, sendo que a maioria dos infartos parenquimatosos é hemorrágica. A hemorragia subaracnóidea e a subdural primária são menos observadas. No RN há associação entre hemorragia

```
Congestão venosa ──▶ Lesão parênquima cerebral ──▶ Hemorragia primária
         │                      │                           │
         ▼                      ▼                    ┌──────┴──────┐
Infarto venoso cortical/subcortical   NB/tálamos    Intra-        Extra-
         │                      │                parenquimatoso
   ┌─────┴─────┐                │                    │             │
   ▼           ▼                ▼                    ▼             ▼
  Leve    Hemorragia          Leve                  HIV         HSD/HSA
              │
              ▼
   Infarto venoso periventricular
```

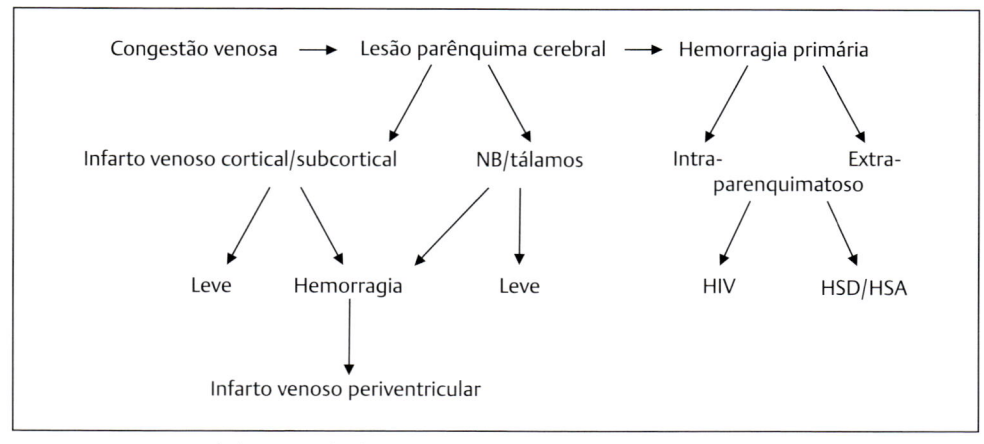

Fig. 10.1-2. Espectro de lesão cerebral na TSVC. NB: núcleos da base; HIV: hemorragia intraventricular; HSD: hemorragia subdural; HSA: hemorragia subdural.

intraventricular (HIV) e a TSVC. A trombose de seio sagital é a causa mais reconhecida de HIV sintomática (no RNPT) e está associada à hemorragia de gânglios da base e talâmica (no RNT). A trombose venosa profunda pode ser acompanhada por hemorragia nos ventrículos como resultado de bloqueio e hipertensão no sistema de drenagem venosa profunda. O acidente vascular cerebral isquêmico (AVCI) perinatal presumido é subgrupo de AVC perinatal e abrange o infarto focal, que pode ser venoso ou arterial, apresentando-se após o período neonatal. O infarto venoso perinatal é uma dessas síndromes de infarto periventricular que causa hemiplegia congênita.

É possível organizar dois grupos: neonatal e não neonatal.

Neonatal

Os neonatos constituem 48% de TSVC em crianças.[3] As condições associadas ao período neonatal apresentadas no Quadro 10.1-2 incluem condições maternas e perinatais; como o estado de hipercoagulabilidade materna associado à gravidez ou ao lúpus, os estresses mecânicos associados ao nascimento, *shunts* intracardíacos direita-esquerda, policitemia e o risco de desidratação nos primeiros dias de vida. Além disso, meningite e cardiopatias congênitas podem levar a TSVC. Em menor proporção, encontram-se as doenças de cabeça e pescoço, e causas não identificadas.[3,9]

Os neonatos possuem características peculiares como: diâmetro pequeno dos vasos, hematócrito elevado e sistema hemostático relativamente imaturo, o que os torna predisponentes a fenômenos trombóticos.[10] Os seios venosos superior e lateral são os mais

Quadro 10.1-2. Condições Associadas à Trombose Venosa Cerebral Neonatal

Condições maternas	Condições perinatais
Corioamnionite, diabetes, hipertensão	Aspiração de mecônio, Apgar < 7 no 5º min, intubação ao nascimento, infecção neonatal, policitemia, desidratação grave, pneumonia, cardiopatia congênita, CIVD, hérnia diafragmática congênita

comumente afetados. Até 30% dos pacientes têm possibilidade de hemorragia subsequente. A abordagem é expectante e o risco de recorrência é mínimo, mas a mortalidade é de 8 e 77% em neonatos.

É preciso alto índice de suspeita porque sinais focais e hemiparesias são infrequentes. A apresentação clínica é variada, podendo ser inespecífica nesta faixa etária e a diversidade de fatores predisponentes associados tornam o diagnóstico difícil e tardio.[11] As principais manifestações são hiperexcitabilidade, crises epilépticas acompanhadas de sinais neurológicos difusos como letargia, tremores e sinais focais, caracterizados por hemissíndrome e/ou comprometimento de nervos cranianos.[3] No entanto, 67% podem não apresentar déficit neurológico focal.[2,9] A ausência ou escassez de sinais focais se explica pela imaturidade cerebral. Hidrocefalia pode ser complicação da TSVC em razão do aumento da pressão venosa, que reduz o fluxo sanguíneo e a pressão da barreira hematoencefálica, resultando em edema vasogênico.[12]

Com o objetivo de estudar o diagnóstico por imagem associado aos aspectos clínicos da TSVC em RNs a termo (RNT) sem dano cerebral, numa revisão de 10 anos, a unidade de terapia intensiva neonatal (UTI) da Casa de Saúde São José no Rio de Janeiro, submeteu 2.547 recém-nascidos a ultrassonografia transfontanela (USTF) como procedimento de rotina da UTI, sendo em 10% associado a Dopplerfluxometria por indicações precisas. Nove RNTs foram diagnosticados como TSVC e foram excluídos 2 casos associados à meningite bacteriana e 3 por presença de lesão cerebral associada. Os 4 casos selecionados foram complementados com RM/ARM para confirmação diagnóstica. Todos os RNs foram do sexo masculino, com IG variando entre 37 e 41 semanas (média de 39 semanas), peso variando entre 3.010 e 4.085 g (média de 3.548 g), e índice de Apgar no primeiro minuto entre 2 e 8 (média de 5) e no quinto minuto entre 7 e 9 (média de 8). O Doppler e a ARM estavam alterados em 100% dos casos. Dos aspectos clínicos, a hipóxia (100%) e a convulsão precoce (100%) predominaram, com potencial evocado alterado em 50% dos casos. Na avaliação do neurodesenvolvimento, todas as áreas estiveram dentro da normalidade até a última avaliação. Neste estudo, a USTF associada ao Doppler foi capaz de identificar as alterações de TSVC.[8]

A *International Pediatric Stroke Study* (IPSS), no período de 2003 a 2007, incluiu 341 RNTs que apresentaram sintomas neurológicos ou sinais de doença sistêmica e evidências de neuroimagem de trombo ou interrupção de fluxo dentro do sistema venoso cerebral. Destes, 84 apresentaram TSVC isolada. Os achados de neuroimagem, disponíveis em 67/84 neonatos, incluíram infarto isquêmico venoso em 5, infarto hemorrágico ou outra hemorragia intracraniana em 13, infarto e hemorragia em 26 e ausência de lesões parenquimatosas em 23. Dados do tratamento, disponíveis em 81/84 recém-nascidos, incluíram medicações antitrombóticas em 52% (n = 43), compreendendo heparina (n = 14), heparina de baixo peso molecular (n = 34), varfarina (n = 1) e aspirina (n = 2).[9]

Em estudo retrospectivo com base na revisão de prontuários dos últimos 15 anos em RNs com diagnóstico de trombose neonatal no período de 2003 a 2018 no CAISM/UNICAMP, de 21 RNs com trombose, 5 (23%) apresentaram localização de trombose sinovenosa cerebral. Os fatores de risco maternos e neonatais observados foram: trombofilia materna, mãe com uso de substância psicoativa, desidratação hipernatrêmica, tocotraumatismo e sepse. A média de idade gestacional foi 38 semanas. Apenas um paciente apresentou Apgar < 7 no 5° minuto. Os sintomas mais frequentes foram (Fig. 10.1-3): hemissíndrome (Fig. 10.1-4), crise convulsiva e hiperexcitabilidade. O USTF foi alterado em 3 casos, com alterações de ecogenicidade localizadas no território afetado. A principal localização da

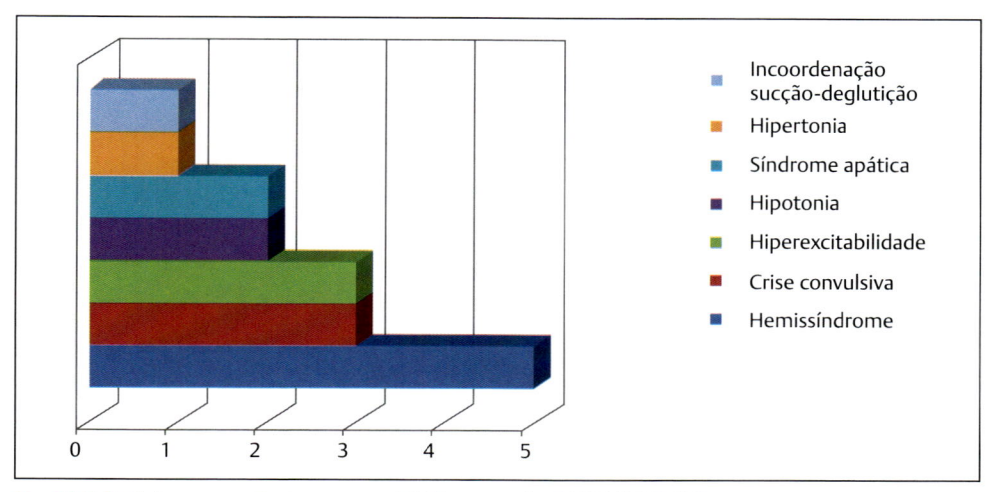

Fig. 10.1-3. Sintomas em 5 crianças com TSVC neonatal – CAISM/UNICAMP.

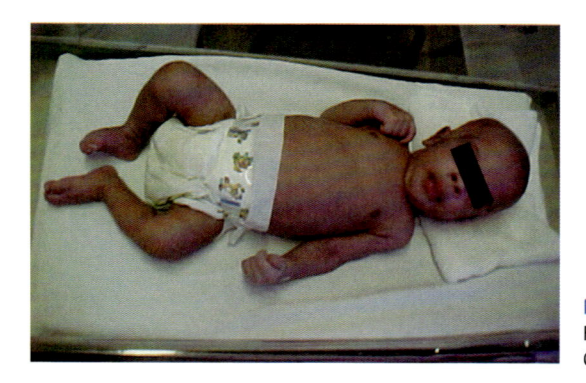

Fig. 10.1-4. Hemissíndrome esquerda em RNT com 10 dias de vida e TSVC neonatal – CAISM/UNICAMP.

trombose detectada por RM (padrão-ouro para detecção de TSVC) foi o seio transverso. Três crianças continuam em acompanhamento ambulatorial no serviço, todas sintomáticas: hemissíndrome, ADNPM global e autismo.

Não Neonatal

Nesse grupo etário os fatores de risco relevantes são as doenças infecciosas de cabeça e pescoço (otite, sinusite, mastoidite), principalmente nos pré-escolares e, ainda, as doenças crônicas do colágeno, hematológicas, e o câncer infantil.[6,13]

Os estados protrombóticos, como causa ou fator coadjuvante de trombose, têm sua importância determinada tanto pelo potencial risco de recorrência do evento quanto pela necessidade de terapia específica e *screening* familiar. As trombofilias podem ser congênitas ou adquiridas, sendo as mais frequentes o fator V de Leiden e o anticorpo anticardiolipina. Outras anormalidades incluem: deficiência de plasminogênio, antitrombina III (ATIII), deficiência de proteínas S e C e mutação para o gene da protrombina.[5]

Várias doenças hepáticas, renais, intestinais e infecciosas podem levar à deficiência adquirida de proteínas S e C, culminando com eventos trombóticos. A presença de múltiplos déficits de proteínas de coagulação é mais consistente com doença protrombótica adquirida do que congênita.[2,6,10]

As principais manifestações clínicas são apresentadas no Quadro 10.1-3: cefaleia, alteração do nível de consciência, tremores, papiledema, sinais focais, como convulsões, hemiparesia, alterações visuais, da fala e comprometimento de nervos cranianos.[8] Em estudo retrospectivo recente (Janeiro de 2008 a outubro de 2018) foram identificadas 12 crianças com TSVC; cujas idades variaram entre 1 mês e 15 anos (média de 6,4 anos); o início dos sintomas foi agudo em 7. As principais apresentações clínicas foram: convulsões (7), sinais neurológicos focais (7) e sinais de HIC (6). A etiologia foi infecciosa em 6 pacientes com 1 caso de desidratação, 2 casos de doença sistêmica e homocistinúria e a etiologia permaneceu desconhecida em 2 pacientes. O tratamento antitrombótico foi iniciado em 7 crianças e teve boa evolução clinicorradiológica em 5. Evolução fatal ocorreu em 2 crianças e outras 3 com sequelas neurológicas. O impacto dos anticoagulantes foi comprovado apesar da falta de protocolo terapêutico padronizado.[3]

Embora rara, a TSVC pode ocorrer no pré-natal já no segundo trimestre, sendo detectável por US fetal em tempo real e Doppler colorido, sendo a fossa posterior a localização mais frequente. Pode ocorrer em associação a malformações durais, como *shunts* arteriovenosos durais. As características de imagem mimetizam tumor intracraniano, como mostra a Figura 10.1-5.

Quadro 10.1-3. Sintomas e Sinais da TSVC em Crianças (Não Neonatal)

Convulsões (focais, generalizadas)
Nível de consciência deprimido e coma
Letargia
Náusea
Vômito
Dor de cabeça
Deficiência visual (obscurecimentos transitórios, redução da acuidade, cegueira)
Papiledema
Hemiparesia
Perda hemissensorial
Ataxia
Comprometimento da fala, mutismo
Paralisias do nervo craniano (VI)
Sintomas psiquiátricos agudos

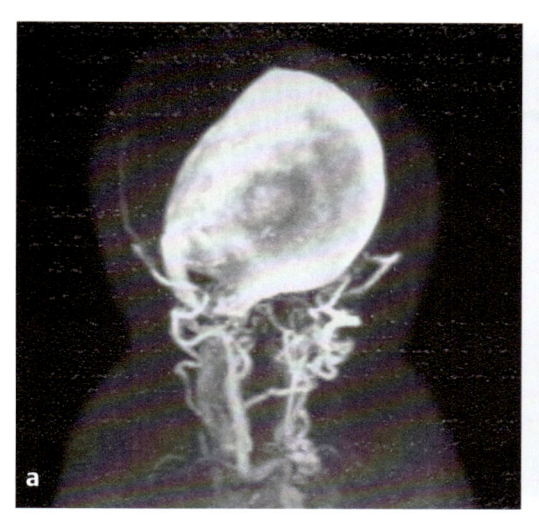

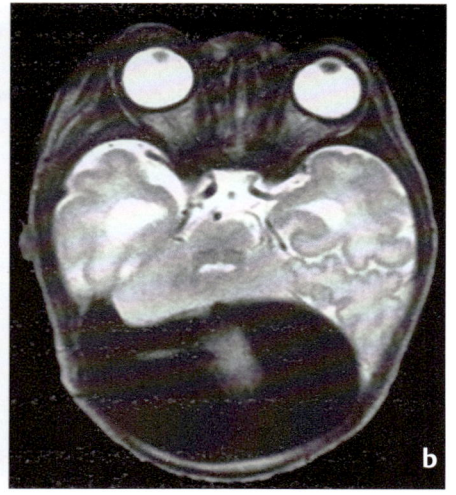

Fig. 10.1-5. (**a**, **b**) Malformação arteriovenosa com dilatação da tórcula de Herophili, caracterizando **fístula dural congênita do seio transverso**, em RNT (IG: 37 semanas), nascido no CAISM/UNICAMP, parto cesárea por patologia fetal (malformação vascular em linha média ocupando toda a fossa posterior e repercussão cardíaca intraútero por cardiomegalia dilatada com insuficiência cardíaca). PN: 2.870 g, PC: 37,5 cm, Apgar 8/8, sopro audível em região occipital e fontanela posterior ampla. USTF: imagem ovalar anecoica (6,2 × 6,4 cm), em lobo occipital esquerdo, ultrapassando linha média e estudo Doppler mostrava fluxo turbilhonado em seu interior. Exame neurológico: hemissíndrome à direita e hiperexcitabilidade.

LOCALIZAÇÃO

A drenagem venosa dos hemisférios cerebrais é dividida nos sistemas superficial e profundo. O sistema superficial consiste no seio sagital superior, seios transversais, seios torculares, sigmoides e veias jugulares internas. O sistema profundo consiste nas veias basais profundas que drenam para as veias cerebrais internas pareadas que se unem ao seio sagital inferior e, então, drenam para a veia de Galeno, o seio reto e o torcular. É frequente o acometimento dos seios venosos superficiais. **O seio sagital superior é mais envolvido na faixa etária neonatal, e o seio transverso, nas outras idades.**

De forma geral, têm sido descritas como principais localizações e sua frequência (muitas vezes múltiplas localizações das TSVCs ocorrem em um único paciente): seio sagital superior (60%), seio reto (15 a 20%), veias corticais internas (17%), seio transverso (16%), veias jugulares, veias de Galeno ou veias cerebrais internas (11%), sistema venoso profundo (4 a 8%), mostrado na Figura 10.1-2.

DIAGNÓSTICO

Os exames complementares são utilizados com diferentes propósitos: confirmação da presença do trombo, determinação dos fatores de risco e monitorização dos agentes anticoagulantes.

Testes Laboratoriais para Trombofilia[7,10]

1. *DNA para investigação:* FV Leiden (FV R506Q); mutação de protrombina (20210A).

2. *Após 6 meses do episódio agudo (com retirada da anticoagulação):* dosagem de proteínas S, C, ATIII, FXI e fibrinogênio. Para confirmação diagnóstica de deficiência de proteína S, deve-se repetir a dosagem 1 ano após a primeira.
3. *Síndrome do anticorpo antifosfolipídeo (SAF):* pesquisa de anticoagulante circulante, anticorpo anticardiolipina e investigação da mãe do RN com diagnóstico confirmado de trombose.

No Quadro 10.1-4 apresentamos os principais testes para a pesquisa de trombofilias.[10,14]

Neuroimagem

Para o diagnóstico neurorradiológico é necessário?: 1) alto índice de suspeita do diagnóstico na fase aguda para que a imagem seja realizada precocemente, pois os seios venosos podem-se recanalizar antes da detecção e 2) uma boa relação entre a equipe de médicos com os neurorradiologistas, para que se busquem exames de neuroimagem e investigações definitivos (Quadro 10.1-5).

O exame de escolha para o diagnóstico é a ressonância magnética de encéfalo (RM) com venografia, a tomografia pode ser usada como exame inicial, mas sua utilidade é, principalmente, excluir diagnósticos alternativos. A veno-TC cerebral parece ser uma boa alternativa à RM para o diagnóstico de TSVC. Classicamente o diagnóstico era realizado ou excluído com base na angiografia de subtração digital (ASD), um exame que agora raramente é utilizado pelas suas potenciais complicações.

A Tomografia Computadorizada Contrastada (TC)

Pode ser normal em até 50% dos casos.[4,13] Com contraste, aparecem veias tributárias meníngeas e colaterais proeminentes (sinal da corda) junto ao seio obliterado. Há, ainda, o "sinal

Quadro 10.1-4. Testes Laboratoriais para Pesquisa de Trombofilias

Trombofilia	Técnica laboratorial
Nível 1	
• Deficiência de proteína C • Deficiência de proteína S • Deficiência de antitrombina • Mutação do fator V de Leiden • Mutação da protrombina G20210A • Hiper-homocisteinemia • Elevação de lipoproteína A • Síndrome do anticorpo antifosfolipídeo • Elevação do fator VIII	• Ensaio cromogênico funcional ou ensaio antigênico • Ensaio antigênico ou imunoenzimático para quantificação de proteína S livre e total • Ensaio cromogênico funcional ou ensaio antigênico • PCR ou ensaio antigênico • PCR • Homocisteína sérica • ELISA • Anticoagulante lúpico e testes confirmatórios utilizando fosfolipídeo exógenos ELISA IgM e IgG anticardiolipina e anti-beta-2-glicoproteína 1 • Ensaio antigênico ou cromogênico
Nível 2	
• Disfibrinogemia • Elevação do fator IX, fator XI	• Tempo de trombina, ensaio antiagênico ou imunológico • Ensaio antiagênico

Quadro 10.1-5. Diagnóstico de Trombose Sinovenosa e Nível de Evidência

Diagnóstico de trombose sinovenosa	Nível de evidência
Alto índice de suspeita em crianças com transtorno preexistente associado	IC
Alto índice de suspeita em crianças com cefaleia, convulsões, coma	IC
TC simples	IC
RM (T1, T2, T2, FLAIR)	IC
RM com contraste	CII
RM ponderada por difusão	CII
Venografia por TC	CII
Venografia por RM	CII
Venografia de contraste por RM	CII
Doppler transcraniano	CII
Angiografia por subtração digital convencional	CII

TC: tomografia computadorizada; FLAIR: recuperação de inversão atenuada por fluido; RM: ressonância magnética.

do delta vazio", ou seja, o seio aparece hiperdenso, pelo preenchimento do contraste, com área hipodensa central, correspondendo ao trombo. Podem ocorrer falso-positivos como resultado do elevado hematócrito neonatal, da substância branca hipomielinizada e do fluxo venoso mais lento, que mimetiza o sinal do delta no seio sagital superior.[15,16] As lesões parenquimatosas evidenciadas são os infartos isquêmicos (Fig. 10.1-5) e hemorrágicos, sendo estes últimos a apresentação mais comum no período neonatal, e sangramentos extraparenquimatosos (subdural, subaracnóideo ou intraventricular) em menor incidência (9%). Num estudo retrospectivo, as alterações encontradas em TC, listadas por ordem de frequência, foram o seio lateral (seio transverso e sigmoide) hiperdenso em 20 doentes (46%), sinal do delta em 15 (35%), alterações do parênquima em 14 (32%), sinal da corda em 7 (16%), hemorragia subaracnóideia em 6 (14%) e hematoma subdural em 3 doentes (7%) (Fig. 10.1-6).

A Angio-TC Cerebral (Estudo Venoso)
Trata-se de boa alternativa para o diagnóstico de TVC, pela rapidez e maior disponibilidade. Pode ser definida como exame de TC com contraste e aquisição helicoidal com cortes inframilimétricos, programada de forma a maximizar a quantidade de contraste presente no sistema venoso cerebral. Sua utilização em doentes com patologia venosa cerebral foi avaliada, tendo sido considerada pelo menos equivalente à RM no diagnóstico de TSVC.

A Ressonância Magnética (RM)
Com angiografia (fase venosa) é o exame de escolha por não ser invasiva e demonstrar com fidedignidade a extensão do trombo.[3,9,13] É capaz de avaliar o tempo de formação do trombo, pois sua composição e, consequentemente, suas propriedades, variam ao longo da evolução do quadro. Nos casos crônicos, pelo processo de recanalização, o diagnóstico pode ser difícil. Os achados variam com a idade do trombo. Trombos hiperagudos são isointensos ao córtex em T1. Os trombos são hiperintensos em T1 e hipointensos em T2. Os trombos subagudos são hiperintensos em todas as sequências. Na trombose crônica, há fibrose do seio com veias tributárias proeminentes. As alterações parenquimatosas da

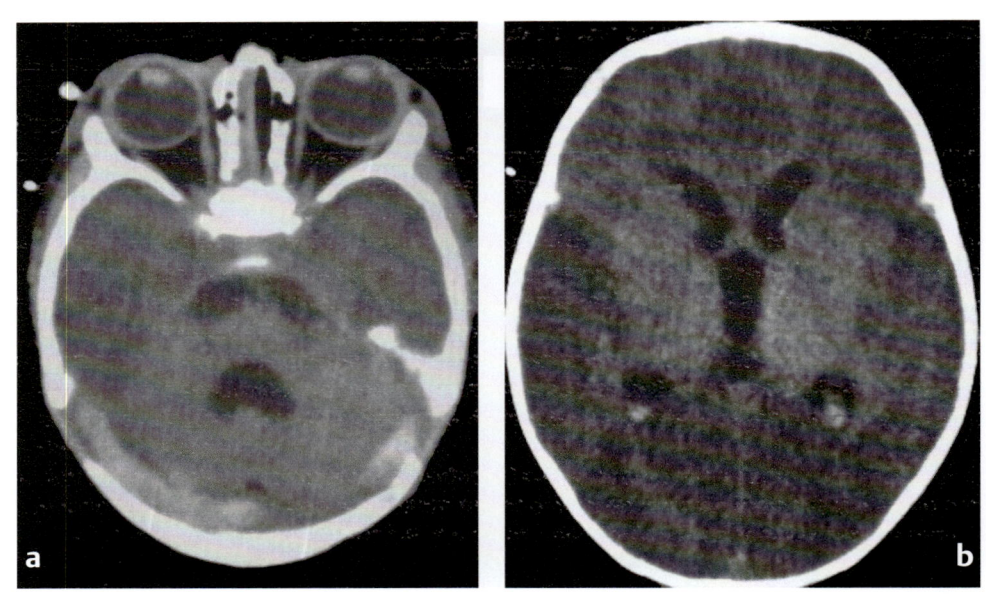

Fig. 10.1-6. TC axial com contraste (**a**), em RNT com 15 dias de vida, com estenose hipertrófica do piloro, vômitos, desidratação hipernatrêmica, crises convulsivas. (**a**) Interrupção do fluxo do seio transverso. (**b**) Extensa área de infarto cerebral.

substância branca podem ser focais ou difusas. Há, também, alteração do sinal da substância cinzenta profunda e infartos hemorrágicos que não respeitam territórios vasculares. Os falso-negativos podem ocorrer nos primeiros 5 dias. A imagem, inicialmente, revela sinais isointensos em T1 e hipointensos em T2 dos seios com trombose, posteriormente após os primeiros 5 dias de evolução os trombos venosos se tornam mais evidentes, sendo o sinal hipertenso em T1 e T2. A angiorressonância venosa demonstrará a ausência de fluxo nos seios cerebrais, mas muitas vezes o achado pode ser confundido como variação do normal.

Angiografia Cerebral Digital
É solicitada na suspeita de falso-negativo à RM, como na TSVC de veias corticais. Sugere-se novo estudo com RM, entre 3 e 9 meses do evento agudo. A recanalização completa ocorre, em média, no quarto mês.[2,13]

TRATAMENTO
O tratamento envolve medidas gerais de suporte como a correção da desidratação e hipovolemia, uso de antibióticos para os casos envolvendo infecções, assim como uso de anticonvulsivos. Para HIC se faz necessário o tratamento cirúrgico (descompressão cirúrgica). O tratamento específico é a terapia de anticoagulação (TA) para evitar a progressão do processo trombótico e embolizações sistêmicas. A recomendação atual é a de que a presença de infarto hemorrágico não contraindica TA.[3] Para crianças com TSVC, o *Guidelines of the American College of Chest Physicians* (2011) recomenda iniciar a anticoagulação com heparina não fracionada ou de baixo peso molecular ou antagonista de vitamina K por pelo menos 3 meses (**Grau 1B**). Anticoagulação por mais de 3 meses se a oclusão persiste

ou se estiver em progressão (**Grau 2C**). Os estudos têm mostrado que a morbidade é mais elevada nos pacientes que **não recebem terapêutica anticoagulante**,[3,6] e tendência de maior benefício com o uso de heparina de baixo peso molecular.[3,5]

O tratamento deve começar, logo após o diagnóstico confirmado, e tem como objetivo:

a) Reverter o fator predisponente quando é conhecido.
b) Controlar as convulsões e a HIC.
c) Administrar tratamento antitrombótico para recanalização do seio obstruído.
d) Impedir a propagação do trombo.
e) Prevenir recorrências.

Para crianças com fator de risco de recorrência (p. ex.: síndrome nefrótica) recomenda-se a profilaxia antitrombótica (**Grau 2C**). Trombólise, trombectomia, descompressão cirúrgica são reservadas aos casos de TSVC graves que não melhoram com o tratamento inicial.

O objetivo da TA a longo prazo é evitar a recorrência de TSVC.

- **Recorrência**: pode ocorrer em 2-4% dos pacientes e a extensão da trombose venosa para outros locais em 4-7%. Os fatores associados à recorrência são: a ausência de terapia antes da recaída, persistência de trombose no estudo de controle de neuroimagem e a presença de heterozigose ou mutação no gene da protrombina G20210A.
- **Mortalidade**: de 3% tem sido observada nas primeiras 2 semanas do evento.

O tratamento antitrombótico definitivo deve ser mantido, quando ocorrerem episódios recorrentes espontâneos em qualquer das trombofilias ou diante da persistência dos fatores de risco. Se houver progressão do trombo, a TA deve ser mantida. Complicações, mesmo naqueles pacientes que apresentaram pequenas hemorragias intracranianas, não têm sido significativas.

Atualmente as diretrizes de tratamento publicadas para crianças são amplamente extrapoladas a partir de conclusões de estudos em adultos e recomendam a seguinte abordagem:

1. Avaliação e tratamento de pacientes com TSVC em locais com experiência em DCV.
2. O TA é seguro e pode ser benéfico para reduzir a mortalidade e a morbidade a longo prazo, mesmo na presença de hemorragia intracraniana.
3. Não há evidências suficientes para mostrar se a heparina ou heparina de baixo peso molecular é superior.
4. O uso de terapia fibrinolítica ou terapia endovascular pode salvar vidas em pacientes **gravemente enfermos sofrendo deterioração clínica**, apesar da TA.
5. A **adição** de aspirina ou esteroides à TA não é recomendada em razão da associação a taxas mais altas de mortalidade e pior prognóstico.
6. Duração da TA – **3 a 6 meses**: é uma duração razoável para pacientes com TSVC provocada; **6-12 meses**: para pacientes com TSVC espontânea não provocada na ausência de trombofilia permanente; **ao longo da vida**: para doentes com trombofilia grave (abaixo as indicações em trombofilias de acordo com protocolo HC-UNICAMP*).
7. Diretrizes específicas para população pediátrica são limitadas em decorrência da baixa qualidade das evidências. Várias controvérsias persistem, enfatizando a necessidade de mais pesquisas. Há dados em populações pediátricas mostrando que as trombofilias podem aumentar o risco de TSVC aguda e recorrente, mas não se sabe se o aumento do

tempo de anticoagulação altera a evolução. Como tal, a utilidade de testes extensivos para trombofilia em recém-nascidos e crianças permanece incerta, e merece mais estudos.

Sugestão de protocolo do HC-UNICAMP
Em Trombofilias*
- Fator V Leiden e mutação protrombina:
  - Homozigoto: anticoagulação por 1 ano.
  - Heterozigoto: anticoagulação por 6 meses.
- Deficiência de proteínas S ou C: anticoagulação por 1 ano.
- Deficiência de ATIII: anticoagulação por 2 anos.
- SAF: anticoagulação definitiva.

Terapia Anticoagulante
A depuração de heparina é mais rápida nos mais jovens. Ao nascimento, os níveis de antitrombina (AT) correspondem a 50% dos valores em adultos. Durante toda a infância, os níveis são 25% menores. Os níveis de AT também estão reduzidos na criança a termo (0,5 U/mL) e nos prematuros (0,2 a 0,37 U/mL) e normalizam aos 3 meses de vida.

Heparina de Baixo Peso Molecular (Enoxaparina)
É a forma de anticoagulação mais usada nas UTIs neonatais atualmente. As vantagens supostas incluem farmacocinética previsível, administração subcutânea, ausência de interferência por outras drogas ou dieta, risco diminuído de trombocitopenia e de osteoporose. Os efeitos da heparina podem ser revertidos se ocorrer hemorragia intracraniana. A anticoagulação pode ser interrompida mais cedo se a recanalização do(s) vaso(s) afetado(s) for demonstrada na neuroimagem de acompanhamento com RM ou venografia por TC. O tratamento de RNs com HBPM parece ser seguro e deve, pelo menos, ser considerado. As doses recomendadas de enoxaparina (Clexane®) na neonatologia CAISM/UNICAMP são:[9]

- Dose para RN pré-termo: 1 mg/kg/dose de 8/8 horas.
- Dose para RN a termo: 1,5 mg/kg/dose de 12/12 horas.
- Via de administração: subcutânea.
- Apresentação: 10 mg/0,1mL.
- Monitorização: a monitorização deve ser feita com o nível de atividade antifator Xa entre 0,5 a 1,0 U/mL em amostra colhida de 4 a 6 horas após a injeção subcutânea (Quadro 10.1-6).
- Cuidados: a administração subcutânea de enoxaparina já foi descrita como não confiável em populações de pacientes internados em UTIs em decorrência de edema subcutâneo ou de vasoconstrição periférica em pacientes recebendo vasopressores. Além disso, neonatos (especialmente prematuros) com pouco tecido subcutâneo podem sofrer necrose ou hemorragia após aplicações repetidas da droga.
- Complicações: o risco de sangramentos menores é de 17% e os maiores de 4%. Se necessário fazer punção lombar, suspender pelo menos duas doses da droga e, se possível, determinar o antifator Xa. Em animais, o sulfato de protamina reverte o efeito da heparina de baixo peso molecular. Usar as mesmas instruções para reversão da heparina convencional (1 mg de enoxaparina = 100 U).

Quadro 10.1-6. Nível de Atividade do Fator Xa

Nível Anti-Xa U/mL	Suspender próxima dose?	Modificar dose?	Repetir exame
< 0,35	Não	+25%	4 horas após próxima dose
0,35-0,49	Não	+10%	4 horas após próxima dose
0,5-1	Não	Não	Próximo dia, depois após 1 semana e depois mensalmente
1,1-1,5	Não	-20%	Antes da próxima dose
1,6-2	3 horas	-30%	Antes da próxima dose e depois 4 horas após
> 2	Até exame 0,5 U/mL	-40%	Antes da próxima dose e a cada 12 horas até exame < 0,5 U/mL

Heparina Convencional (Não Fracionada)

A heparina age como anticoagulante formando um complexo com a antitrombina (AT). Esse complexo inibe diversos fatores ativados da coagulação sanguínea: XIIa, XIa, IXa, Xa e trombina. O início de ação da heparina é imediato. Mais frequentemente é utilizada em condições agudas e deve ser administrada por via parenteral.

Proposta de Roteiro para Anticoagulação[4]

a) Realizar hemograma, tempo de protrombina (TP) e tempo de tromboplastina parcial (TTP) antes do tratamento.
b) Dose: heparina não fracionada (Quadro 10.1-7).
c) Monitorizar TTP a cada dia.
d) Após 3 a 5 dias de heparinização com a medicação convencional, trocar a anticoagulação por enoxaparina.
e) Ajustes de dosagem: o uso de normograma de dosagem ajuda a atingir e manter o TTP no intervalo terapêutico. O normograma seguinte foi validado para manter o TTP no intervalo de 60-85 segundos **em pacientes pediátricos** (Quadro 10.1-8):
f) Monitorização: ao nascimento, o TTP é prolongado, refletindo a imaturidade do sistema de coagulação. Os níveis de heparina podem ser mais confiáveis do que TTP para monitorizar os recém-nascidos e algumas crianças (desejável de 0,5 a 1 unidade/mL após 4 horas de injeção). Também pode ser usado o nível de atividade do antifator Xa entre 0,3 e 0,7 U/mL.

Quadro 10.1-7. Dose para Heparina Não Fracionada

	Ataque	Manutenção
< 28 semanas IG	25 UI/kg IV em 10 minutos	15 UI/kg/h
28-37 semanas IG	50 UI/kg IV em 10 minutos	15 UI/kg/h
> 37 semanas IG	100 UI/kg IV em 10 minutos	28 UI/kg/h

Quadro 10.1-8. Ajustes de Dosagem

TTP(s)	Bolus (U/kg)	Suspenda a infusão por (min)	Mudança da infusão %	Controle de TTP
< 50	50	0	+ 10%	4 h
50-59	0	0	+ 10%	4 h
60-85	0	0	0	Dia seguinte
86-95	0	0	- 10 %	4 h
96-120	0	30	- 10%	4 h
120	0	60	- 10%	4 h

Quadro 10.1-9. Dosagem de Sulfato de Protamina para Neutralizar os Efeitos da Heparina

Tempo desde a última dose em min	Dose de protamina mg/100 U heparina
< 30	1
30-60	0,5-0,75
60-120	0,375-0,5
> 120	0,25-0,375

*Dose máxima de 50 mg. Velocidade de infusão de uma solução a 10 mg/mL não exceder 5 mg/min.

Complicações

O sangramento é o efeito adverso mais comum da heparina. Se ocorrerem grandes sangramentos, deve-se interromper a heparina. A administração de sulfato de protamina endovenoso pode ser usada para neutralizar os efeitos da heparina. Em sangramentos menores, as doses devem ser ajustadas (Quadro 10.1-9).

Reações de hipersensibilidade podem ocorrer em pacientes alérgicos a proteínas de peixe ou naqueles que receberam protamina previamente. **Níveis elevados de protamina também provocam sangramento.**

- A osteoporose é um efeito colateral grave e raro, associado ao uso prolongado de altas doses de heparina.
- Trombocitopenia associada ao uso de heparina – geralmente aparece entre 3 e 15 dias após o início do tratamento (queda das plaquetas < 70 a 100.000 por mm).[6] Com a suspensão da heparina, os níveis de plaquetas podem retornar ao normal em torno do quarto dia.

Anticoagulação Oral

A criança tem maior sensibilidade ao anticoagulante oral (ACO), pois possui cerca de 50% dos fatores dependentes de vitamina K (II, VII, IX, X) até os 6 meses de idade. Portanto, **não está indicado o uso no 1º mês de vida, pelo alto risco de sangramento, sendo indicado em crianças acima de 3 meses.**[5]

A droga utilizada é o varfarina sódica (Marevan® – 5 mg), que deve ser introduzida no 1º dia de anticoagulação, concomitante à heparina. A heparina é retirada apenas quando a dose de anticoagulante oral (ACO) estiver adequada, por, pelo menos, 24 horas. Iniciar com 0,2 mg/kg por 2 dias consecutivos, a fim de manter o RNI entre 2 e 3. A monitorização preconizada no tratamento inicial é diária, até o ajuste da dose ideal e, posteriormente, quinzenal ou mensal.

A desvantagem do uso do ACO, na criança, está na dificuldade de absorção, interferência com a dieta, medicamentos e idade, além do controle sérico dos níveis terapêuticos. As medicações de uso comum na prática clínica, que interferem com o RNI, levando ao aumento sérico, são amiodarona, amoxicilina, prednisona, sulfa-trimetoprim e ranitidina, e as que causam sua redução são carbamazepina, fenitoína e fenobarbital.

Além do sangramento, podem ocorrer efeitos adversos, como calcificação traqueal e queda de cabelo. A conduta na intoxicação varfarínica varia de acordo com a existência de hemorragia e sua gravidade. Se não houver risco de vida ou morbidade, administra-se vitamina K por via oral (0,5 a 2 mg); caso contrário, utiliza-se vitamina K por via parenteral.

Outras Medicações

Aspirina na dose de 1-5 mg/kg/dia comumente é prescrita para evitar trombos em crianças submetidas aos procedimentos de Blalock-Taussig, Glenn, Fontan ou Norwood após profilaxia intraoperatória com heparina convencional.[4]

Terapia Trombolítica

Com a ampla disponibilidade e aceitação da terapia endovascular aguda para AVC isquêmico arterial, há interesse renovado por essa terapia em crianças com TSVC. Pode ser realizada com uroquinase ou rt-PA. Eventualmente, por métodos mecânicos, tem sido limitada a centros com radiologia intervencionista e a pacientes com mau prognóstico. Não existem estudos comparativos desta abordagem com a não realização deste tratamento, mas apenas séries de casos relatando benefícios. Não há dados randomizados sobre trombólise, trombectomia ou descompressão cirúrgica, mas cada um tem sido usado com aparente sucesso em casos isolados ou pequenas séries de pacientes gravemente enfermos, incluindo crianças, geralmente em coma e com extensa trombose de estruturas venosas superficiais e profundas. Estudo comparando a trombólise com uso de uroquinase com a heparina em adultos relatou melhores resultados para os pacientes trombolizados, porém, maior risco de hemorragia e de complicações secundárias (estado de mal epiléptico, hidrocefalia, elevação da pressão intracraniana). Na literatura portuguesa foi instituída terapêutica trombolítica endovascular com ativador de plasminogênio tecidular recombinante, em adolescente com TSVC maciça, com síndrome nefrótica, conseguindo a recanalização dos seios venosos.[13]

PROGNÓSTICO

Fatores que se associam a pior prognóstico: alteração da consciência, hemorragia de hemisfério direito, lesões de fossa posterior.[15] A constatação de infarto em crianças de qualquer idade, e de crises epilépticas em pacientes maiores, é fator preditivo de mau prognóstico. Todavia, a evolução clínica em 54 a 68% varia desde pacientes sem déficit neurológico a pacientes com déficits menores ou moderados (motores, cognitivo, retardo no desenvolvimento, atraso na linguagem e distúrbio de visão e convulsões) até o óbito. Apesar de não haver consenso, a terapêutica anticoagulante parece conferir menor morbidade.[6,13]

REFERÊNCIAS BIBLIOGRÁFICAS

1. Balona F, Ferreira G, Marques E, Vilarinho A. Trombose dos Seios Venosos Cerebrais em Criança com Síndrome Nefrótico: Caso Clínico. Nascer e Crescer. 2009;18(2):85-8.

2. deVeber G, Andrew M, Adams C, Bjornson B, Booth F, Buckley DJ et al. Cerebral sinovenous thrombosis in children. N Engl J Med. 2001;345:417-23.
3. Baddouh N, Elbakri S, Draiss G, Mouaffak Y, Rada N, Younous S et al. Cerebral venous thrombosis in children: about a series of 12 cases. Pan Afr Med J. 2019;15;32:22.
4. Monteiro AMV, Lima CMAO, Ribeiro EB, Lins MC, Miranda S, Miranda LE. Diagnóstico por imagem e aspectos clínicos da trombose venosa cerebral em recém-natos a termo sem dano cerebral: revisão em 10 anos. Radiol Bras. 2010;43(3):149-53.
5. Sutor AH, Markus UHL. Diagnosis of thromboembolism disease during infancy and childhood. Semin Thromb Hemost. 1997;23(3):237-46.
6. Campos LR, Sztajnbok FR. Trombose em crianças - quem, quando e como investigar? Resid Pediatr. 2014;4(1):10-3.
7. Schmutzler KMRS. Trombose sinovenosa cerebral em crianças. In: Moura-Ribeiro MVL, Segut L, Schmutzler KMRS. Condutas em Neurologia infantil. 3. ed. Rio de Janeiro: Thieme Revinter; 2017.
8. Ferro JM, Canhão P. Treatment and prognosis of cerebral venous thrombosis. 2013 [Internet] Disponível em: https://www.uptodate.com.
9. deVeber G, Chan A, Monagle P, Marzinotto V, Armstrong D, Massicotte P et al. Anticoagulation therapy in pediatric patients with sinovenous thrombosis: a cohort study. Arch Neurol. 1998;55:1533-37.
10. Universidade Estadual de Campinas. Protocolo de anticoagulação do Depto. de Hematologia da Universidade Estadual de Campinas, 2000.
11. Rivkin MJ, Anderson ML, Kaye EM. Neonatal idiopathic cerebral venous thrombosis: an unrecognized cause of transient seizures or lethargy. Ann Neurol. 1992;32:51-6.
12. Stam J. Thrombosis of the cerebral veins and sinuses. N Engl J Med 2005;352:1791-8.
13. Costa P, Biscoito L, Vieira M, Marçal M, Camilo C, Neto L et al. Trombose venosa cerebral maciça submetida a trombólise endovascular em adolescente com síndrome nefrótica. Acta Med Port. 2010;23:1141-6.
14. Teksam M, Moharir M, de Veber G, Shroff M. Frequency and topographic distribution of brain lesions in pediatric cerebral venous thrombosis. AJNR Am J Neuroradiol. 2008;29(10):1961-5.
15. deVeber G, Monagle P, Chan A, MacGregor D, Curtis R, Lee S et al. Prothrombotic disorders in infants and child with cerebral thromboembolism. Arch Neurol. 1998;55(12):1539-43.
16. Equipe da Divisão de Neonatologia, núcleo técnico de gestão por processos, diretora executiva do CAISM – Centro de Atenção Integral da Saúde da Mulher da Universidade Estadual de Campinas. Unidade de Internação Neonatal, junho 2016.

10.2 ▪ Fatores Associados a Tromboses

Carolina Araújo Rodrigues Funayama

E studos sobre mecanismos das tromboses arteriais, venosas ou capilares foram robustos nas últimas décadas, com boa repercussão na prática clínica. O presente trabalho trata das relações entre componentes do compartimento vascular.

As tromboses podem ocorrer por três mecanismos, de acordo com a tríade de Virchow, sendo um relacionado com alterações na parede dos vasos, e dois com o compartimento sanguíneo: fluxo e fatores intrínsecos ao fluido. Inicialmente, esses mecanismos foram descritos apenas para o compartimento venoso, mas o conceito estendeu-se aos demais vasos sanguíneos.

Assim, alterações na parede vascular são observadas em doenças do colágeno e erros inatos do metabolismo, como a síndrome de Menkes. Entre as alterações hemodinâmicas estão estagnação sanguínea na trombose de seio venoso e isquemia por hipofluxo na baixa fração de ejeção cardíaca e na desidratação. Entre as tromboses por alterações em integrantes sanguíneos estão as leucemias, erros inatos do metabolismo de aminoácidos sulfurados, infecções, doença falciforme, deficiência de fatores anticoagulantes como antitrombina, proteína C, proteína S, ou de proteção endotelial como o de von Willebrand. Um misto de alterações do endotélio vascular, fluxo e componentes sanguíneos, levando à trombose crônica, tem seu protótipo na ateromatose. Assim, em 2008, del Zoppo[1] sugere que a tríade de Virchow aplica-se às isquemias focais arteriais, sendo que os três mecanismos ocorrem em um só evento, a isquemia, em que são observadas lesão endotelial, alterações no fluxo e constituintes sanguíneos. Além dessa tríade, del Zoppo acrescenta a unidade neurovascular na microvasculatura, justificando a disfunção neuronal na hipertensão sustentada, hiperglicemia, deposição amiloide e outras microangiopatias.

Focalizando os componentes sanguíneos das tromboses no esquema apresentado na Figura 10.2-1, são ressaltados os mecanismos de coagulação e fibrinólise, ateromatose e pontos de ligação entre os mesmos, como as funções plaquetárias e o sistema complemento. Foram incluídas, também, algumas condições clínicas envolvidas. Na legenda, as informações são estendidas, com base na literatura.

Assim, observa-se no esquema apresentado que o sistema complemento é pró-coagulante e que as plaquetas exercem papel central nos processos trombóticos: aumenta a fibrinogênese por meio da ativação do fator XIII, sofre ativação pelo sistema complemento e pelo LDL oxidado e frações de LDL modificado, liga-se a monócitos ativados (macrófagos), modifica-se frente à hipóxia na anemia e isquemia, expressa moléculas de adesão entre si e com as células endoteliais lesionadas. Não houve, na elaboração deste esquema, pretensão de incluir o máximo de informações, mas trazer pontos de ligação entre o processo de coagulação, fibrinólise, sistema complemento, plaquetas, citocinas inflamatórias, fator tecidual, leucócitos (leucocitose, monócitos ativados/macrófagos) e ox-LDL.

Foram inseridos alguns indicadores de condições clínicas envolvidas na geração de trombose. Assim, para a ateromatose, foram a hiperglicemia na diabetes; as endotelinas e prostaglandinas na hipertensão; as adipocinas (citocinas inflamatórias dos adipócitos) na obesidade, levando à oxidação de LDL.[45]

Infecções têm sido apontadas como desencadeantes do processo ateromatoso, sendo um dos mecanismos envolvidos a indução de citocinas inflamatórias. Há algum tempo vem sendo descrita a presença de patógenos bacterianos no trombo aterosclerótico.

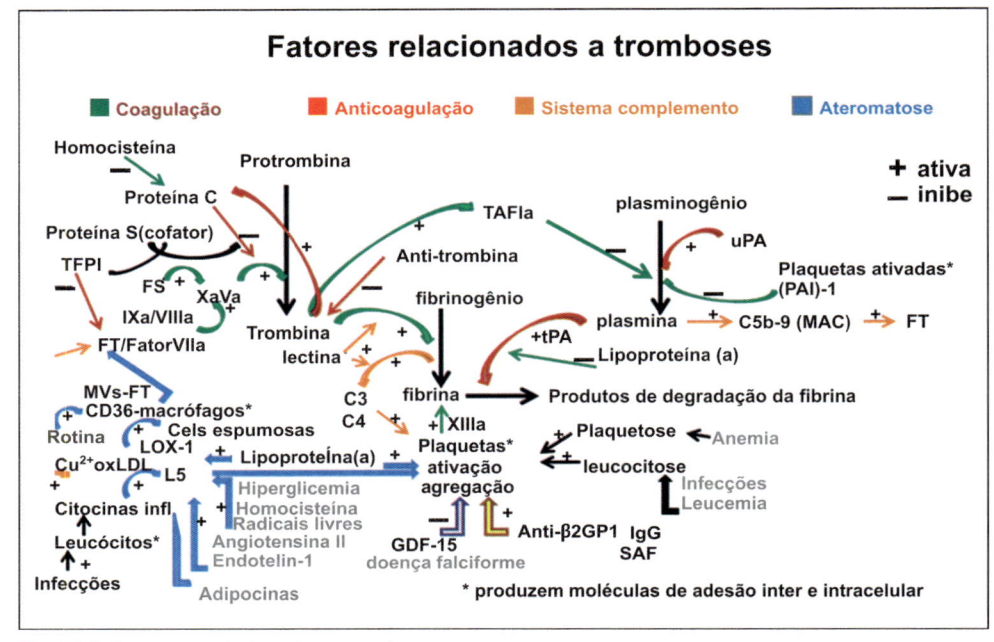

Fig. 10.2-1. Fatores relacionados a tromboses.

A *Chlamydophila pneumoniae* é um desses agentes, e durante o período dessa infecção, monócitos e macrófagos infectados liberam robustas quantidades de citocinas inflamatórias TNF-a, IL-1b, IL-8, MCP-1, MMP, bem como estresse oxidativo, aumento da permeabilidade transendotelial e captação de LDL, além de modificar a estrutura e propriedades mecânicas da matriz extracelular para um fenótipo aterogênico.[46]

A relação entre antecedente de quadro infeccioso e arteriopatia trombótica aguda é conhecida na varicela-zóster, que tem a particularidade de manter-se silente nos gânglios linfáticos e se reativarem, invadindo vasos de médio e pequeno calibres,[47] e risco quatro vezes maior de ocorrência de acidente vascular cerebral dentro de 6 meses do quadro de varicela.[48]

Infecção de vias aéreas superiores recentemente foi implicada como preditor de acidente vascular encefálico em crianças com e sem arteriopatia, devidamente comprovada por ressonância magnética,[49] abrindo assim novo campo de pesquisa sobre a relação de infecções, imunidade, e fatores protrombóticos.

Estados de hipercoagulabilidade, que ameaçam tanto artérias como veias e seios venosos, são detectados não somente em infecções como em doenças autoimunes, anemia falciforme,[50] esferocitose, anemia ferropriva,[51] betatalassemia, neoplasias,[52] síndromes mieloproliferativas, síndrome nefrótica, diabetes, obesidade.[53] Na hipercoagulabilidade são citados mecanismos como aumento na quantidade de plaquetas e leucócitos, redução na fibrinólise, aumento nos fatores de coagulação e na viscosidade sanguínea por aumento na quantidade de elementos ou perda de líquido intravascular.

Duas doenças amplamente estudadas relacionam-se com fenômenos trombóticos tanto arteriais como venosos, bem como com hemorragias, são a Síndrome do Anticorpo

Antifosfolipídeo (SAF) e a doença falciforme. Aqui incluímos a β2-glicoproteína1 ligada à IgG recentemente demonstrada como sendo complexo ativador de plaquetas na SAF, e ainda potencial inibidor anti-inflamatório. Em relação à doença falciforme, aumento de GDF-15 foi citado por constituir fator inibitório da agregação plaquetária, portanto, com propriedade antitrombótica, potencial terapêutico.

FATORES RELACIONADOS A TROMBOSES (FIG. 10.2-1)

- **β-2GP1:** β-2 glicoproteína-1 é proteína que se liga a moléculas com carga negativa, como fosfolipídeos e membranas plasmáticas das plaquetas ativadas e células apoptóticas expostas à fosfatidilserina.[2] Tem propriedades anticoagulantes. É alvo de anticorpos antifosfolipídeos, ligando-se à IgG[3] e IgA na SAF.[4] Pode fazer complexo com ox-LDL tornando-se autoantígeno na ateromatose[5] e esse complexo pode ser considerado marcador de eventos relacionados com a aterotrombose.[6]
- **IXa/VIIIa e XaVa:** Complexos de fatores de coagulação ativados. As vias da cascata de coagulação são indicadas no esquema pelo fator tecidual complexado ao fator VIIa (via de contato) e pelos complexos fator IXa/fator VIIIa (tenase – via intrínseca), que convertem o fator X em fator Xa. A via intrínseca ativa o fator X com eficiência 50 vezes maior do que a de contato.[7] Acrescenta-se, ainda (não apresentado na figura), a via de contato com superfícies autoativando o fator XII, favorecendo a coagulação.[8] Aqui também deve ser incluído o fator de von Willebrand, que é um dos responsáveis pela integridade endotelial e, na deficiência deste, pode ocorrer lesão endotelial, que induz a adesão plaquetária ao sítio da lesão, e fator XIII, que, ativado por dano endotelial, estabiliza o coágulo de fibrina e desencadeia a ativação e adesão plaquetária.[9] Defeito na glicosilação do fator XII, ativando-o, é evidenciado no angioedema hereditário tipo III.[10] Em doenças por defeitos de glicosilação (CDG) propensas a tromboses ou hemorragias foram detectadas alterações como redução na atividade do fator XI e proteína C.[11] TF/VIIa refere-se à ligação entre fator tecidual e o fator VII ativado.
- **C3a, C4a, C5a, lectin:** C3a, C4a, C5a são resultados de clivagem (por convertases) de proteínas das quatro vias do sistema complemento – clássica, alternativa, da lectina e a via lítica (que finaliza no complexo de ataque à membrana), durante o processo de defesa contra patógenos infecciosos, imunes ou inflamatórios, diferenciação celular no desenvolvimento, em tumores como também em processos degenerativos. Lectin é a primeira proteína da via da lectina, que gera as convertases C3 e C5. C5a é um potente ativador de macrófagos e basófilos e causam indução celular de moléculas de adesão, especialmente endotelial. A relação do sistema complemento com o de coagulação tem sido evidenciada.[9,12] É apresentada no esquema: 1) pela ligação de C5a ao fator tecidual,[13] que formará complexo com fator VII na via de contato da coagulação; 2) induzido pela plasmina, C5a desencadeia a formação do MAC,[14] que constitui a via lítica de complemento; 3) pela lectina, ativando a trombina na reação de transformação de fibrinogênio em fibrina, o que ocorre também com C3,[15] bem como 4) na agregação de plaquetas induzida por C3a e C4a. A protease característica da via da lectina é a MASP2, que cliva as proteínas de complemento C2 e C4. MASP2 é uma protease de serina associada à ligação da lectina com manana, polissacarídeo bacteriano que contém manose (MBL); a ativação simultânea do sistema complemento e o de coagulação foi demonstrado no decorrer da ação de protease 2 MBL-associada.[16] Como se observa na figura, o sistema complemento é pró-coagulante, sendo aqui demonstrado pela ativação do fator tecidual por C5a e transformação de trombina em fibrina pela via da lectina.[17]

- *FS:* fosfatidilserina liga-se ao fator Xa e complexos, potencializando exponencialmente seus efeitos. Foi relacionada com a coagulação pós-colocação de *stent*,[18] entre outras condições relacionadas com o contato da parede vascular. Usando microscopia confocal intravital, foi observado que os processos de exposição à fosfatidilserina plaquetária, formação de fibrina e acúmulo de plasminogênio dependente do local de ligação da lisina ocorreram apenas no centro do trombo, não na periferia. Esses achados levaram a analisar os mecanismos regulatórios espaço-temporais subjacentes à coagulação e à fibrinólise.[19,20]
- *FT:* fator tecidual (antiga tromboplastina) aumenta nas células endoteliais, na presença de endotoxinas e citocinas.[21]
- *GDF-15:* fator de crescimento, aumentado na doença falciforme e outras condições hematológicas,[22] além das tumorais. O estado pró-coagulante na doença falciforme é parcialmente explicado pela presença de micropartículas derivadas de eritrócitos circulantes que se ligam ao fator XI.[23] O fator XI ativa o IX (ver IXa/VIIIa na figura).
- *Homocisteína:* aminoácido que, em excesso (por mutações genéticas interferindo em sua via metabólica, principalmente, e por fator ambiental, como hemodiálise), tem propriedade inibidora da proteína C. Apresenta, também, capacidade de oxidação lipídica (acelera a ox-LDL na formação da placa ateromatosa). A hiper-homocisteinemia também foi associada à disfunção na propriedade antitrombótica do HDL em ratos deficientes em paraoxanase, enzima necessária à função fisiológica antitrombótica do HDL.[24]
- *Lipoproteína (a) ou Lp (a):* estrutura semelhante ao LDL, acrescida por ligação dissulfídica à apolipoproteína (a), constituída por unidades em número variável de repetições chamadas *kringles* (em referência aos *kringles*, doces redondos, em ferradura, originários da Holanda). A Lp (a) em níveis elevados tem atividade antifibrinolítica, por causa da ligação competitiva de unidades de *kringles* ao receptor do plasminogênio e tem papel importante na aterosclerose pela facilidade de oxidação, assim como o LDL. Examinando polimorfismo na lipoproteína (a) em pacientes italianos, foi observado que baixo número (menos de 7) de repetições KIV-2 (*kringle* IV – tipo 2) foi, independentemente, associado à trombose venosa e sugerido que a associação do tamanho do polimorfismo KIV-2 com variáveis clínicas (idade, sexo, hipertensão, uso de nicotina, dislipidemia, índice de massa corporal, hiper-hocisteinemia, diabetes e uso de contraceptivos orais) apresentou melhor indicador de risco para trombose venosa do que apenas variáveis clínicas.[25]
- *LOX-1:* receptor-1 no LDL oxidado lectina-*like* (Xu). A via da lectina constitui uma das 3 vias do sistema complemento (via clássica, da lectina e alternativa). IgM tem maior capacidade de ativar as vias do sistema complemento do que IgG.[26]
- *MAC:* complexo de complementos de C5b ao C9, chamado complexo de ataque à membrana, sejam membranas de patógenos invasores, células do sistema imunológico, ou endoteliais.[27]
- *MVs-FT:* microvesículas com fator tecidual são expressas por monócitos/macrófagos induzidos por ox-LDL.[28]
- *oxLDL:* lipoproteína de baixa densidade (LDL) oxidada, um dos elementos-chave para a iniciação da trombose aterosclerótica.[29] L5 é a subfração mais eletronegativa e aterogênica, induz ativação de plaquetas.[30] LDL é modificado de diversas formas no processo ateromatoso, por exemplo para E-LDL (LDL modificado por enzimas).[27] Vários fatores descritos na diabetes, hipertensão, obesidade e infecções se relacionam com a indução da LDL modificada.
- *PAI:* fator inibidor da ativação do plasminogênio.[31]

- *Proteína C e S:* glicoproteínas dependentes de vitamina K que inibem a formação de trombina. No entanto, a proteína C pode ser ativada pela trombina na superfície de células endoteliais. Doenças hereditárias por deficiência de proteína C ou proteína S são herdadas como autossômicas dominantes, sendo a maioria mutações do tipo *missense*,[32] mas existem as formas autossômicas recessivas neonatais.
- *SAF:* síndrome do anticorpo antifosfolipídeo.
- *TAFIa:* enzima inibidora da fibrinólise ativada pela trombina.[33]
- *TFPI:* polipeptídeo inibidor da via do fator tecidual.[34,35]
- *tPA:* ativador do plasminogênio tecidual produzido em células endoteliais e várias outras, como mastócitos. Para ativar a fibrinólise, depende da formação de fibrina.[36,37] A multiplicação do número de cópias de tPA em 10 vezes a partir do DNA recombinante (abreviatura rt-PA)[38,39] favoreceu produção do tPA em larga escala para uso clínico. A eficácia do uso isolado do rt-PA ou associado ao tratamento endovascular,[40] a adequação da dose quando se associam medicações antiplaquetárias,[41] bem como discussão sobre a medida da pressão arterial para a indicação do rt-PA[42] são objetos de estudos multicêntricos incluindo diversos países.
- *uPA:* ativador do plasminogênio do tipo uroquinase, independe da presença de fibrina para a atividade fibrinolítica.[43] uPA e tPA recombinantes são industrializados e utilizados tanto em tromboses arteriais como venosas. uPA foi preconizado para prevenção de novos eventos trombóticos e, mais recentemente, em estudo experimental foi desenvolvida pró-droga que se liga às plaquetas, pró-uPA (PLT/uPA-T).[44]

REFERÊNCIAS BIBLIOGRÁFICAS

1. del Zoppo GJ. Virchow's triad: the vascular basis of cerebral injury. Rev Neurol Dis. 2008;5(Suppl 1):S12-21.
2. Kobayashi K, Kishi M, Atsumi T, Bertolaccini ML, Makino H, Sakairi N et al. Circulating oxidized LDL forms complexes with b2-glycoprotein I: implication as an atherogenic autoantigen. J Lipid Res. 2003;44:716-26.
3. Vazquez-Mellado J, Llorente L, Richaud-Patin y, Alarcón-Segovia D. Exposure of anionic phospholipids upon platelet activation permits binding of _2-glycoprotein I and through it that of IgG antiphospholipid antibodies. Studies in platelets from patients with antiphospholipid syndrome and normal subjects. J Autoimmun. 1994;7:335-48.
4. Pérez D, Martínez-Flores JA, Serrano M, Lora D, Paz-Artal E, Morales JM et al. Evaluation of three fully automated immunoassay systems for detection of IgA anti-beta 2-glycoprotein I antibodies. Int J Lab Hematol. 2016 Oct;38(5):560-8.
5. Proulle V, Furie RA, Merrill-Skoloff G, Furie BC, Furie B. Platelets are required for enhanced activation of the endothelium and fibrinogen in a mouse thrombosis model of APS. Blood. 2014 Jul 24;124(4):611-22.
6. Ames PRJ, Di Girolamo G, D'Andrea G, Lopez LR, Gaeta G, Iannaccone L et al. Predictive Value of Oxidized Low-Density Lipoprotein/β_2-Glycoprotein-I Complexes (oxLDL/β_2GPI) in Nonautoimmune Atherothrombosis. Clin Appl Thromb Hemost. 2018;24(7):1050-5.
7. Franco RF. Fisiologia da Coagulação, Anticoagulação e Fibrinólise. Medicina (Ribeirão Preto) 2001;34(3/4):229-37.
8. Gailani D, Bane CE, Gruber A. Factor XI and Contact Activation as Targets for Antithrombotic Therapy. J Thromb Haemost. 2015;13(8):1383-95.
9. Oikonomopoulou K, Ricklin D, Ward PA, Lambris JD. Interactions between coagulation and complement--their role in inflamation. Semin Immunopathol. 2012;34(1):151-65.
10. Björkqvist J, de Maat S, Lewandrowski U, Di Gennaro A, Oschatz C, Schönig K et al. Defective glycosylation of coagulation factor XII underlies hereditary angioedema type III. J Clin Invest. 2015;125(8):3132-46.

11. Okamoto N, Wada Y, Kobayashi M, Otani K, Tagawa T, Futagi Y et al. Decreased blood coagulation activities in carbohydrate-deficient glycoprotein syndrome. J Inherit Metab Dis. 1993;16(2):435-40.
12. Wiegner R, Chakraborty S, Huber-Lang M. Complement – coagulation crosstalk on cellular and artificial surfaces. Immunobiology. 2016;221(10):1073-9.
13. Ikeda K, Nagasawa K, Horiuchi T, Tsuru T, Nishizaka H, Niho Y. C5a induces tissue factor activity on endothelial cells. Thromb Haemost. 1997;77:394-8.
14. Foley JH, Walton BL, Aleman MM, O'Byrne AM, Lei V, Harrasser M et al. Complement Activation in Arterial and Venous Thrombosis is Mediated by Plasmin. EBioMedicine. 2016;5:175-82.
15. Howes JM, Richardson VR, Smith KA, Schroeder V, Somani R, Shore A et al. Complement C3 is a novel plasma clot component with anti-fibrinolytic properties. Diab Vasc Dis Res. 2012;9(3):216-25.
16. Krarup A, Wallis R, Presanis JS, Gál P, Sim RB. Simultaneous activation of complement and coagulation by MBL-associated serine protease 2. PLoS One. 2007 Jul 18;2(7):e623.
17. Gulla KC, Gupta K, Krarup A, Gal P, Schwaeble WJ, Sim RB et al. Activation of mannan-binding lectin-associated serine proteases leads to generation of a fibrin clot. Immunology. 2010;129:482-95.
18. Wang L, Bi Y, Cao M, Ma R, Wu X, Zhang Y et al. Microparticles and blood cells induce procoagulant activity via phosphatidylserine exposure in NSTEMI patients following stent implantation. Int J Cardiol. 2016;223:121-8.
19. Brzoska T, Suzuki Y, Sano H, Suzuki S, Tomczyk M, Tanaka H et al. Imaging analyses of coagulation-dependent initiation of fibrinolysis on activated platelets and its modification by thrombin-activatable fibrinolysis inhibitor. Thromb Haemost. 2017;117(4):682-90.
20. Urano T, Castellino FJ, Suzuki Y. Regulation of Plasminogen Activation on Cell Surfaces and Fibrin. J Thromb Haemost. 2018 May 20.
21. Franco RF, de Jonge E, Dekkers PE, Timmerman JJ, Spek CA, van Deventer SJ et al. The in vivo kinetics of tissue factor mRNA expression during human endotoxemia: relationship with activation of coagulation. Blood. 2000;96:554-9.
22. Tantawy AA, Adly AA, Ismail EA, Darwish YW, Ali Zedan M. Growth differentiation factor-15 in young sickle cell disease patients: relation to hemolysis, iron overload and vascular complications. Blood Cells Mol Dis. 2014;53(4):189-93.
23. van Beers EJ, Schaap MC, Berckmans RJ, Nieuwland R, Sturk A, van Doormaal FF et al. Circulating erythrocyte-derived microparticles are associated with coagulation activation in sickle cell disease. Haematologica. 2009;94(11):1513-9.
24. Givvimani S, Kundu S, Pushpakumar S, Doyle V, Narayanan N, Winchester LJ et al. Hyperhomocysteinemia: a missing link to dysfunctional HDL via paraoxanase-1. Can J Physiol Pharmacol. 2015;93(9):755-63.
25. Sticchi E, Magi A, Kamstrup PR, Marcucci R, Prisco D, Martinelli I, et al. Apolipoprotein(a) Kringle-IV Type 2 Copy Number Variation Is Associated with Venous Thromboembolism. PLoS One. 2016;11(2):e0149427.
26. Ram S, Lewis LA, Rice PA. Infections of People with Complement Deficiencies and Patients Who Have Undergone Splenectomy. Clin Microbiol Rev. 2010;23(4):740-80.
27. Bhakdi S, Tranum-Jensen J. Membrane damage by complement. Biochim Biophys Acta. 1983;737:343-72.
28. Schuff-Werner P, Claus G, Armstrong VW, Köstering H, Seidel D. Enhanced procoagulatory activity (PCA) of human monocytes/macrophages after in vitro stimulation with chemically modified LDL. Atherosclerosis. 1989;78:109-12.
29. Parthasarathy S, Raghavamenon A, Garelnabi MO, Santanam N. Oxidized Low-Density Lipoprotein Methods. Mol Biol. 2010;610:403-17.
30. Shen MY, Chen FY, Hsu JF, Fu RH, Chang CM, Chang CT et al. Plasma L5 levels are elevated in ischemic stroke patients and enhance platelet aggregation. Blood. 2016;127(10):1336-45.

31. Bennet NB. Further studies on an inhibitor of plasminogen activation in human serum. Release of the inhibitor during coagulation and thrombus formation. Thromb Diath Haemorrh. 1970;23(3):553-61.
32. Wypasek E, Undas A. Protein C and protein S deficiency - practical diagnostic issues. Adv Clin Exp Med. 2013;22(4):459-67.
33. Bajzar L. Thrombin activatable fibrinolysis inhibitor and an antifibrinolytic pathway. Arterioscler Thromb Vasc Biol. 2000;20(12):2511-8.
34. Scott TG, Symons C, Markham RL. Antithromboplastin in human serum and plasma. Nature. 1960;186:248-9.
35. Peterson JA, Maroney SA, Mast AE. Targeting TFPI for hemophilia treatment. Thromb Res. 2016;141 Suppl 2:S28-30.
36. Robbins KC, Summaria L, Hsieh B, Shah RJ. The peptide chains of human plasmin, mechanism for activation of human plasminogen to plasmin. J Biol Chem. 1967;242:2333-42.
37. Yepes M. Tissue-type plasminogen activator is a neuroprotectant in the central nervous system. Front Cell Neurosci. 2015;9:304.
38. Collen D, Stassen JM, Marafino BJ Jr, Builder S, De Cock F, Ogez J, et al. Biological properties of human tissue-type plasminogen activator obtained by expression of recombinant DNA in mammalian cells. J Pharmacol Exp Ther. 1984;231(1):146-52.
39. Browne MJ, Dodd I, Carey JE, Chapman CG, Robinson JH. Increased yield of human tissue-type plasminogen activator obtained by means of recombinant DNA technology. Thromb Haemost. 1985;54(2):422-4.
40. MacIsaac RL, Khatri P, Bendszus M, Bracard S, Broderick J, Campbell B et al. A collaborative sequential meta-analysis of individual patient data from randomized trials of endovascular therapy and tPA vs. tPA alone for acute ischemic stroke: Trombectomy (TREAT) analysis: statistical analysis plan for a sequential meta-analysis performed within the VISTA-Endovascular collaboration. Int J Stroke. 2015;Suppl A100:136-44.
41. Robinson TG, Wang X, Arima H, Bath PM, Billot L, Broderick JP et al. Low- Versus Standard-Dose Alteplase in Patients on Prior Antiplatelet Therapy: The Enchanted Trial (Enhanced Control of Hypertension and Thrombolysis Stroke Study). Stroke. 2017;48(7):1877-83.
42. Huang Y, Sharma VK, Robinson T, Lindley RI, Chen X, Kim JS et al. ENCHANTED investigators. Rationale, design, and progress of the Enhanced control of Hypertension and Thrombolysis stroke study trial: An international multicenter 2×2 quasi-factorial randomized controlled trial of low- vs. standard-dose rt-PA and early intensive vs. guideline-recommended blood pressure lowering in patients with acute ischaemic stroke eligible for thrombolysis treatment. Int J Stroke. 2015;10(5):778-88.
43. Wu F, Catano M, Echeverry R, Torre E, Haile WB, An J et al. Urokinase-type plasminogen activator promotes dendritic spine recovery and improves neurological outcome following ischemic stroke. J Neurosci. 2014;34(43):14219-32.
44. Fuentes RE, Zaitsev S, Ahn HS, Hayes V, Kowalska MA, Lambert MP et al. A chimeric platelet-targeted urokinase prodrug selectively blocks new thrombus formation. J Clin Invest. 2016;126(2):483-94.
45. Kuwashiro T, Ago T, Kamouchi M, Matsuo R, Hata J, Kuroda J et al. Significance of plasma adiponectin for diagnosis, neurological severity and functional outcome in ischemic stroke - Research for Biomarkers in Ischemic Stroke (REBIOS). Metabolism. 2014;63(9):1093-103.
46. Evani SJ, Dallo SF, Ramasubramanian AK. Biophysical and Biochemical Outcomes of Chlamydia pneumoniae Infection Promotes Pro-atherogenic Matrix Microenvironment. Front Microbiol. 2016;7:1287.
47. Nagel MA. Varicella zoster virus vasculopathy: clinical features and pathogenesis. J Neurovirol. 2014;20(2):157-63.
48. Thomas SL, Minassian C, Ganesan V, Langan SM, Smeeth L. Chickenpox and Risk of Stroke: A Self-controlled Case Series Analysis. Clin Infect Dis. 2014;58(1):61-8.

49. Mackay MT, Wiznitzer M, Benedict SL, Lee KJ, de Veber GA, Ganesan V et al. International Pediatric Stroke Study Group. Arterial ischemic stroke risk factors: The International Pediatric Stroke Study. Ann Neurol. 2011;69:130-40.
50. Pakbaz Z, Wun T. Role of the hemostatic system on sickle cell disease pathophysiology and potential therapeutics. Hematol Oncol Clin North Am. 2014;28(2):355-74.
51. Thammishetti V, Dharanipragada S, Basu D, Ananthakrishnan R, Surendiran D. A Prospective Study of the Clinical Profile, Outcome and Evaluation of D-dimer in Cerebral Venous Thrombosis. J Clin Diagn Res. 2016;10(6):OC07-10.
52. Gerotziafas GT, Elalamy I. Risk of venous thromboembolism in cancer patients: Reality, actuality and perspectives. Bull Cancer. 2016;103(9):764-75.
53. Dietrich K, Ball GD, Mitchell LG. Increased plasminogen activator inhibitor results in a hypofibrinolytic state in adolescents with obesity: in vivo and ex vivo evidence. Br J Haematol. 2016;175(2):300-7.

DOENÇA DE MOYAMOYA E AVC NA SÍNDROME DE DOWN

CAPÍTULO 11

Paulo Junqueira

DOENÇA DE MOYAMOYA

A doença de Moyamoya (DMM) foi descrita pela primeira vez no Japão na década de 1960 e, desde então, tem sido estudada extensivamente. Existem inúmeras publicações descrevendo aspectos relevantes sobre as características angiogênicas e arteriogênicas peculiares desta doença, incluindo etiologia, patogênese, diagnóstico e desfechos terapêuticos após diferentes técnicas de revascularização cirúrgica. Nos últimos anos, a DMM tem sido amplamente reconhecida e considerada no diagnóstico diferencial durante a investigação de eventos isquêmicos cerebrais agudos, principalmente em pacientes pediátricos (Quadro 11-1).[1]

Definição

A DMM é forma incomum de doença cerebrovascular que se caracteriza por estreitamento lento e progressivo envolvendo as artérias carótidas internas (ACI) e ramos proximais na base do cérebro, podendo resultar em oclusão completa e acidente vascular cerebral. Para compensar a redução do calibre das artérias e manter fluxo sanguíneo com suprimento adequado de oxigênio para o cérebro, uma extensa rede de anastomoses (vasos colaterais dilatados e frágeis com angioarquitetura distinta) se forma entre os ramos das artérias carótidas, a partir das artérias talamoperfurantes e lentículo-estriadas, exibindo aparência

Quadro 11-1. Breve Histórico[2-5]

1957	Takeuchi e Shimizu[3]	Foram os primeiros a descrever a doença na literatura japonesa como um caso de "hipoplasia das artérias carótidas internas bilaterais"
1968	Kudo[4]	Encontrou quadro angiográfico incomum de artérias cerebrais perfurantes profundas, sendo descritas como "oclusão espontânea do polígono de Willis"
1969	Suzuki e Takaku[2]	Introduziram o termo "Moyamoya" em referência à imagem angiográfica produzida pela rede anastomótica. Classificaram o padrão angiográfico em seis estágios conforme o curso progressivo da doença
1997	Comitê de Pesquisa em Oclusão Espontânea do Polígono de Willis do Ministério da Saúde e Bem-Estar, Japão[5]	Diretrizes para diagnóstico e tratamento da oclusão espontânea do círculo de Willis (doença de Moyamoya)

angiográfica clássica, que se assemelha a algo nebuloso, como "nuvem de fumaça flutuando no ar" ou "Moyamoya", termo cunhado por Suzuki e Takaku[2] em referência à imagem angiográfica (Fig. 11-1). Os vasos Moyamoya atravessam os gânglios da base e o tálamo, e fornecem fluxo sanguíneo colateral para áreas de baixa perfusão cerebral, distalmente aos vasos estreitados. O processo oclusivo ocorre ao longo de meses e anos, começando na infância. À medida que os vasos se estreitam e a perfusão cerebral regional se torna menor que o limite crítico, manifestações clínicas graves podem ocorrer, principalmente eventos cerebrovasculares isquêmicos.

Terminologia

Doença de Moyamoya (DMM) versus Síndrome de Moyamoya (SMM)

A DMM refere-se, tipicamente, à forma idiopática, ou seja, sem ter uma doença subjacente ou condição genética associada, enquanto a SMM é designada para casos em que achados angiográficos característicos ocorrem em associação a outros processos patológicos. Um terço dos pacientes pediátricos com DMM tem uma condição sindrômica subjacente, entre elas 10 a 20% estão associadas a doença falciforme, síndrome de Down, neurofibromatose (NF-1) ou exposição prévia à radioterapia craniana (Quadro 11-2).[6] Embora o tratamento clínico não seja afetado por essas distinções semânticas, a confusão terminológica pode interferir na investigação dessas condições ao se analisar dados de resultados da literatura, uma vez que grande parte dos estudos são do Japão e de outros países asiáticos[7].

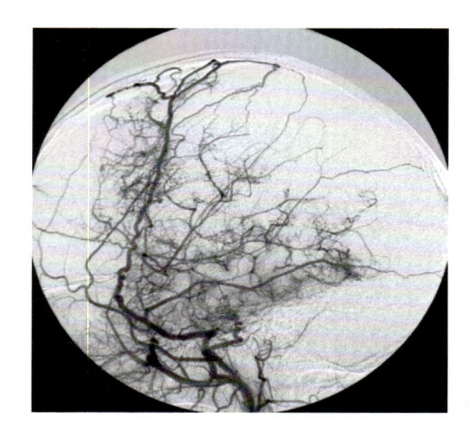

Fig. 11-1. Aparência angiográfica clássica – Moyamoya.

Quadro 11-2. Doenças Subjacentes Descritas em Associação à DMM

Relativamente comuns	<ul><li>Anemia falciforme</li><li>Síndrome de Down</li><li>Neurofibromatose (NF-1)</li><li>Pós-radioterapia de processos expansivos na base do crânio</li><li>Doenças da tireoide</li></ul>
Extremamente raras	<ul><li>Lúpus eritematoso sistêmico</li><li>Síndrome de Turner</li><li>Síndrome de Noonan</li><li>Síndrome de Alagille</li></ul>

Epidemiologia
A DMM ocorre em todos os países ao redor do mundo; no entanto, a maior incidência continua a ser no leste da Ásia, ocorrendo, anualmente, em 0,54 por 100.000 habitantes.[8] É considerada a doença cerebrovascular pediátrica mais comum no leste da Ásia. Em contraste, a incidência na Europa é de um décimo da incidência no Japão.[9] Nos EUA, a prevalência parece ser menor do que no Japão e em outros países asiáticos, sendo responsável por aproximadamente 6% dos AVCs na infância.[10] Um estudo epidemiológico realizado nos Estados de Washington e da Califórnia mostrou incidência global de 0,086 por 100.000 indivíduos.[10] A doença afeta homens e mulheres, com preponderância em mulheres, que são afetadas quase duas vezes mais que os homens. Além disso, há uma distribuição etária bimodal, com um primeiro pico na infância entre 5 e 10 anos de idade, e um segundo pico durante a quarta década. Nos pacientes pediátricos, os eventos isquêmicos cerebrais agudos são mais comuns, enquanto pacientes adultos apresentam mais acidentes vasculares cerebrais hemorrágicos.[5]

Genética
A alta incidência entre as populações japonesa e asiática, juntamente com ocorrência familiar de aproximadamente 10 a 15% dos casos, sugere fortemente etiologia genética. Herança autossômica dominante com penetrância incompleta foi descrita em famílias japonesas afetadas. Outros padrões sugeridos incluem herança autossômica recessiva, ligada ao X, ou multifatorial. Anormalidades nos cromossomos 3, 6, 8 e 17 foram associadas à DMM familiar.[11] Além disso, uma anormalidade específica em gene chamado alfa-actinina-2 (ACTA2), que codifica proteínas nas fibras musculares lisas, foi encontrada em pacientes com formas familiares e não familiares da DMM.[12] Estudos genéticos recentes identificaram o gene Ring finger 213 (RNF213) na região 17q25, como importante fator de suscetibilidade para DMM em populações do leste asiático, entretanto, seu papel patogênico permanece incerto.[13]

Fisiopatologia
Extensas investigações de pacientes com o padrão angiográfico Moyamoya foram conduzidas nos últimos 50 anos, entretanto, o mecanismo patogênico da doença não foi totalmente esclarecido.[14] A DMM é condição cerebrovascular complexa e heterogênea, incluindo diferentes fenótipos e genótipos, em que mais de um fator está implicado.[5] A detecção de moléculas inflamatórias, como citocinas relacionadas com a remodelação vascular, quimiocinas e fatores de crescimento em fluidos biológicos de pacientes com DMM, apoia a hipótese de que uma angiogênese anormal possa levar ao espessamento da íntima, associado a alterações morfológicas e bioquímicas dos componentes da matriz extracelular, incluindo elastina, colágeno e outros proteoglicanos. No entanto, não está claro se essas anomalias são as consequências da doença ou fatores causais para explicar sua fisiopatologia. As evidências atuais sinalizam para uma interação entre alterações genéticas de base, potencializadas entre si, ou por gatilhos adquiridos.[15] A observação da DMM como resposta tardia em pacientes submetidos à irradiação na base do crânio para tratamento de tumores sugere que fatores ambientais possam estar relacionados com a história natural da doença. Estudos histopatológicos das artérias afetadas demonstraram várias características particulares: 1) espessamento fibrocelular da íntima, resultante da proliferação anormal de células positivas para alfa-actinina de músculo liso; 2) adelgaçamento da camada média; 3) lâmina elástica interna tortuosa, muitas vezes duplicada; e

4) ausência de envolvimento inflamatório ou ateromatoso. A proliferação anormal das células da íntima leva à oclusão progressiva dos vasos, com o surgimento de anastomoses que promovem a colateralização pela formação de artérias perfurantes dilatadas e tortuosas. Os vasos colaterais Moyamoya apresentam a camada média com deposição de fibrina, lâminas elásticas fragmentadas e, por vezes, com microaneurismas, colocando estes vasos profundos em risco de ruptura.[14,15]

História Natural

A história natural da DMM depende da rapidez, da extensão da oclusão vascular e da efetividade da circulação colateral.[16] Estudos prospectivos sobre o curso clínico de pacientes após o diagnóstico inicial mostram que a taxa de progressão da doença é variável: enquanto alguns exibem um curso rapidamente progressivo com eventos isquêmicos intermitentes e declínio neurológico fulminante no primeiro ano de diagnóstico, outros demonstram progressão da doença mais gradual, com déficits neurológicos que se acumulam lentamente ao longo de muitos anos e longos períodos de estabilidade clínica. Apesar do curso, a doença, inevitavelmente, progride em pacientes não tratados, com piora angiográfica e clínica ao longo do tempo.[6]

Diagnóstico
Apresentação Clínica

A apresentação clínica é variável, frequentemente manifestando-se com eventos isquêmicos cerebrais agudos, predominantes na população pediátrica e, por vezes, acidentes vasculares cerebrais hemorrágicos, estes com maior expressão entre os adultos. Condições clínicas e síndromes associadas devem ser avaliadas, uma vez que são fator de risco para o desenvolvimento da DMM. O diagnóstico deve ser suspeitado na presença de sintomas e sinais neurológicos de instalação aguda, manifestados por episódios de hemiparesia, distúrbio de fala, déficits sensoriais, movimentos involuntários e/ou distúrbios visuais, especialmente se os sintomas são precipitados por esforço físico, hiperventilação ou choro.[17] O sintoma que leva o paciente ao médico com maior frequência é a dificuldade para falar ou a fraqueza de um lado do corpo. Às vezes os sintomas de um ataque isquêmico transitório (AIT) são de curta duração, resolvidos em questão de horas, e nenhum dano ao tecido é evidente nos exames de imagem. Outras vezes, os sintomas são duradouros ou mais graves. Nesses pode haver dano tecidual real observado nos exames de imagem, indicando que houve infarto e não apenas um AIT. Na presença de infarto, os efeitos são duradouros ou até mesmo permanentes. Embora a hemorragia cerebral possa ser constatada na apresentação, ela raramente ocorre em crianças. Todavia, em pacientes adultos apresenta eventos hemorrágicos, especialmente nos gânglios da base, tálamo ou sistema ventricular. Sintomas relacionados com isquemia da circulação posterior, como defeitos do campo visual, diminuição da acuidade visual, cegueira transitória, escotomas cintilantes, diplopia, ataxia e vertigem, são características incomuns em crianças e adultos.[5] Crises convulsivas, incluindo convulsões focais somatossensoriais são também formas comuns de apresentação, secundárias às lesões isquêmicas ou à hipoperfusão, frequentemente iniciando-se na infância. Outras manifestações podem ocorrer: distúrbios do movimento como coreia e atetose (resultante do desenvolvimento de colaterais dilatados em topografia dos gânglios da base),[18] episódios de cefaleia intensa (dilatação de vasos colaterais leptomeníngeos), assim como anomalia do disco óptico, conhecida como *morning glory*, vista em até 45% dos pacientes com DMM.[19]

Quadro 11-3. A Doença de Moyamoya define-se pelos seguintes achados na Angiografia

1. Estenose ou oclusão da porção terminal da artéria carótida interna ou das porções proximais da ACA e/ou ACM.
2. Desenvolvimento de rede anormal de vasos perto das lesões estenóticas ou oclusivas na fase arterial.
3. Os achados angiográficos patognomônicos são classicamente considerados bilaterais e simétricos. No entanto, sabe-se que até 40% dos pacientes com achados unilaterais eventualmente desenvolvem doença bilateral,[7] sendo que, desde 2015, os critérios diagnósticos admitem também a existência de doença unilateral.[21]

Avaliação Diagnóstica

O diagnóstico rápido é essencial, sendo confirmado por exames de imagem que revelam estenose ou oclusão característica, bilateralmente na porção terminal das ACIs, bem como os vasos Moyamoya na base do cérebro. Os critérios diagnósticos foram estabelecidos, em 1997, pelo Comitê de Pesquisa em Oclusão Espontânea do Polígono de Willis do Ministério da Saúde e Bem-Estar do Japão. (*Research Committee on Spontaneous Occlusion of the Circle of Willis*). Estes critérios foram revistos mais recentemente e são globalmente aceitos como definição desta entidade[20] (Quadro 11-3).

Achados dos Exames de Imagem

Imagem de Ultrassonografia da Artéria Carótida

A ultrassonografia das carótidas é útil para avaliar o diâmetro bastante reduzido na porção proximal da artéria carótida interna acima do bulbo.

Tomografia Computadorizada de Crânio (TC de Crânio)

A TC de crânio é, tipicamente, o primeiro estudo obtido, frequentemente mostra áreas de hipodensidade consistentes com infarto em áreas corticais, gânglios da base, substância branca profunda ou regiões periventriculares. A TC de crânio também pode revelar hemorragia, mais comumente nos gânglios da base, sistema ventricular e tálamo. A atrofia do hemisfério afetado é frequentemente observada em pacientes que sofreram AVC grave, e o realce giral também pode ser observado após a administração de contraste. Pode, também, ser normal, particularmente em pacientes que se apresentam apenas com AITs.

Angiotomografia Computadorizada de Crânio (Angio-TC)

A angio-TC é outra ferramenta diagnóstica importante, que pode demonstrar achados de imagem específicos da DMM. Com esta técnica é possível detectar a neovascularização e formação de vasos colaterais junto aos núcleos da base.[22] Também podem ser observadas estenoses comprometendo vasos de maior calibre, em topografia do polígono de Willis. A angio-TC pode ser alternativa à RM quando esta não está disponível.

Angiografia por Subtração Digital

A melhor técnica para visualizar os achados típicos da doença é a angiografia por subtração digital, sobretudo quando a terapêutica cirúrgica é considerada. Durante a angiografia, o contraste preenche numerosas artérias lenticuloestriadas e talamoperfurantes dilatadas, bem como os vasos colaterais durais, leptomeníngeos e piais, causando a aparência de "nuvem de fumaça". A circulação anterior é frequentemente afetada, embora a artéria cerebral posterior também possa estar em menor frequência envolvida. A angiografia cerebral permite a visualização de redes colaterais e de fontes anastomóticas extracranianas, como o ramo anterior da artéria meníngea média, a artéria maxilar e a artéria oftálmica. Em crianças, o envolvimento unilateral evolui para envolvimento bilateral em 1 a 2 anos. Seis estágios angiográficos foram descritos (Quadro 11-4) com base no padrão de estenose-oclusão e formação colateral, do estágio I, que revela estreitamento da carótida até o estágio VI, em que os vasos Moyamoya desapareçam e a circulação colateral é produzida apenas pelas artérias carótidas externas.[2]

Angiorressonância (angio-RM)

A angio-RM proporciona detalhamento parenquimatoso e vascular, mostrando lesões estenóticas e oclusivas dos vasos que circundam o polígono de Willis identificando os colaterais Moyamoya. É útil para diagnosticar a DMM, com sensibilidade de 73% e especificidade de 100%. A sensibilidade aumenta para 92% quando a angio-RM é realizada com projeção de intensidade máxima seletiva. Atualmente tem sido utilizada em vários centros de neurorradiologia em substituição à angiografia, em razão do caráter não invasivo e da precisão diagnóstica. No entanto, os ramos colaterais Moyamoya são visualizados claramente com a angiografia, que é o padrão-ouro para diagnosticar a DMM,[23] no estudo evolutivo destes pacientes. Atualmente, o diagnóstico da DMM pode ser estabelecido apenas com recurso da angio-RM.[24]

Imagem por Ressonância Magnética (IRM)

Nos cortes de IRM, múltiplos *flow void* são vistos nos canais colaterais basais dilatados. Esses "pontos de perda de sinal" indicam que a lesão é altamente vascularizada e são quase diagnósticos da DMM. A IRM com contraste pode evidenciar o sinal da "hera trepadeira" (*ivy sign*), que corresponde às imagens difusas de realce de redes colaterais leptomeníngeas proeminentes (vasos piais ingurgitados de fluxo lento) entre os sulcos corticais distais à oclusão vascular, imitando o aspecto de hera (planta trepadeira) brotando entre pedras. Este sinal pode ser observado tanto em imagens pós-contraste T1 quanto em imagens FLAIR, origina-se do fluxo arterial lento nas estruturas vasculares colaterais leptomeníngeas, visto classicamente na DMM.[25]

Quadro 11-4. Classificação de Suzuki e Takaku[2]

Estágio I	Estreitamento do ápice da ACI sem colaterais de Moyamoya
Estágio II	Estenose da ACI, juntamente com o início de colaterais Moyamoya
Estágio III	Progressão da estenose ACI com intensificação das colaterais de Moyamoya
Estágio IV	Desenvolvimento de colaterais da artéria carótida externa
Estágio V	Intensificação das colaterais da artéria carótida externa, juntamente com redução das colaterais de Moyamoya
Estágio VI	Representa o estágio final do processo da doença com oclusão total da ACI e desaparecimento das colaterais de Moyamoya

Avaliações Hemodinâmicas Usando Técnicas como SPECT ou PET
Na maioria dos casos, um exame de perfusão por TC também pode ser usado para ajudar a avaliar a adequação do fluxo sanguíneo cerebral e identificar as regiões que não estão recebendo oxigênio de modo adequado. O estudo do metabolismo e perfusão cerebral pode ser utilizado na determinação de indicação cirúrgica e para estimar a melhora hemodinâmica pós-operatória. Os padrões característicos da DMM geralmente são mais acentuados na população pediátrica, incluindo: redução do fluxo sanguíneo cerebral global com distribuição do fluxo predominantemente posterior; comprometimento da reatividade cerebrovascular à acetazolamida ou dióxido de carbono no território da carótida interna, sugerindo diminuição da reserva cerebrovascular; e, ainda, aumento compensatório do volume de fluxo sanguíneo cerebral em decorrência de vasodilatação cerebral e aumento da fração de extração de oxigênio. Estes pacientes apresentam baixa reserva circulatória (estado de *"misery perfusion"*). Novas técnicas radiológicas têm sido aprimoradas para avaliar a hemodinâmica cerebral com o objetivo de identificar uma população de pacientes de alto risco, que provavelmente se beneficiariam de revascularização cirúrgica, bem como a resposta ao tratamento em si.[26]

Eletroencefalografia na DMM Pediátrica
A eletroencefalografia pode ser útil na investigação diagnóstica, evidenciando padrão difuso de ondas lentas monofásicas (chamado de *build-up*) induzido pela hiperventilação e também padrão *rebuild-up* após hiperventilação. Estas alterações relacionadas com a hiperventilação sugerem reserva de perfusão cerebral diminuída.[27] O padrão *rebuild-up* foi observado com frequência nos grupos etários mais jovens (menos de 13 anos) e nos estágios III de Suzuki. No entanto, por conta do risco de infarto cerebral induzido por hiperventilação, muitos médicos consideram que a prova de ativação pela hiperventilação não deva ser realizada nesses pacientes.[28]

Tratamento
Atualmente não há tratamento clínico reconhecidamente capaz de reverter, interromper ou estabilizar a implacável progressão do processo arteriopático na DMM. No entanto, dois tipos de medicação podem ser eventualmente utilizados: antiagregantes plaquetários e bloqueadores dos canais de cálcio. Os antiagregantes plaquetários são os fármacos de escolha em pacientes assintomáticos, com manifestações isquêmicas pouco exuberantes, e risco de realização de cirurgia de revascularização elevado. A aspirina pode ser tomada diariamente para evitar sintomas isquêmicos em decorrência de possíveis êmbolos em locais de estenoses arteriais. Pacientes com mais de 6 anos de idade recebem 80 mg/dia; a dose é gradualmente aumentada até 300 mg/dia em adolescentes. Os bloqueadores dos canais de cálcio são indicados na redução da frequência e gravidade dos AIT refratários e para tratar cefaleias intensas que podem ocorrer antes e/ou após a cirurgia de revascularização. Embora não haja evidências de que o tratamento clínico altere o curso ou o desfecho de indivíduos com DMM, terapias futuras deverão incluir fatores de crescimento angiogênicos tópicos ou sistêmicos para induzir a neovascularização; terapia gênica para condições geneticamente determinadas que ocorrem em associação à DMM e terapias adicionais que bloqueiam ou alteram o processo de doença arteriopática.[17]

Quadro 11-5. Procedimentos Cirúrgicos de Revascularização

Procedimentos de anastomose direta	• Bypass direto: artéria temporal superficial-artéria cerebral média (ATS-ACM)
Procedimentos (não anastomóticos) indiretos	• **Encéfalo-duro-arteriossinangiose (EDAS)** Transposição da árteria termporal superficial • **Encéfalo-duro-arteriomiossinangiose (EDAMS)** Músculo temporal + artéria são enxertados • **Sinangiose pial** • **Transposição omental**
Bypass por procedimentos combinados	

Tratamento Cirúrgico e Técnicas de Revascularização

Embora vários procedimentos cirúrgicos de revascularização tenham sido descritos, eles podem ser classificados em três categorias principais: técnicas de *bypass* diretas (anastomótica), técnicas de *bypass* indiretas (não anastomótica), e técnicas combinadas, resumidas no Quadro 11-5.

Técnicas de Revascularização Direta

Donaghy e Yaşargil[29] introduziram a técnica revascularização direta em 1967, desde então, tem sido comumente realizada. Consiste nas anastomoses entre os territórios carotídeos extras e intracranianos (ECA-ICA). Por exemplo, um ramo da artéria carótida externa (comumente a artéria temporal superficial) é utilizado como artéria doadora na maioria dos casos, embora a artéria occipital (AO) possa ser usada em casos limitados. Normalmente o ramo cortical da artéria cerebral média (ACM) é selecionado como receptor de anastomose direta. As técnicas de *bypass* diretas mais comumente utilizadas são as anastomoses da ATS-ACM, isoladamente ou em combinação com uma variedade de técnicas indiretas (Fig. 11-2).

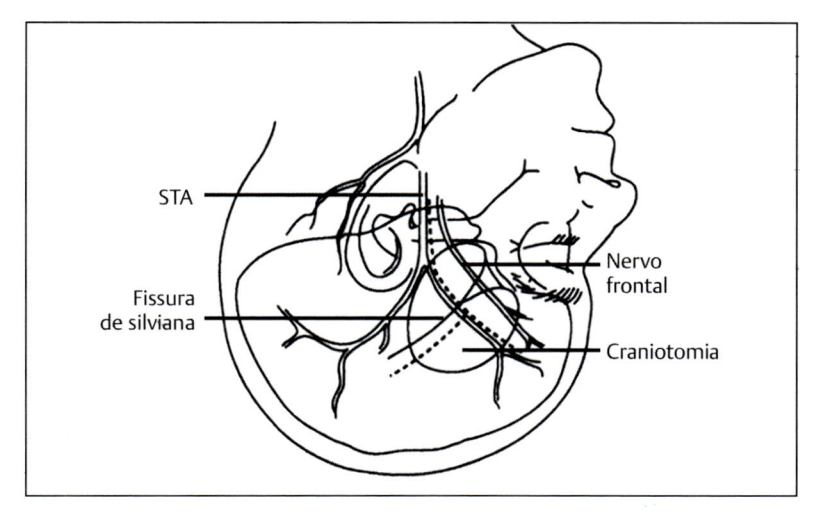

Fig. 11-2. *Bypass* arterial extra-intracraniano (EC-IC) proposto por Yasargil e Donaghyem 1967.

Técnicas de Revascularização Indireta

Em um *bypass* indireto, tecidos vascularizados (artérias, músculos, gálea, dura-máter) são colocados na superfície do cérebro (Quadro 11-6). Tem como objetivo a aproximação de estruturas anatômicas que podem funcionar como fontes para o desenvolvimento de novos capilares (neoangiogênese). Várias técnicas utilizando diferentes tipos de tecidos são aplicados à superfície cortical, esforço para melhorar o fluxo sanguíneo cerebral ao longo do tempo. Todas as técnicas são projetadas para promover a formação extracraniana de colaterais intracranianas, durante um período de meses para, finalmente, alcançar a revascularização do hemisfério cerebral (Quadro 11-7).

Técnicas e Resultados da Revascularização Cirúrgica

Embora ainda não haja dados objetivos de ensaios clínicos randomizados prospectivos para determinar a eficácia da revascularização cirúrgica no tratamento da DMM, existem vários estudos na literatura fornecendo evidências que a revascularização cirúrgica melhora a hemodinâmica cerebral e reduz a incidência de eventos isquêmicos subsequentes[16] (Quadro 11-8).

Prognóstico

Para pacientes pediátricos, são mandatórios diagnóstico precoce e intervenção ativa antes que ocorram danos cerebrais irreversíveis (Quadro 11-9). Se não tratada, a DMM progride e, frequentemente, resulta em déficits neurológicos permanentes. Uma vez que o diagnóstico tenha sido estabelecido, a cirurgia é recomendada antes que novos sintomas isquêmicos e complicações relacionadas se desenvolvam. Os resultados de vários estudos, quando

Quadro 11-6. Técnicas de Revascularização Indireta

EDAS – Encéfalo-duro-arteriossinangiose	Artéria temporal superficial e a artéria meníngea média. A aproximação destas estruturas se faz após a remoção cuidadosa da pia-máter e da aracnoide, que cobrem a superfície cortical que receberá a fonte que promoverá a neovascularização
EDAMS – Encéfalo-duro-arteriossinangiose	Consiste em reposicionar o músculo temporal vascularizado e a artéria temporal ao longo da superfície lateral do cérebro e suturá-los na dura-máter
Sinangiose pial	Durante este procedimento, realiza-se a dissecção de vasos sanguíneos no couro cabeludo, redirecionamento-os diretamente na superfície do cérebro para estimular o crescimento de novos vasos
EDMS – Encéfalo-duro-miossinangiose	O músculo temporal é dissecado e colocado na superfície lateral do cérebro, suturado à dura-máter. Novos vasos sanguíneos se desenvolvem a partir do músculo transposto
Cirurgia de múltiplas trepanações	Com abertura da dura-máter e aracnoide sobre áreas afetadas, bem como uma combinação de ≥ 1 dessas técnicas
Transposição omental	Revestimento rico em sangue ao redor dos órgãos no abdome é colocado na superfície do cérebro, o que permite que novos vasos sanguíneos se desenvolvam

Quadro 11-7. Recomendações para o Tratamento da DMM em Crianças (American Stroke Association, 2010)[30]

1. Diferentes técnicas de revascularização são úteis para reduzir efetivamente o risco de acidente vascular cerebral em decorrência de DMM. No entanto, apesar de existir vasta literatura sobre Moyamoya, não há ensaios clínicos controlados para orientar a seleção da terapia.
2. As técnicas de revascularização indireta geralmente são preferíveis e devem ser usadas em crianças menores, cujos vasos de pequeno calibre dificultam a realização de anastomoses diretas; considerando que as técnicas de *bypass* direto são preferíveis em indivíduos mais velhos.
3. As indicações para cirurgia de revascularização incluem sintomas isquêmicos progressivos ou evidência de fluxo sanguíneo ou reserva de perfusão cerebral inadequada em um indivíduo sem contraindicação à cirurgia.
4. O manejo da hipotensão sistêmica, hipovolemia, hipertermia e hipocapnia durante os períodos intraoperatório e perioperatório pode reduzir o risco de AVC em indivíduos com DMM.
5. A aspirina pode ser considerada em indivíduos com Moyamoya após cirurgia de revascularização ou em indivíduos assintomáticos para os quais a cirurgia não é prevista.
6. Técnicas para medir a perfusão cerebral e a reserva de fluxo sanguíneo podem auxiliar na avaliação e no acompanhamento de indivíduos com DMM.
7. Exceto em indivíduos selecionados com AITs frequentes ou múltiplos infartos apesar da terapia antiplaquetária e cirurgia, os anticoagulantes não são recomendados para a maioria dos indivíduos com Moyamoya em decorrência do risco de hemorragia, bem como da dificuldade de manter os níveis terapêuticos em crianças.
8. Na ausência de forte história familiar de DMM ou condições médicas que predispõem à SMM, não há evidências suficientes para justificar estudos de rastreamento para a DMM em indivíduos assintomáticos ou em parentes de pacientes com SMM.

Quadro 11-8. Resumo dos Prós e Contras das Técnicas de Revasculização Cirúrgicas

1. A revascularização direta apresenta maior sucesso em adultos e maior dificuldade técnica de executar em crianças, em que são preferíveis as técnicas indiretas. A revascularização direta é mais trabalhosa em crianças, uma vez que a ACM pode ter seu diâmetro muito reduzido, dificultando a anastomose.
2. A sinangiose da pial é um método de revascularização cirúrgica indireta desenvolvido para o tratamento da doença de Moyamoya em pacientes pediátricos.
3. As técnicas de revascularização indireta, que dependem do desenvolvimento de vasos colaterais para contornar a oclusão, parecem produzir os melhores resultados em pacientes pediátricos. No entanto, uma abordagem de tratamento padrão deve combinar, preferencialmente, procedimentos indiretos e diretos.
4. As crianças geralmente respondem melhor à cirurgia de revascularização do que os adultos.
5. Uma das maiores críticas às técnicas indiretas é que os efeitos benéficos não são imediatos, porque levam ≥ 3-4 meses para o desenvolvimento de colaterais e, durante esse tempo, existe risco de infarto isquêmico no perioperatório.
6. O *bypass* direto proporciona melhora imediata no suprimento de sangue para o cérebro, entretanto, pode aumentar o risco de sintomas relativos à hiperperfusão e ao sangramento no pós-operatório em razão da perda da autorregulação dos vasos receptores.
7. Não parece existir diferença significativa no que concerne ao prognóstico entre ambos os métodos. Cada caso deve ser tratado em uma base individual, com o objetivo final de deter e/ou reverter o estado crônico de isquemia.
8. A abordagem anestésica destes pacientes deve priorizar a manutenção da perfusão cerebral, a fim de evitar complicações cerebrovasculares.
9. A incidência de complicações perioperatórias, como o acidente vascular cerebral e a síndrome de hiperperfusão, parece ser alta em razão da natureza da doença e das demandas técnicas de tratamento.

Quadro 11-9. Fatores Determinantes no Prognóstico Geral de Pacientes com DMM

1. Rapidez e extensão da oclusão vascular.
2. Capacidade de desenvolver circulação colateral efetiva.
3. Idade de início dos sintomas.
4. Extensão do infarto observado nos exames de TC ou RM no momento da apresentação inicial.
5. Diagnóstico precoce e intervenção ativa antes do estabelecimento de alterações hemodinâmicas irreversíveis.

comparados com a história natural esperada desta condição, sugerem que a intervenção cirúrgica em pacientes pediátricos com DMM leva à redução de eventos neurológicos isquêmicos, previne a deterioração neurológica e influencia na melhora da qualidade de vida a longo prazo.[6-31]

AVC NA SÍNDROME DE DOWN

Avanços no atendimento médico ao longo de mais de cinco décadas aumentaram a expectativa de vida, em indivíduos com síndrome de Down (SD).[32] AVC em crianças com SD tem-se tornado cada vez mais reconhecido nos últimos anos. Estima-se que anormalidades cerebrovasculares ocorram mais frequentemente em crianças com SD do que na população pediátrica geral.[33] O risco de AVC isquêmico na SD é expresso em todas as idades, explicado pela presença de condições multifatoriais, como cardiopatia congênita, arritmia cardíaca e peculiaridades anatômicas dos vasos cerebrais, como as descritas na doença de Moyamoya. A identificação dos fatores de risco subjacentes para os distúrbios cerebrovasculares na SD é de relevância na intervenção preventiva para essa comorbidade, porque muitos destes fatores podem ser tratados, reduzindo o risco de infartos subsequentes.

Condições que Podem Predispor AVC em Indivíduos com Síndrome de Down

Malformações Cardíacas Congênitas

Nas crianças com SD, identificar as que apresentam cardiopatia congênita. Os defeitos do septo atrioventricular são os mais comuns, além de casos com *shunt* esquerda-direita e anomalias valvulares. O tromboembolismo secundário à malformação cardíaca é responsável pela maioria dos AVCs. Os procedimentos realizados na cirurgia cardíaca (por exemplo, válvula mecânica), circulação extracorpórea e cateterismo servem como marcadores para o aumento do risco futuro de AVC, refletindo risco elevado de tromboembolismo. Em vários estudos os indivíduos com SD tiveram diagnósticos significativamente maiores de cardiopatia congênita, hipertensão pulmonar associada e arritmia cardíaca, condições que representam alto risco cardioembólico.[34]

Distúrbios de Hipercoagulação

Pacientes com SD parecem predispostos a desenvolver distúrbios de hipercoagulação, trombofilias ou distúrbios protrombóticos, aumentando o risco de AVC pediátrico. Distúrbios primários de coagulação, mutação do fator V Leiden, deficiência de proteína C e proteína S podem resultar em hipercoagulabilidade e, consequentemente, risco aumentado para eventos tromboembólicos.[35]

Suscetibilidade Aumentada para Infecções Bacterianas

As crianças com SD têm maior suscetibilidade a infecções virais e bacterianas, incluindo meningite, septicemia e endocardite bacteriana subaguda, condições que contribuem para a ocorrência de arteriopatias e AVC. Até agora há poucos dados sobre o papel da imunodeficiência e aumento da suscetibilidade à infecção em pacientes com SD afetados por AVC.[36]

Outros Mecanismos menos comumente Relatados

Incluem leucemia, subluxação cervical superior associado à instabilidade atlantoaxial, produzindo dano à artéria vertebral e deficiência de circulação cerebral posterior, associação imunológica com deficiência seletiva de subclasse de IgG4, tendência a fenômenos autoimunes, particularmente o papel potencial dos anticorpos antifosfolipídeos.[37]

Fatores Genéticos

Fatores genéticos desempenham importante fator na ocorrência de AVC em jovens com SD. Mutações no gene da enzima MTHFR (metileno tetra-hidrofolato-redutase) e uma variante do gene RNF213 foram recentemente identificadas e consideradas como causa de AVC, especialmente na SD.[38,39]

Doença Cerebrovacular Oclusiva Crônica — Moyamoya

Pacientes com SD e anormalidades cerebrovasculares semelhantes às detectadas na doença de Moyamoya têm sido relatadas na literatura nos últimos 40 anos. Nishimura *et al.*[40] encontraram um caso de síndrome de Moyamoya (SMM) dentre 400 pacientes com SD. Segundo Kawai,[33] estes dados são três vezes superiores à incidência da doença de Moyamoya na população geral. Em 1977, Schrager et al.[41] publicaram o primeiro caso desta associação, relatando o estudo de menina de 3 anos que desenvolveu hemiplegia aguda acompanhada de cegueira cortical. Desde então, outros relatos têm sido descritos na literatura. Em revisão recente sobre o tema, foi demonstrado que a SMM parece ser mais prevalente em pacientes com SD, sendo responsável por 8,7% de todos os pacientes com Moyamoya.[42] A etiologia do fenômeno Moyamoya é desconhecida, mas várias hipóteses foram propostas. Na SD há predisposição genética para anormalidades vasculares, que poderiam ser explicadas por defeito mesenquimal na constituição dos vasos.[43] Em estudos da microvasculatura, detectaram-se alterações na morfologia dos capilares ungueais, aumento no número de ramificações precoces dos vasos retinianos, fibroplasia primária da íntima, além de resistência vascular pulmonar elevada. Estas anomalias descritas no coração, capilares ungueais e retinianos na SD também poderiam estar presentes na circulação cerebral.[43,44] As características clínicas, radiológicas e angiográficas da SMM em crianças com SD são semelhantes àquelas com outras etiologias ou casos idiopáticos. A idade média de apresentação de pacientes com SMM e SD tem sido relatada entre 5 e 7 anos. A hemiparesia é a apresentação mais comum em ambos os grupos. O cromossomo 21 codifica certas proteínas, como a enzima superóxido-dismutase I, as cadeias alfa do colágeno tipo VI, o receptor do interferon gama e as enzimas β-síntase da cistationina. Essas proteínas estão frequentemente associadas a aumento do risco de doenças vasculares na SD. O uso de anticoagulantes não é recomendado em razão do risco de hemorragias nesses pacientes. Diferentes técnicas de revascularização foram descritas para reduzir o risco de AVC em decorrência de doença de Moyamoya; no entanto, a sinangiose pial tem mostrado ser a modalidade cirúrgica de eleição com melhores resultados, conferindo proteção duradoura contra infartos adicionais nestes pacientes. Mais estudos avançados de imagem, estudos autoimunes ou epigenéticos são necessários para descobrir a base subjacente para o aumento da incidência de SMM em indivíduos com SD.[45]

Arteriopatia do Tipo Moyamoya na Síndrome de Down

Junqueira & Moura-Ribeiro[46] realizaram revisão sistemática abrangente por meio de estudo de metanálise (período 1977-2000) sobre a comorbidade SD e SMM. Entre os 42 pacientes catalogados neste estudo (24 do sexo feminino e 18 do masculino), foi possível identificar os seguintes dados clínicos e epidemiológicos: 35 ocorreram na infância e apenas 7 em outras idades; a relação entre sexo masculino/feminino foi 1:1,3. Foi constatado ataque isquêmico transitório (AIT) em 7 pacientes (16,6%); infarto em 32 (76,2%) e episódio hemorrágico em 3 (7,14%). A idade de início dos sintomas variou de 6 meses a 27 anos, com pico ocorrido entre 1 e 6 anos (Fig. 11-3). Os pacientes foram oriundos de 12 diferentes países, sendo 13 originários do Japão. Hemiparesia foi o sintoma clínico inaugural em 33 casos (78,5%); seguidos por distúrbios da fala (26,2%); crises convulsivas em 6 (14,3%); movimentos involuntários (coreia), cefaleia, paralisia facial, atrofia óptica, cegueira cortical e fraqueza muscular nos demais. O comprometimento vascular foi bilateral em 35 casos (83,3%) e unilateral em 7 (16,6%); cardiopatia esteve presente em 10 pacientes (23,8%), sendo a comunicação interventricular (CIV) a mais frequente (40%). Os episódios isquêmicos foram recorrentes em 26 pacientes (62%) e isolados em 16 (38%). Esta análise permitiu concluir que, na investigação cliniconeurológica de pacientes com SD e episódios de hemiparesia aguda, a SMM deve ser incluída como diagnóstico mais provável.

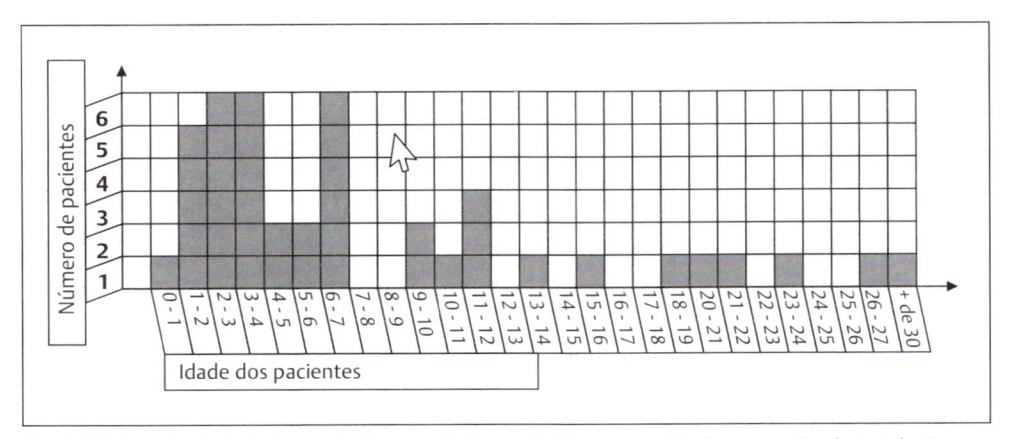

Fig. 11-3. Associação à síndrome de Down e síndrome de Moyamoya: idade na ocasião da instalação aguda do AVC – constatou-se maior incidência na primeira década, principalmente em lactentes e pré-escolares, mostrando que a SMM associada à SD se manifesta mais precocemente do que sem a presença desta trissomia.

REFERÊNCIAS BIBLIOGRÁFICAS

1. Smith JL. Understanding and treating moyamoya disease in children. Neurosurg Focus. 2009;26(4):E4
2. Suzuki J, Takaku A. Cerebrovascular "moyamoya" disease: disease showing abnormal net-like vessels in base of brain. Arch Neurol Arch Neurol. 196920(3):288-99.
3. Takeuchi K, Shimizu K. Hypogenesis of bilateral internal carotid artery. Shinkei. 1957:9:37-43.
4. Kudo T. Spontaneous occlusion of circle of Willis; disease apparently confined to Japanese. Neurology. 1968;18:485-96.
5. Fukui M. Guidelines for the diagnosis and treatment of spontaneous occlusion of the circle of Willis. Research Committee on Spontaneous Occlusion of the Circle of Willis (Moyamoya Disease) of the Ministry of Health and Welfare, Japan. Clin Neurol Neurosurg. 1997 Oct;99(Suppl 2):S238-40.
6. Lee S, Rivkin MJ, Kirton A, deVeber G, Elbers J; International Pediatric Stroke Study. Moyamoya Disease in Children: Results From the International Pediatric Stroke Study. J Child Neurol. 2017;32:924.
7. Scott RM, Smith ER, Moyamoya disease and moyamoya syndrome. N Engl J Med. 2009;360;1226-37.
8. Baba T, Houkin K, Kuroda S. Novel epidemiological features of Moyamoya disease. J Neurol Neurosurg Psychiatry. 2008;79:900-4.
9. Yonekawa Y, Ogata N, Kaku Y, Taub E, Imhof HG. Moyamoya disease in Europe, past and present status. Clin Neurol Neurosurg. 1997;99:S58-S60.
10. Uchino K, Johnston, SC, Becker, KJ, Tirschwell, DL. Moyamoya disease in Washington State and California. Neurology. 2005;65:956-8.
11. Mineharu Y, Takenaka K, Yamakawa H, Inoue K, Ikeda H, Kikuta HI et al. Inheritance pattern of familial moyamoya disease: autosomal dominant mode and genomic imprinting, J Neurol Neurosurg Psychiatry. 2006;77:1025-9.
12. Roder C, Peters V, Kasuya H, Nishizawa T, Wakita S, Berg D et al. Analysis of ACTA2 in European Moyamoya disease patients. Eur J Paediatr Neurol. 2011 Mar;15(2):117-22.
13. Liu W, Morito D, Takashima S. Identification of RNF213 as a susceptibility gene for Moyamoya disease and its possible role in vascular development. PLoS One. 2011;6(7):e22542.
14. Bersano A, Guey S, Bedini G, Nava S, Hervé D, Vajkoczy P et al. Research Progresses in Understanding the Pathophysiology of Moyamoya Disease. Cerebrovasc Dis. 2016;41:105-18.
15. Houkin K, Ito M, Sugyama T, Shichinohe H, Nakayama N, Kazumata K et al. Review of past research and current concepts on the etiology of moyamoya disease. Neurol Med Chir. 2012;52:267-77.
16. Fung LW, Thompson D, Ganesan V. Revascularisation surgery for paediatric moyamoya: a review of the literature. Childs Nerv Syst. 2005;21(5):358-64.
17. Smith ER, Scott RM. Spontaneous occlusion of the circle of Willis in children: pediatric moyamoya summary with proposed evidence-based practice guidelines. A review. J Neurosurg Pediatr. 2012;9(4):353-60.
18. Pandey P, Bell-Stephens T, Steinberg GK. Patients with moyamoya disease presenting with movement disorder. J Neurosurg Pediatr. 2010;6(6):559-66.
19. Fernández-Fernández S, Vázquez-López M, Carrasco-Marina LL, Vela-Valdecabres C, Cortés-Valdés E, Arregui-Sierra A. An association between moya moya disease and morning glory anomaly. Rev Neurol. 2003;37(6):541-4.
20. Fujimura, M. and T. Tominaga, Diagnosis of moyamoya disease: international standard and regional differences. Neurol Med Chir (Tokyo). 2015;55(3):189-93.
21. Bang OY, Fujimura M, Kim SK. The Pathophysiology of Moyamoya Disease: An Update. J Stroke. 2016;18(1):12-20.
22. Masuda J, Yamaguchi T. Moyamoya disease. In: Mohr JP, Wolf P, Choi D, Weir B, Grotta JC. Stroke: pathophysiology, diagnosis and management. 4th ed. New York: Churchill Livingstone; 2004. p. 603-18.

23. Yamada I, Nakagawa T, Matsushima Y, Shibuya H et al. High-resolution turbo magnetic resonance angiography for diagnosis of Moyamoya disease. Stroke. 2001;32(8):1825-31.
24. Piao J, Wu W, Yang Z, Yu J. Research Progress of Moyamoya Disease in Children. Int J Med Sci. 2015;12(7):566-75.
25. Sivrioglu AK, Saglam M, Yildiz B, Anagnostakou V, Kizilkilic O. Ivy Sign in Moyamoya Disease. Eurasian J Med. 2016;48(1):58-61.
26. Lee M, Zaharchuk G, Guzman R, Achrol A, Bell-Stephens T, Steinberg GK. Quantitative hemodynamic studies in moyamoya disease: a review. Neurosurg Focus. 2009;26(4).
27. Cho A, Chae JH, Kim HM, Lim BC, Hwang H, Hwang YS et al. Electroencephalography in pediatric moyamoya disease: reappraisal of clinical value. Childs Nerv Syst. 2014;30:449-59.
28. Kodama N, Aoki Y, Hiraga H, Wada T, Suzuki J. Electroencephalographic findings in children with moyamoya disease. Arch Neur. 1979;36(1):16-19.
29. Donaghy RMP. Patch and bypass in microangeional surgery. In: Donaghy RMP, Yaşargil MG. (Eds). Microvascular Surgery. Stuttgart: Thieme; 1967. p. 75-86.
30. Roach SE, MR Golomb, RJ Adams et al. Management of Stroke in Infants and Children A Scientific Statement for Healthcare Professionals from a Special Writing Group of the Stroke Council, American Heart Association. Stroke. 2008;39:2644-91.
31. Kuroda S, Houkin K. Moyamoya disease: current concepts and future perspectives. Lancet Neurol. 2008;7:1056-66.
32. Glasson EJ, Sullivan SG, Hussain R, Petterson BA, Montgomery PD, Bittles AH. The changing survival profile of people with Down's syndrome: implications for genetic counselling. Clin Genet. 2002;62(5):390-3.
33. Kawai M. A genetic study of idiopathic spontaneous multiple occlusions of the circle of Willis. Tohyo Joshi Ikadaigaku Zasshi. 1985;55:427-41.
34. Sobey CG, Judkins CP, Sundararajan V, Phan TG, Drummond GR, Srikanth VK. Risk of Major Cardiovascular Events in People with Down Syndrome. PLoS One. 2015;10(9):e0137093.
35. Lehmkuhl RL, Leitis LH, Porto T, Cardoso FG, Lobe MC. Mutation in factor V Leiden in patients with Down syndrome. Case report. Rev Bras Clin Med São Paulo. 2012;10(6):554-6.
36. Pearson E, Lenn NJ, Cail WS. Moyamoya and other causes of stroke in patients with Down syndrome. Pediatr Neurol. 1985;1:174-9.
37. Pavone P, Falsaperla R, De Silva K, Taibi R, Verrotti A, Trifiletti RR et al. Down syndrome and arterial ischemic stroke in childhood: A potential immunologic link with selective IgG4 subclass deficiency. Eur J Paediatr Neurol. 2014;18(4):520-5.
38. Shiv Shankar S, Febna AR, Gangdhar B, Soumya KK. Interplay of Genetic Factors Leading to Stroke in a Child with Down's Syndrome - A Rare Case Report. Br Biomed Bull; 2014. p. 613-7.
39. Chong PF, Ogata R, Kobayashi H, Koizumi A, Kira R. Early onset of moyamoya syndrome in a Down syndrome patient with the genetic variant RNF213 p.R4810K. Brain Dev. 2015;37(8):822-4.
40. Nishimura M, Takakura H, Ieshima A, Eda I, Ohno K, Takashima S. A case of Down syndrome with moyamoya disease. No To Hattatsu. 1985;17:71-5.
41. Schrager GO, Cohen SJ, Vigman MP. Acute hemiplegia and cortical blindness due to moyamoya disease: report of a case in a child with Down syndrome. Pediatrics. 1977;60:33-7.
42. Kumar P, Panigrahi I, Sankhyan N, Ahuja C, Goyadi PK. Down Syndrome with Moyamoya Disease: a Case Series. J Pediatr Neurosci. 2018;13(2):201-4.
43. Kontras SB, Bodenbender JG. Abnormal capillary morphology in congenital heart disease. Pediatrics. 1966;37(2):316-22.
44. Williams EJ, McCormick AQ, Tischler B. Retinal vessels in Down syndrome. Acta Opthalmol. 1973;89:269-71.
45. Cramer SC, Robertson RL, Dooling EC, Scott RM. Moyamoya and Down syndrome: clinical and radiological features. Stroke. 1996;27:2131-5.
46. Junqueira PA, Moura-Ribeiro MV. Moyamoya and Down syndrome: study conducted by meta-analysis. Arq Neuropsiquiatr. 2002;60(2-A):274-80.

ACIDENTES VASCULARES DA MEDULA ESPINAL

Anamarli Nucci

O acidente vascular da medula espinal (AVM) é muito raro na prática clínica, entretanto, seu reconhecimento é fundamental para rapidez e precisão diagnóstica, indicação de exames complementares adequados, busca de alternativas terapêuticas eficazes e indicação do melhor esquema de reabilitação. O prognóstico, em geral, é reservado, com significativa porcentagem de casos com deficiências sensitivas, motoras e/ou disautonômicas graves, com repercussões nas atividades de vida diária.

EPIDEMIOLOGIA
A real incidência do AVM é desconhecida. Entretanto, uma série de autópsias revelou 0,23% de AVM isquêmico em 4 anos.[1] Em revisão da literatura, Romi & Naess[2] estimaram o AVM entre 0,3 a 1% em relação aos acidentes vasculares cerebrais.

Adultos e crianças podem ser acometidos pelo AVM, entretanto, as causas e fatores de risco são diferentes.[3] A causa mais frequente de AVM, em adultos acima de 60 anos, está relacionada com a correção cirúrgica de aneurisma de artéria aorta ou aterosclerose e, nos adultos jovens, com as malformações vasculares.[4] Em crianças, salientaremos aquelas etiologias mais frequentes a serem pesquisadas em item a seguir.

ANATOMIA VASCULAR DA MEDULA ESPINAL
Para compreender os AVMs relembramos a anatomia vascular da medula espinal e, para revisão do tema, ver Kramer (2018)[4] e Bosmia *et al* (2015).[5]

De maneira breve, toda irrigação da medula espinal provém da artéria aorta, seja pela artéria radicular (torácica, radicular magna ou artéria de Adamkiewics, sacral medial), seja via artérias vertebrais. Cada segmento medular é irrigado pela artéria espinal anterior e duas artérias espinais posteriores, uma em relação a cada sulco posterior da medula. A artéria espinal anterior dá uma artéria radiculomedular anterior para cada lado e a artéria sulcal ou sulcocomissural, que penetra pelo sulco medular anterior, irrigando uma hemimedula. A artéria espinal posterior dá origem à artéria radiculomedular posterior, uma para cada lado. Há ampla anastomose entre o sistema anterior e posterior por meio da coroa radiada vascular. Deve-se destacar a artéria radicular magna ou a artéria de Adamkiewics, que geralmente se origina em T9 a T12 e irriga a intumescência lombar. O sistema venoso medular segue, de modo geral, o esquema arterial, exibindo a particularidade de não ter válvula.

SÍNDROMES MEDULARES

Em decorrência da anatomia vascular podemos identificar as seguintes síndromes medulares[4] clássicas:

- *Síndrome da artéria espinal anterior:* isquemia de dois terços anteriores da medula espinal, com repercussões nos tratos corticospinal, espinotalâmico e coluna intermediolateral, levando à quadriplegia ou paraplegia/paresia, dependendo do nível lesional; perda sensitiva de dor e temperatura, abaixo da lesão; e, disautonomia com hipotensão, bradicardia, constipação intestinal, incontinência fecal/urinária e disfunção sexual.
- *Síndrome da artéria espinal posterior:* isquemia do terço posterior da medula espinal afetando os tratos cuneiforme e grácil, levando à perda do tato epicrítico, do senso vibratório e proprioceptivo, abaixo da lesão.
- *Síndrome de Brown-Sequard:* isquemia da artéria sulcal, comprometendo a hemimedula ipsilateral e seus tratos ascendentes e descendentes. Há hemiplegia ou paresia ipsilateral à lesão; perda do tato epicrítico, do senso de vibração e propriocepção ipsilateral, abaixo da lesão; perda de sensibilidade à dor e temperatura, dois dermátomos contralaterais e abaixo da lesão.
- *Mielopatia transversa:* isquemia de artéria segmental levando à quadriplegia ou paraplegia abaixo da lesão, perda sensitiva de dor, temperatura, tato, vibração e propriocepção abaixo da lesão, associadas à disfunção autonômica.
- *Síndrome centromedular:* isquemia em território vascular de transição da irrigação das artérias espinais anterior e posteriores, geralmente associada à hipotensão arterial grave, com paralisia em membros superiores maior que em membros inferiores e dissociação tipo siringomiélica da sensibilidade. A avaliação clínica permite identificar a artéria envolvida e o nível lesional. A síndrome da artéria espinal anterior é a topografia no AVM que varia de 41[6] a 90%[7] do total de casos de isquemia medular, sendo que a expressão clínica mais grave está relacionada com o nível cervical acima de C5, tendo a insuficiência respiratória como consequência ajuntada.

A clínica típica de AVM inclui déficit sensitivo e/ou motor de modo agudo, com ou sem disautonomia, precedida de intensa dor dorsal, ou seja, raquialgia, correspondente à região isquêmica ou em dor em trajeto radicular. A progressão máxima dos sintomas ocorre em minutos até horas e, não raro, com história de trauma antecedente.[8]

O AVM pode ser classificado em isquêmico; hemorrágico intramedular; hemorrágico intradural; extramedular. Quanto aos fatores precipitantes, os autores[9] sugerem AVMs iatrogênicos e não iatrogênicos.

Os AVMs iatrogênicos, em crianças, tiveram relação temporal inequívoca com procedimentos cirúrgicos, como hipotensão grave, remoção de meduloblastoma, cirurgia da aorta,[9] cirurgia para correção de craniostenose sagital[10] e de correção de defeitos da coluna vertebral.[11,12]

É interessante ressaltar a idade do paciente na data do AVM. Exemplo, em recém-nascidos prematuros, por serem mais vulnerável à hipotensão grave e ao nascimento, recém-nascidos a termo por manobras de parto traumáticas.[3] Na fase em que a criança aprende a andar, caso use andador, têm sido descritas quedas de escadas, por exemplo, e AVM. Em parte por isso, esse dispositivo não tem sido recomendado por sociedades pediátricas.

Também é importante conhecer circunstâncias associadas ou desencadeantes de síndromes medulares, seja um trauma significativo, em qualquer grupo etário pediátrico, ou mesmo traumas menores, no contexto de esportes, recreação e movimentos bruscos (hiperextensão, hiperflexão da coluna vertebral). Observar que as crianças têm-se envolvido em esportes cada vez mais cedo.[13] Antecedentes pessoais mórbidos devem ser investigados no processo de diagnóstico etiológico; entretanto, cerca de 50% dos AVMs em crianças permanecem sem causa definida.

Os traumas com lesão da coluna vertebral, associados ou não a politraumatismos e/ou grave hipotensão sistêmica, podem ter repercussão vascular secundária na medula espinal, em geral acidentes com veículos motorizados. A vítima, em geral, é o passageiro dentro do veículo ou o pedestre atropelado. O agravo tende a ser maior em crianças que não utilizam cintos de segurança ou são inadequadamente imobilizadas. Outros tipos de acidentes estão relacionados com esportes, entretenimento de lazer, quedas da própria altura.

Informações originárias do Paquistão sugerem que a epidemiologia do trauma raquimedular varia em decorrência da região. Nesse país, crianças de 0 a 15 anos foram vítimas de ferimento por arma de fogo ou explosão de bomba em 45% desse tipo de traumas (predominantes em região torácica), enquanto acidentes do esporte ocorreram em 2%.[14]

No caso de trauma raquimedular com alterações ósseas visíveis em exame radiográfico convencional (RX) e/ou tomografia computadorizada (TC) da coluna vertebral é necessário completar a investigação com exame de imagem de ressonância magnética da medula espinal. O exame é sensível para revelar a gravidade da agressão ao parênquima nervoso: micro-hemorragias, edema, herniação discal, ruptura de ligamentos, hematoma intra ou epidural, ou mesmo mais de um tipo de lesão.

O AVM traumático é sempre situação de emergência médica, entretanto, o AVM pode ocorrer em crianças saudáveis, sem fator de risco.[8]

AVM ISQUÊMICO

SCIWORA é a sigla inglesa para "**S**pinal **C**ord **I**njury **w**ithout **R**adiographic **A**bnormality", segundo Pang e Wilberger sugeriram em 1982. A condição, porém, já havia sido descrita por Lloyd em 1907.[15] Ocorre seja a partir de trauma de maior gravidade ou mesmo leve, tendo como critérios: a clínica expressa por uma das síndromes medulares já descritas e, como o nome descreve, ausência de alterações ao RX e à TC.

Não se desconhece que são os casos nos quais o trauma pode não ser valorizado pelo informante da anamnese, ou que só é relatado tardiamente, o que dificulta o diagnóstico e implica diversas outras hipóteses, como ocorreu no paciente relatado por Lago et al.[16] Somente o conhecimento da possibilidade de se tratar da síndrome SCIWORA permitirá reavaliação da história, com detalhamento da condição desencadeante do déficit neurológico.

A incidência estimada de SCIWORA é de 19 a 34% dos traumas, sendo que 90% ocorre em indivíduos abaixo de 18 anos e em 10% de adultos.[15] A síndrome é mais frequente em meninos que em meninas.

A síndrome SCIWORA tem explicação na biomecânica da coluna vertebral de crianças, diferente dos adultos; considerando que os músculos da nuca estão em pleno desenvolvimento, há maior lassidão ligamentar, a cabeça é maior que o tronco, as vértebras estão em ossificação, portanto, a coluna vertebral tem maior elasticidade que a medula espinal e, num trauma, essa é mais afetada.[17]

Uma RM inicial normal não afasta AVM isquêmico. Edema da medula espinal pode ser mostrado após horas do trauma, portanto, a repetição da RM é obrigatória quando a RM inicialmente é normal. O prognóstico depende da intensidade da expressão clínica inicial e nos dados de RM. Há controvérsias sobre a necessidade de uso de imobilização e por quanto tempo.[18,19]

Outra causa de AVM em crianças é a embolia fibrocartilaginosa (EFC), que tem sido descrita, em 50% dos casos, associada a traumas leves ou a exercício físico intenso.[20,21] A região cervical é afetada em dois terços dos pacientes, seguida da toracolombar em outro terço. Geralmente a clínica é de síndrome da artéria espinal anterior e os sintomas costumam ocorrer em menos de 48 horas. O exame do líquido cefalorraquidiano é normal, com IgG normal e bandas oligoclonais ausentes, portanto, exame útil para o diagnóstico diferencial com outras causas de mielopatias agudas, como infecciosas e desmielinizantes.

Antes da era das imagens por RM, a confirmação diagnóstica da EFC era realizada por meio de necropsias ou cirurgia. Na era pós-RM, o exame tem sido usado largamente e permite a suspeição da EFC, pelo intumescimento progressivo da medula e subjacente anormalidade do disco intervertebral, hipersinal em T2-w em território vascular, mais frequente da artéria espinal anterior.[21] A técnica de difusão (DWI), por sua especificidade em mostrar isquemia tissular, deve ser incluída no protocolo de RM espinhal nas suspeitas de isquemia medular, principalmente quando a EFC está em consideração diagnóstica.[17] Embora sugestivos, tais dados não são exclusivos da EFC, portanto, EFC é diagnóstico de exclusão na ausência de comprovação anatomopatológica.

O mecanismo exato da EFC não é conhecido.[19] Há várias discussões sobre sua fisiopatogenia. Fragmentos do disco intervertebral têm sido observados em vasos intramedulares dos casos autopsiados, portanto, há migração de material do núcleo pulposo para o interior de vaso, impactando no sistema arterial anterior. A preferência da EFC em crianças tem sido explicada pelo aumento da pressão intradiscal, ruptura do anulo fibroso e direta injeção vascular de microfragmentos de núcleo pulposo. Considera-se que na criança até a adolescência, tanto o anulo fibroso quanto o núcleo pulposo são ricamente vascularizados por arteríolas.[19] A EFC mais raramente acomete o sistema venoso medular. O aumento da pressão intradiscal levaria à extrusão vertical de fragmentos do disco para a parte esponjosa da vértebra, em seguida para canais venosos intraósseos e plexo venoso medular.

A literatura apresenta 3 casos de AVM e hemoglobinopatias, sendo dois por HbSS e um com HbCS. Nesse último, os autores discutem que a criança possa ter tido EFC, após acidente em parque de diversão. O diagnóstico de EFC, embora de exclusão, teve em raciocínio de contraponto, que a doença hemática não estava ativa e, portanto, não explicaria a clínica e a imagem.[22]

O tratamento do AVM por EFC não está definido. Várias condutas foram propostas, similares ao AVM por outras causas, porém, há controvérsias. O prognóstico da EFC tem sido relatado como associado a graves disfunções, entretanto, foram relatadas exceções.[20]

AVM isquêmico pode ocorrer em território de transição vascular a nível do corno anterior da medula, repercutindo em imagem interessante na RM medular, representada por hiperintensidade de sinal em T2w, conhecida como "olhos de cobra" ou "olhos de coruja".[23]

AVM HEMORRÁGICO

Hematoma epidural espinhal espontâneo em 30 pacientes em idade pediátrica estão documentados na literatura.[24]

Sete crianças com menos de 1 ano de idade apresentaram esse tipo de hematoma que, por definição, é não traumático. Dentre eles observam-se causas desconhecidas, malformações vasculares, tipo arteriovenosa e aumento da pressão intra-abdominal ou intratorácica.[23,25,26] A localização observada mais comum foi a cervicotorácica. A RM tem papel fundamental no diagnóstico e a abordagem cirúrgica descompressiva tem sido a recomendação.[23,26,27]

As hemofilias A e B têm sido descrita como possíveis causas de sangramento no sistema nervoso, em região cerebral, com maior frequência que espinal. No último caso foram descritos hematoma intraespinhal (hematomielia)[28] e epidural.[24] O hematoma epidural ocorre por ruptura de veias epidurais, que não têm válvulas e apresentam baixa resistência às manobras de Valsalva.

DIAGNÓSTICOS DIFERENCIAIS E EQUÍVOCOS DE DIAGNÓSTICO

A lista de diagnósticos em casos posteriormente definidos como AVM isquêmico compreende: mielite transversa aguda, conversão, síndrome de Guillain-Barré, migrânea hemiplégica, compressão medular, doença viral e acidente vascular cerebral.[7]

MANEJO DOS PACIENTES DE AVM

Propostas terapêuticas para os AVMs devem ser consideradas quando a etiologia está clara, por exemplo, associação à deficiência de fator de coagulação, há consenso em reposição do fator,[28] sem[28] e com a descompressão cirúrgica do hematoma[24,29] são possibilidades terapêuticas.

Manutenção da perfusão sistêmica e tratamento de suporte, uso de corticosteroide e anticoagulante são possibilidades adicionais, entretanto, há controvérsias sobre os corticosteroides. Hipotermia no AVM neonatal foi utilizada.[30] A fisioterapia e a reabilitação são proposições consensuais.

Para evitar isquemia medular e as complicações neurológicas pós-operatórias, no contexto de cirurgias para correção da coluna vertebral, estratégias estão sendo utilizadas, incluindo o uso do potencial evocado somatossensorial e do potencial evocado motor por estimulação elétrica transcraniana, preferencialmente ambos. A monitorização neurofisiológica intraoperatória é padrão de excelência[31] e está sendo usada em vários serviços no Brasil.

REFERÊNCIAS BIBLIOGRÁFICAS

1. Sandson TA, Friedman JH. Spinal cord infarction. Report of 8 cases and review of the literature. Medicine. 1989;68:281-92.
2. Romi F, Naess H. Spinal cord infarction in clinical neurology: a review of characteristics and long-term prognosis in comparison to cerebral infarction. Eur Neurol. 2016;76:95-8.
3. Nance JR, Golomb MR. Ischemic spinal cord infarction in children without vertebral fracture. Pediatr Neurol. 2007;36(4):209-16.
4. Kramer CL. Vascular disorders of the spinal cord. Continuum (Minneap, MN). 2018;24(2):407-26.
5. Bosmia AN, Hogan E, Loukas M, Tubbs RS, Cohen-Gadol AA. Blood supply to the human spinal cord. I. Anatomy and hemodynamics. Clin Anat. 2015;28(1):52-64.
6. Stettler S, El-Koussy M, Ritter B, Boltshauser E, Jeannet PY, Kolditz P et al. Non-traumatic spinal cord ischaemia in childhood – clinical manifestation, neuroimaging and outcome. Eur J Paediatr Neurol. 2013;17:176-84.
7. Bar C, Cheuret E, Bessou P, Pedespan JM. Childhood idiopathic spinal cord infarction: description of 7 cases and review of the literature. Brain Dev. 2017;39:818-27.
8. Mathias E, Sethuraman U. Ischemic stroke of the spinal cord: a pediatric emergency in an otherwise healthy child. J Emerg Med. 2016;51(1):73-6.
9. Sohal AS, Sundaram M, Mallewa M, Tawil M, Kneen R. Anterior spinal artery syndrome: case report and literature review. J Spinal Cord Med. 2009;32(3):349-54.

10. Sheikh A, Warren D, Childs AM, Russell J, Liddington M, Guruswamy V et al. Paediatric spinal cord infarction - a review of the literature and two case reports. Childs Nerv Syst. 2017;33:671-6.
11. Dapunt UA, Mok JM, Sharkey MS, Davis AA, Foster-Barber A, Diab M. Delayed presentation of tetraparesis following posterior thoracolumbar spinal fusion and instrumentation for adolescent idiopathic scoliosis. Spine. 2009;34(25):E936-41.
12. Ingelmo II, Pérez FD, Corraliza JMP, Julià NF, Rama-Maceiras P, Palazón JN et al. Recomendaciones –guia– en la lesion aguda medular intraoperatoria en cirugia correctora del raquis. Rev Esp Anestesiol Reanim. 2010;57(2):103-8.
13. Wadia S, Padmanabhan P, Moeller K, Rominger A. Pediatric surfer's myelopathy. J Emergency Med. 2015;49(5):e143-5.
14. Darain H, Arsh A, Zeb A, Ilyas SM. Epidemiology, clinical features and consequences of spinal cord injury in children. J Coll Phys Surg Pakistan. 2018;28(7):532-3.
15. Launay F, Leet AI, Sponseller PD. Pediatric spinal cord injury without radiographic abnormality. A meta-analysis. Clin Orthop Rel Res. 2005;433:166-70.
16. Lago RB, Diéguez IM, Caro FA. Lesión medular lumbar sin anomalías visibles en imágenes radiológicas. Localización excepcional en un niño. Arch Argent Pediatr. 2011;109(3):47-51.
17. Farrell CA, Hannon M, Lee LK. Pediatric spinal cord injury without radiographic abnormality in the era of advanced imaging. Curr Opin Pediatr. 2017;29:286-90.
18. Horn A, Workman MI, Dix-Peek S, Dunn RN. Ligamentous integrity in spinal cord injury without radiographic abnormality (SCIWORA): a case series. SAOJ. 2017;16(2):32-38.
19. Grillhoesl A. Expert's comment concerning Grand Rounds case entitled "Acute complete paraplegia of a 8-year-old girl caused by spinal cord infarction following minor trauma complicated with longitudinal signal change of spinal cord" by K. Nagata et al. (Eur Spine J, 2017: doi:10.1007/s00586-017-4995-9). Eur Spine J. 2017;26:1436-37.
20. Bansal S, Brown W, Dayal A, Carpenter JL. Posterior spinal cord infarction due to fibrocartilaginous embolization in a 16-year-old athlete. Pediatrics. 2014;134:289-92.
21. Reisner A, Gary MF, Chern JJ, Grattan-Smith JD. Spinal cord infarction following minor trauma in children: fibrocartilaginous embolism as a putative cause. Report of 3 cases. J Neurosurg Pediatr. 2013;11:445-50.
22. Eid R, Raj A, Farber D, Puri V, Bertolone S. Spinal cord infarction in hemoglobin SC disease as an amusement park accident. Pediatrics. 2016;138(3):20154020.
23. Vuong SM, Jeong WJ, Morales H, Abruzzo TA. Vascular Diseases of the Spinal Cord: Infarction, Hemorrhage, and Venous Congestive Myelopathy. Semin Ultrasound CT MR. 2016;37(5):466-81.
24. Nirupam N, Pemde H, Chandra J. Spinal epidural hematoma in a patient with hemophilia B presenting as acute abdomen. Indian J Hematol Blood Transfus. 2014;30(Suppl 1):S54-6.
25. Cabral AJ, Barros A, Aveiro C, Vasconcelos R. Spontaneous spinal epidural haematoma due to arteriovenous malformation in a child. BMJ Case Rep. 2011 May 12;2011.
26. Song D, Garton HJ, Fahim DK, Maher CO. Spinal Cord Vascular Malformations in Children. Neurosurg Clin N Am. 2010;21:503-10.
27. Schoonjans AS, De Dooy J, Kenis S, Menovsky T, Verhulst S, Hellinckx J et al. Spontaneous spinal epidural hematoma in infancy: review of the literature and the "seventh" case report. Eur J Paediatr Neurol. 2013;17:537-42.
28. Aulakh R, Panigrahi I, Naranje K, Sharda S, Marwaha RK. Spontaneous hematomyelia in a child with hemophilia A - a case report. J Pediatr Hematol Oncol. 2009;31:766-6.
29. Ghosh K, Shetty S, Mohanty D. Haemorrhage in upper cervical cord: an unusual manifestation in moderate haemophilia patients who ride motorbikes. Haemophilia Haemophilia. 2001;7(5):515-6.
30. Montaldo P, Oliveira V, Lally PJ, Chaban B, Atreja G, Kirmi O et al. Therapeutic hypothermia in neonatal cervical spine injury. Arch Dis Child Fetal Neonatal Ed. 2016;101:F468.
31. Pastorelli F, Di Silvestre M, Plasmati R, Michelucci R, Greggi T, Morigi A et al. The prevention of neural complications in the surgical treatment of scoliosis: the role of the neurophysiological intraoperative monitoring. Eur Spine J. 2011;20(Suppl 1):S105-14.

ASPECTOS EVOLUTIVOS DE CRIANÇAS COM ACIDENTE VASCULAR CEREBRAL ISQUÊMICO PERINATAL

CAPÍTULO 13

Marina Junqueira Airoldi

É importante entender os aspectos referentes à fase aguda e evolução do AVC perinatal para realizar diagnóstico precoce, viabilizando tratamento e intervenção adequados. Entretanto, sabe-se que é alarmante o número de crianças que recebem diagnóstico tardio ou que não recebem o diagnóstico correto.

Participaram deste trabalho de pesquisa 18 crianças nascidas a termo, sendo 89% com peso adequado para idade gestacional.

A prevalência do gênero masculino no AVC perinatal tem sido relatada em publicações recentes e confirmada no presente estudo, sendo 61% em pacientes meninos.

Os principais fatores de risco maternos identificados são infertilidade, pré-eclâmpsia, hipertensão arterial crônica, diabetes, gestações múltiplas, restrição de crescimento intrauterino, anormalidades cardíacas e uso de drogas ilícitas pela gestante.

A gestação constitui fator de risco para o AVC perinatal, causando estado de hipercoagulação e trombose com depressão dos valores da proteína S, aumento dos níveis do fator V, fator VIII e fibrogênese. Apesar de baixos níveis de vitamina K, o recém-nascido é particularmente vulnerável a tromboses, considerando a alta concentração de hemoglobina associada a baixo nível de proteína S e proteína C, juntamente com as forças mecânicas normais do trabalho de parto.[1]

Pode-se citar como fator de risco no lactente: distúrbios hematológicos, alterações cardíacas, infecções e traumas.[1]

No presente estudo, entre os fatores de risco relacionados com o RN, foram frequentes as complicações no trabalho de parto e entre aos relacionados com a gestante, a pré-eclâmpsia foi o mais comum. Esta constatação pode ser explicada por alteração vascular na placenta em função de fluxo sanguíneo uteroplacentário reduzido, portanto, sendo relevante analisar a placenta do RN com AVCI perinatal.[2]

Em nosso estudo, na fase aguda, as crises convulsivas no período perinatal constituíram o principal sintoma inaugural do AVCI perinatal. Tal fato deve ser valorizado e requer atenção e treinamento da equipe de profissionais do berçário para identificação de crise convulsiva no neonato. Além disso, constatou-se que sucção débil, letargia e dificuldades respiratórias também foram sinais adicionais e que devem ser valorizados no neonato, dados confirmados por Moura-Ribeiro et al.[3]

Em estudo multicêntrico (*International Pediatric Stroke Study* – IPSS), envolvendo 248 crianças avaliadas, 87% da população teve a apresentação da doença na primeira semana de vida, sendo a crise convulsiva sintoma destacável em 72% dos neonatos.

Na análise da neuroimagem de nosso estudo, foi identificado infarto mais frequente em hemisfério esquerdo, e 94% apresentaram infarto isquêmico arterial com comprometimento da artéria cerebral média, em conformidade com a literatura.[4]

Vale ressaltar que no presente trabalho 4 pacientes tiveram o diagnóstico tardio da doença no quarto mês de vida e os pais buscaram ajuda médica, ao observar assimetria motora durante movimentação ativa e espontânea da criança.

É comum o uso do termo AVC presumido, referindo-se a crianças que não tiveram os sintomas identificados no período neonatal e são diagnosticadas em fase tardia. Em estudo realizado no Canadá envolvendo 59 crianças com diagnóstico de AVC presumido, a média de idade para os pais notarem que havia movimentação errada foi em torno de 5 meses e a média para diagnóstico final foi de 13 meses. Estima-se que 40% das crianças com AVC perinatal têm diagnóstico confirmado por imagem.[5]

Constatamos também, em nosso estudo, correlação positiva entre crises convulsivas no período neonatal e epilepsia; crianças que tiveram crise convulsiva com sintoma inaugural apresentam 11,5 mais chance de evoluir para epilepsia. O trabalho realizado com 61 crianças constatou que 67% do grupo evoluiu com epilepsia em acompanhamento de 6 meses e 48% em acompanhamento de 48 meses.[6]

A maioria dos pacientes estudados apresentou lesão da ACM, sendo que em 8 crianças estas lesões foram profundas, acometendo núcleos da base e cápsula interna. Kirton *et al.*[4] relataram paralisia cerebral em 75% das crianças com AVCI perinatal.

Sabe-se que a área e o local da lesão são fatores importantes para determinar o acometimento motor e, particularmente, quando a ACM é comprometida, os sobreviventes desenvolvem hemiplegia. Quando a lesão é menos restrita, acometendo apenas ramos da ACM, apenas 2 de 13 crianças desenvolvem a paralisia cerebral. Uma criança com lesão de territórios limítrofes entre a artéria cerebral média e artéria cerebral anterior desenvolveu hemiplegia de grau moderado.

Em estudo em que foram avaliadas 111 crianças com AVC no período perinatal, constatou-se que 66% tinham paralisia cerebral, sendo 80% hemiplégicas. Além disso, 72% das crianças com PC tinham outras anormalidades associadas, sendo 59% com déficit cognitivo e 47% com epilepsia.[6]

Em relação à escala IB teste, aplicada para averiguar o desenvolvimento neuromotor destas crianças, pode-se constatar que nenhuma criança apresentou desenvolvimento normal nas dimensões analisadas. As duas crianças que não tinham o diagnóstico de PC (por não terem comprometimento motor expressivo) tiveram disfunções leves em todas as dimensões. As duas dimensões em que as crianças apresentaram pior desempenho foram: exame neurológico e função motora fina.

Por meio da aplicação deste teste foi possível caracterizar, por meio de avaliação neuromotora e funcional, alterações do tono, força muscular, coordenação motora fina e grosseira, aspectos sensoriais e perceptivos, repercutindo nas atividades de vida diária.

Ainda em relação aos aspectos neuromotores, Golomb *et al.*[6] constataram que 90% das crianças com AVCI perinatal irão andar e, destas, 90% iniciarão os primeiros passos dentro da média da população sem lesão neurológica (até 18 meses).

Entretanto, ao analisarmos os dados do nosso estudo, que foi o primeiro a detalhar a evolução motora, observamos que, apesar de todas as crianças estudadas andarem e terem adquirido a marcha em média com 1 ano e 3 meses, há déficits motores importantes relacionados com os aspectos de função motora fina e grosseira, perceptivos e sensoriais que não devem ser ignorados. Identificar os detalhes do comprometimento neuromuscular é de extrema importância para direcionamento da reabilitação e melhora da qualidade de vida.

Buscou-se avaliar se a idade na data de avaliação teria relação com o desempenho motor. Todas as crianças a partir de 6 anos estariam aptas a realizar todos os testes propostos. Constatou-se em crianças que apresentavam menor idade na data da avaliação manifestaram pior desempenho motor, sendo esta diferença estatisticamente significativa. Este achado vem reforçar a importância da neuroplasticidade.

Nenhuma criança avaliada em nossa pesquisa teve recorrência do infarto. Em estudo de corte de 215 crianças de AVCI perinatal, apenas 4 apresentaram recorrência, sendo que 3 tiveram fortes fatores preditivos do AVCI Perinatal como alteração cardíaca congênita.

O questionário respondido pelos pais foi importante para entender o desenvolvimento global destas crianças e para traçar diretrizes de próximos estudos. Diante de dados em que 94% dos responsáveis confirmou o AVC, relatou dificuldades de expressão verbal em 72% e dificuldade de entendimento em 100%. Devemos estar cada vez mais atentos para esta população e contestando tendência de desenvolvimento normal após o AVC perinatal.

Também deve ser citado o comprometimento motivacional da população estudada. São crianças que revelaram, além da lentidão nos processos de aquisição e amadurecimento da linguagem (compreensão e expressão), apatia diante de qualquer estímulo, confirmada por relato dos pais quanto ao comportamento dos filhos no convívio social e familiar.

É necessário ressaltar que os responsáveis relatam presença de cefaleia em 78% dos pacientes. Muitas crianças sentem dor de cabeça, mesmo fazendo uso de medicamentos específicos, e este aspecto deverá ser mais bem avaliado em futuros estudos.

Concluindo, por ser o AVC perinatal anormalidade multifatorial, deve-se desenvolver estratégias educativas para conscientização e conhecimento dos profissionais da saúde. Este trabalho ressalta que crianças com diagnóstico de paralisia cerebral merecem atenção especial quando a etiologia for comprovadamente de origem vascular. Uma vez comprovado por imagem, é necessário ação de profissionais da saúde voltada à melhoria das condições destes pacientes, valorizando o acompanhamento ambulatorial e identificando anormalidades motoras e epilepsia na evolução a médio e longo prazos.

CONCLUSÃO

- A pré-eclâmpsia na presente casuística foi o fator de risco frequente para o AVC perinatal.
- Crises convulsivas caracterizam sintoma importante para identificação do AVC perinatal na fase aguda e tiveram maior probabilidade de evoluir para epilepsia.
- A ACM esquerda foi frequentemente acometida na presente casuística.
- Em nossos pacientes, não houve recorrência do AVC.
- As anormalidades no exame neurológico, aspectos neuromotores e funcionais correlacionaram-se com extensão do território arterial envolvido, documentada nos exames de neuroimagem.
- Na avaliação neuromotora EB, todos os pacientes apresentaram importantes alterações em todas as áreas analisadas: função motora grossa, força, amplitude de movimento, função motora fina, sensorial e percepção.
- Segundo relato de responsáveis, as crianças não se recuperaram do AVC perinatal, apresentando comprometimento de expressão verbal, compreensão e comportamento.

REFERÊNCIAS BIBLIOGRÁFICAS
1. Curry CJ, Bhullar S, Holmes J, Delozier CD, Roeder ER, Hutchison HT. Risk factors for Perinatal Arterial Stroke: A Study of 60 mother-child. Pediatr Neurol. 2007;37:99-107.
2. Elbers J, Viero S, Macgregor D, de Veber G, Moore AM. Placental Pathology in Neonatal Stroke. Pediatrics. 2011;127(3):718-22.
3. Moura-Ribeiro MV, Ferreira LS, Montenegro MA et al. Doença Cerebrovascular na infância. Arq Neuropsiaquiatria. 1999:57-59.
4. Kirton A, de Veber G. Cerebral Palsy secondary to Perinatal Ischemic Stroke. Clin Perinatol. 2006;33:367-86.
5. Lee J, Croen LA, Backstrand KH, Yoshida CK, Henning LH, Lindan C. Maternal and Infant characteristics associated with perinatal arterial stroke in infant. JAMA. 2005:293(6):723-9.
6. Golomb MR, Garb BP, Carvalho KS. Perinatal Stroke and the risk of developing childhood epilepsy. J Pediatr. 2007;151(4):409-13.

PROCESSAMENTO AUDITIVO CENTRAL

CAPÍTULO 14

Karla Maria Ibraim da Freiria Elias

Ao contrário do senso comum, o acidente vascular cerebral (AVC) pode ocorrer em qualquer idade, incluindo a infância e adolescência, e a recuperação não é boa, uma vez que os AVCs estão entre as 10 principais causas de mortalidade infantil e apresentam alto índice de morbidade.[1] Ainda que o cérebro em desenvolvimento demonstre considerável plasticidade estrutural e funcional frente às lesões,[2] mais da metade das crianças que sobrevivem ao episódio vascular conviverão com déficits neurológicos, neuropsicológicos e psicossociais permanentes.[1-4]

Esta constatação surgiu ao longo das últimas décadas graças a estudos envolvendo as várias esferas do desenvolvimento infantil que possibilitaram compreender as dificuldades enfrentadas por estas crianças além dos déficits motores e de linguagem, passando a incluir os relacionados com a condição intelectual e aprendizagem, com reflexos no estado emocional, na qualidade de vida, autoestima e funcionamento social.[1,5,6]

Apesar do reconhecimento da variedade e abrangência dos efeitos de um evento vascular, em nosso meio pouco se discute sobre as possíveis complicações que podem provocar nos processos e mecanismos associados à audição.[7,8] Esta constatação está em completo contraste com a relevância que essa função assume, especialmente quando se trata de crianças, em que o uso da própria linguagem, assim como a aprendizagem e a socialização, estão condicionadas à sua efetividade.[7,8]

A maioria dos pacientes que resistem ao AVC poderá apresentar algum tipo de comprometimento auditivo,[9,10] e, considerando que o evento vascular pode atingir todos os níveis da via auditiva, este poderá prejudicar tanto a recepção quanto a percepção dos estímulos sonoros, como também as habilidades de processamento auditivo, dependendo da área lesionada.[9,10] O AVC figura entre os mais importantes fatores de risco para a presença de distúrbio do processamento auditivo, independente se crianças ou adultos, em consenso recentemente estabelecido por vários pesquisadores na área da ciência auditiva.[9-12]

É mandatório, portanto, realizar no acompanhamento das crianças e adolescentes com AVC, a avaliação audiológica em seu amplo espectro, que contemple não apenas os testes auditivos convencionais como a audiometria tonal liminar, logoaudiometria e as medidas objetivas dos testes eletrofisiológicos e eletroacústicos,[12] mas também os testes especiais de audição. Estes últimos, voltados a avaliar as diferentes habilidades do processamento auditivo, inclui os testes de discriminação auditiva, de interação binaural, dicóticos, monoaurais de baixa redundância e de padrão temporal, para ficar nos mais frequentemente utilizados na prática clínica.[8,13,14]

Será a partir da combinação dos resultados destes procedimentos que serão definidos quais dos aspectos do processamento auditivo foram afetados pelo AVC – discriminação auditiva, localização e lateralização sonora, atenção seletiva, processamento temporal e *performance* em presença de sinais acústicos competitivos ou degradados.[8,13-15]

Deste modo, nos distúrbios de processamento auditivo existe déficit no processamento perceptual de estímulos acústicos e da atividade neurobiológica subjacente que dá origem aos potenciais eletrofisiológicos auditivos.[11,13,14] A característica predominante das alterações se manifesta na modalidade auditiva e os comprometimentos funcionais são bastante amplos e compreendem tanto sons verbais quanto não verbais.[13,14] Válido salientar que estas alterações são, muitas vezes, sutis quando se compara com outras sequelas de AVC, pois nem sempre há uma associação direta entre os sintomas apresentados e a possibilidade de alteração da função auditiva. Esta baixa conscientização decorre da natureza "invisível" desses déficits,[10] frequentemente resultando na falta de investigação das queixas de pais e professores que convivem com estas crianças. Por conseguinte, é importante ficar bastante atento às suas manifestações, entre as quais podemos relacionar:[11,12,15,16]

- Dificuldade em compreender a linguagem falada em ambientes acústicos desfavoráveis, como o que ocorre em presença de competição, reverberação ou ruído.
- Dificuldade de compreensão quando a fala é rapidamente apresentada ou está degradada.
- Dificuldade para discernir, repetir ou se lembrar de palavras acusticamente similares.
- Dificuldade em realizar a separação entre a mensagem principal daquela considerada secundária ou de fundo.
- Dificuldade em seguir instruções ou orientações apresentadas na modalidade auditiva.
- Dificuldade em realizar a localização da fonte sonora.
- Dificuldade em lidar com pistas discretas de entonação ou prosódia.
- Dificuldade em compreender ao telefone.
- Dificuldade em aprender e/ou apreciar música.
- Dificuldade em aprender idioma estrangeiro ou material de fala novos, especialmente linguagem técnica.
- Relato de incômodo em presença de sons intensos/hiperacusia.
- Apresentação de distúrbios na aquisição e desenvolvimento da linguagem, muitas vezes refratários à terapia fonoaudiológica convencional.
- Dificuldades acadêmicas.

No dia a dia, as dificuldades auditivas serão traduzidas em modificações no comportamento e desempenho, pois fazem com que a criança simplesmente não compreenda a mensagem em sua totalidade e apresente respostas inconsistentes ou inapropriadas. Esse comportamento, muitas vezes, induzirá os familiares e professores a considerarem que essas crianças sejam distraídas ou que estejam desmotivadas.

Muitas vezes, na tentativa de promover a compreensão da mensagem, passam a buscar por pistas visuais e/ou faciais de modo mais frequente e insistente.

Outro comportamento comum é a constante solicitação de repetição do que foi dito, o que só vem reforçar a impressão de desatenção já atribuída a esse grupo. Além disso, elas se cansam mais facilmente quando o material é apresentado na modalidade auditiva e, com certa regularidade, não conseguem reter e recuperar uma quantidade maior dos itens apresentados.

Além do inequívoco comprometimento na comunicação, estes déficits poderão determinar dificuldades acadêmicas, não apenas pelo ambiente acústico que em geral é desfavorável, não só pela quantidade de interlocutores, mas pela presença de ruídos interferentes, o que demandará maior competência nas habilidades auditivas que serão recrutadas,[16] como fechamento auditivo, memória, separação, integração binaural, entre outras.

Nesse ambiente continuamente surgem situações em que mensagens linguísticas são apresentadas ao mesmo tempo e a depender do contexto, poderá ser necessário que a criança se atente exclusivamente a uma dessas informações, enquanto ignora a recebida pela outra fonte, considerada irrelevante. Ou de modo diverso, que preste atenção e responda adequadamente a ambas.[15,16,17] São ocorrências banais, pois em sala de aula, a todo tempo, poderá ser requerido que se acompanhe as instruções ou explicações do professor e exclua as conversas paralelas, ou que continue prestando atenção à aula, mas ao mesmo tempo, acompanhe a fala do colega ao lado, porque terá que responder apropriadamente a esta mensagem também.[16,17]

Importante considerar que, próprio das constantes modificações das características acústicas do ambiente e da diversidade no grau de demanda das tarefas exigidas, tais manifestações podem surgir já nos primeiros anos escolares ou, mais tardiamente, na vida acadêmica.[18]

Muitas anormalidades comportamentais podem ser verificadas em outras condições, especialmente na perda auditiva periférica, nos distúrbios de linguagem e cognitivos. Entretanto, os déficits funcionais no distúrbio de processamento auditivo derivam do comprometimento específico desta modalidade, embora haja interação bidirecional com linguagem e cognição.[12,16] Para verificar todas essas questões e, particularmente, no AVC, em que outras competências podem estar prejudicadas, a abordagem ideal é sempre a multidisciplinar, com cuidadosa consideração dos parâmetros das habilidades de memória, atenção, linguagem e cognição.[11,12,16,17]

Em qualquer paciente, adulto ou criança, o diagnóstico diferencial é necessário, pois não se pode deixar de verificar se uma dificuldade em discriminar sons embebidos em ruído é determinada por perda auditiva periférica (coclear) ou por alteração de processamento auditivo, ou quais questões cognitivas, como a memória de curto prazo ou eventual déficit de atenção, podem estar por trás das dificuldades em acompanhar informações longas e cheias de detalhes. Ou mesmo se esquecer da relação entre idade e desenvolvimento de linguagem, pois crianças muito novas, assim como idosos, tendem a apresentar maiores dificuldades de compreensão em presença de fontes simultâneas.[11]

Contudo, uma vez que as anormalidades do processamento auditivo sejam diagnosticadas e identificadas em sua natureza e extensão, será possível traçar programas de reabilitação ou remediação precisos e absolutamente voltados às necessidades individuais.

O tratamento, portanto, deve ser customizado ao perfil de cada criança, como idade, condição linguística, cognitiva, capacidade intelectual e presença de comorbidades,[14] estas muito comuns nos AVCs, e às características do comprometimento auditivo.[16]

De modo geral, as estratégias estarão calcadas na otimização acústica do ambiente, por meio da diminuição da quantidade e intensidade dos ruídos e uso de sistemas para exaltar a qualidade do sinal, a fim de melhorar a audibilidade dos estímulos; com técnicas de treinamento auditivo visando ao desenvolvimento das habilidades auditivas avaliadas como falhas e a maximização do uso das que se encontravam preservadas. Por fim, na utilização de estratégias compensatórias metalinguísticas, metacognitivas e de técnicas educacionais, com vistas a reduzir o impacto das dificuldades auditivas apresentadas.[16] O propósito maior é que essas estratégias tomadas em conjunto possam levar à audição, comunicação e aprendizagem mais efetivas,[7,12,14,16,19] melhorando a competência de crianças e adolescentes acometidos pelo AVC.

REFERÊNCIAS BIBLIOGRÁFICAS

1. Greenham M, Anderson V, Cooper A, Hearps S, Ditchfield M, Coleman L et al. Early predictors of psychosocial functioning 5 years after paediatric stroke. Dev Med Child Neurol. 2017;59(10):1034-41.
2. López-Espejo M, Hernández-Chávez M. Could infarct location predict the long-term functional outcome in childhood arterial ischemic stroke? Arq Neuropsiquiatr. 2017;75(10):692-6.
3. Gordon AL. Functioning and disability after stroke in children: using the ICF-CY to classify health outcome and inform future clinical research priorities. Dev Med Child Neurol. 2013;56(5):434-44.
4. Basu AP. Early intervention after perinatal stroke: opportunities and challenges. Dev Med Child Neurol. 2014;56(6):516-21.
5. Williams TS, McDonald KP, Roberts SD, Dlamini N, deVeber G, Westmacott R. Prevalence and predictors of learning and psychological diagnoses following pediatric arterial ischemic stroke. Dev Neuropsychol. 2017;42(5):309-22.
6. van Mierlo ML, van Heugten CM, Post MWM, Hajós TRS, Kappelle LJ, Visser-Meily JMA. Quality of life during the first two years post stroke: the restore for stroke cohort study. Cerebrovasc Dis. 2016;41(1-2):19-26.
7. Witton C. Childhood auditory processing disorder as a developmental disorder: the case for a multi-professional approach to diagnosis and management. Int J Audiol. 2010;49(2):83-7.
8. Guzzetta F, Conti G, Mercuri E. Auditory processing in infancy: do early abnormalities predict disordres of language and cognitive development? Dev Med Child Neurol. 2011;53(12):1085-90.
9. Bamiou DE, Werring D, Cox K, Stevens J, Musiek FE, Brown MM, et al. Patient-reported auditory functions after stroke of the central auditory pathway. Stroke. 2012;43(5):1285-9.
10. Koohi N, Vickers D, Chandrashekar H, Tsang B, Werring D, Bamiou DE. Auditory rehabilitation after stroke: treatment of auditory processing disorders in stroke patients with personal frequency-modulated (FM) systems. Disabil Rehabil. 2017;39(6):586-93.
11. Chermak GD, Bamiou DE, Iliadou VV, Musiek FE. Practical guidelines to minimise language and cognitive confounds in the diagnosis of CAPD: a brief tutorial. Int J Audiol. 2017;56(7):499-506.
12. Iliadou VV, Ptok M, Grech H, Pedersen ER, Brechmann A, Deggouj N et al. A European perspective on auditory processing disorder - current knowledge and future research focus. Front Neurol. 2017;21(8):622.
13. American speech-language hearing association (ASHA). (Central) auditory processing disorders, technical report: Working group on auditory processing disorders. 2005. (acesso em 5 junho 2018). Disponível em: https://www.asha.org/policy/TR2005-00043/
14. American academy of audiology (AAA). 2010. Diagnosis, treatment and management of children and adults with central auditory processing disorder. Disponível em: www.audiology.org/publications-resources/document-library/central-auditory-processing-disorder (acessado em 14 de maio 2018).
15. Elias KMI, Moura-Ribeiro MVL. Stroke caused auditory attention déficits in children. Arq Neuropsiquiatr. 2013;71(1):11-7.
16. Elias KMI, Oliveira CC, Airoldi MJ, Franco KMD, Rodrigues SD, Ciasca SM, et al. Central auditory processing outcome after stroke in children. Arq Neuropsiquiatr. 2014;72(9):680-6.
17. Bellis TJ. Assessment and management of central auditory processing disorder in the educational setting: from science to practice. 2nd ed. San Diego (CA): Singular Pub Group; 2002.
18. Bamiou DE, Musiek FE, Luxon LM. Aetiology and clinical presentations of auditory processing disorders -- a review. Arch Dis Child. 2001;85(5):361-5.
19. British Society of audiology (BSA). Position statement. Auditory processing disorder (APD). 2013 [Internet] Acessado em: 5 Jun 2018. Disponível em: http://www.thebsa.org.uk.

EVOLUÇÃO COGNITIVA E ACADÊMICA APÓS ACIDENTE VASCULAR CEREBRAL NA INFÂNCIA

Sônia das Dores Rodrigues
Inês Elcione Guimarães
Sylvia Maria Ciasca
Maria Valeriana Leme de Moura Ribeiro

Comparado com estudos na idade adulta, o acidente vascular cerebral (AVC) ainda é pouco investigado na infância e na adolescência. Nas últimas décadas os pesquisadores têm demonstrado progressiva valorização pelo tema, apresentando interessantes publicações e existindo, inegavelmente, aspectos a serem cientificamente confirmados do ponto de vista neuroevolutivo.

A maioria das crianças sobrevivem ao AVC,[1,2] porém, não é incomum que evoluam com déficits neurológicos variados.[1,3-5]

Em se tratando de cognição, estudo longitudinal realizado com 26 crianças e diagnóstico comprovado de AVC isquêmico neonatal demonstrou que na fase pré-escolar o desempenho obtido em testes de inteligência (verbal, execução e total) não difere da amostra normativa. Entretanto, na fase escolar, o desempenho destes indivíduos foi significativamente inferior aos sujeitos controles, em quociente de inteligência, memória e velocidade de processamento. Além disso, quando se comparou evolução cognitiva dos sujeitos com eles mesmos em dois momentos (fase pré-escolar e escolar), foi observado declínio significativo no QI-total, assim como no raciocínio não verbal, memória de trabalho e velocidade de processamento.[6]

Os achados mencionados no estudo são importantes e devem ser cuidadosamente considerados, pois inteligência e adequado processamento das funções corticais são pré-requisitos para o sucesso da aprendizagem.

Isso posto, considera-se que a superação ou minimização dos problemas de aprendizagem requer acompanhamento da criança ao longo do seu desenvolvimento, envolvendo não só os aspectos neurológicos, mas também neuropsicológicos e psicopedagógicos.

No "Grupo de Pesquisa Anormalidades Vasculares na Infância e Adolescência" (ANVIA/UNICAMP), investigações nesta linha vêm sendo desenvolvidas. Um dos estudos pesquisou aspectos neuropsicológicos de 14 crianças que tiveram AVC isquêmico, por meio de testes específicos de inteligência, coordenação visuomotora e funções corticais. Os dados obtidos mostraram que, comparados ao controle, o grupo experimental (AVC) obteve pior desempenho em todos os aspectos investigados. Além disso, verificou-se que o melhor desempenho nos testes após insulto vascular estava relacionado com o menor tempo de recuperação funcional.[7]

Ainda no tocante ao funcionamento cerebral, vale mencionar que o processamento auditivo também foi afetado pelo AVC.[8] Fato interessante neste estudo foi a identificação de que o prejuízo na habilidade não estava relacionado apenas com o hemisfério afetado.

Do mesmo modo que as funções mencionadas, a análise do raciocínio lógico-matemático é essencial, uma vez que dá suporte ao desenvolvimento e aprendizado da criança. A investigação desse aspecto mostrou que há defasagem após insulto cerebrovascular, tanto no AVC isquêmico[9] quanto no hemorrágico.[10]

Uma das consequências do inadequado processamento cerebral é a dificuldade de aprendizagem e/ou o baixo desempenho acadêmico. Habilidades básicas de leitura, escrita e aritmética tiveram graus variados de comprometimento (de leve a grave) em uma amostra de 29 pacientes com AVC (isquêmico, hemorrágico e misto), avaliados na fase escolar, após período variado do insulto. Comparado a controles, o desempenho dos indivíduos foi inferior nas habilidades mencionadas. Além disso, constatou-se que a precocidade da lesão, assim como de outros comprometimentos neurológicos (epilepsia, por exemplo), estiveram associados ao déficit encontrado.[10]

Especificamente no que diz respeito aos aspectos cognitivos, a reavaliação no retorno ambulatorial dos pacientes atendidos pelo ANVIA/UNICAMP aponta para dados importantes, notadamente no que tange ao desenvolvimento intelectual, à memória e à aprendizagem acadêmica, conforme será apresentado a seguir.

O estudo de 24 crianças com AVC (17 isquêmicos e 7 hemorrágicos), idade entre 8 e 13 anos (mediana 11 anos), constatou-se que 6 das 24 evoluíram com deficiência intelectual e com desempenho limítrofe 1/24, como mostra a Figura 15-1. Destaca-se que para determinar o quociente intelectual, um conjunto de processos cognitivos é avaliado, como armazenamento e recuperação, conhecimento quantitativo, velocidade de processamento, entre outros.[11]

Especificamente, os indivíduos classificados como limítrofes, a literatura e a prática clínica têm demonstrado que crianças com esse desempenho têm comprometimento em alguns tipos de memória e, como consequência, dificuldade na aprendizagem acadêmica.[12]

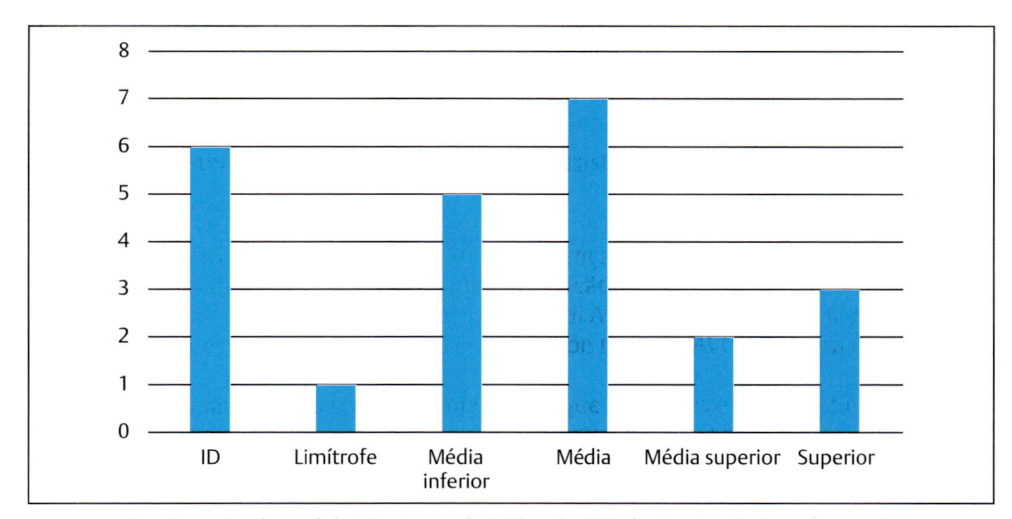

Fig. 15-1. Quociente intelectual de 24 crianças (WISC) após AVC do tipo isquêmico e hemorrágico. ID: intelectualmente deficiente.

Na verdade, memória e aprendizagem são indissociáveis. No ser humano normalmente é referida como uma complexa função cerebral, pelo fato de ser dependente da atuação de várias estruturas, envolvendo sistemas de neurotransmissores e neuromoduladores. É por meio da memória que o indivíduo adquire, retém e recupera as informações e, por essa razão, é indissociável da aprendizagem.

Além disso, considera-se que para o bom funcionamento adaptativo do indivíduo, aprendizagem e memória são essenciais.[13]

No que se refere à classificação da memória, na literatura encontram-se diferentes abordagens, sendo mais comuns aquelas que a divide em três tipos: sensorial (ou imediata), de curto prazo (ou mediata, de trabalho, funcional) e de longo prazo.[14,15]

A memória imediata maneja informações por escassos segundos e está relacionada com o registro sensorial; a memória de curto prazo (MCP) tem capacidade limitada e retém informações por minutos. Já a memória de longo prazo (MLP) tem capacidade de armazenamento ilimitada e se mantém por período de dias a anos.[14,15]

Do ponto de vista neuroanatômico, a MCP está relacionada com áreas do córtex pré-frontal dorsolateral, bem como com áreas corticais compatíveis com o estímulo analisado (visual e auditivo). Já a MLP depende do processamento de ampla rede de estruturas, que incluem áreas temporomediais (hipocampo, giro dentado, subículo, córtex entorrinal, córtex para-hipocampal, córtex perirrinal e amígdala) e diencefálicas (corpos mamilares e núcleos subtalâmicos), além de estruturas do cérebro basal anterior, córtex pré-frontal, giro do cíngulo e zonas associativas do córtex posterior.[14,16]

O bom desempenho em provas de memória de trabalho, sejam visuais ou auditivas, mostram-se relevantes na aquisição das habilidades de leitura e escrita, pois a memória de trabalho está na essência dos processos fonológicos, sendo que o córtex pré-frontal dorsolateral tem participação efetiva nessa habilidade.[17,18]

Na análise dos casos mencionados, 6/24 pacientes (25%) tiveram desempenho inferior em memória auditiva. Considerando-se os itens do subteste observa-se que alguns sujeitos apresentaram comprometimento tanto em memória imediata quanto em memória de trabalho (Fig. 15-2).

A esse respeito, vale mencionar um estudo comparativo realizado com três grupos de crianças (AVC, dificuldades escolares e crianças-controle), onde se utilizou material auditivo para avaliar memória imediata e memória de trabalho. O resultado mostrou que os dois primeiros grupos apresentaram mais dificuldade na realização das provas e, ainda, que as crianças com AVC tiveram escores mais baixos que aquelas que tinham dificuldade de aprendizagem.[19]

Nesta análise de 24 crianças (ANVIA/UNICAMP), verificou-se que na prova de memória imediata (Bateria Luria Nebraska-C) o grupo com AVC, quando comparado a controles, teve pior desempenho. Tal fato sugere que após o insulto as crianças podem evoluir com dificuldade para evocar material auditivo (Fig. 15-3).

No que se refere à investigação do raciocínio lógico-matemático, avaliado por meio das provas operatórias de Piaget, na Figura 15-4 pode-se verificar que somente 7/24 crianças apresentaram respostas compatíveis com o nível esperado. Este dado é bastante preocupante, já que esse tipo de raciocínio subsidia toda aprendizagem da criança.

Em se tratando de dados escolares na presente casuística, todas as crianças estavam regularmente matriculadas no ensino regular, sendo 21/24 entre a 1ª e 8ª série, e 3/24 em sala especial. Apenas 9 sujeitos não tinham defasagem entre idade e série escolar matriculadas (Fig. 15-5). Não foi encontrada diferença estatisticamente significativa quando se

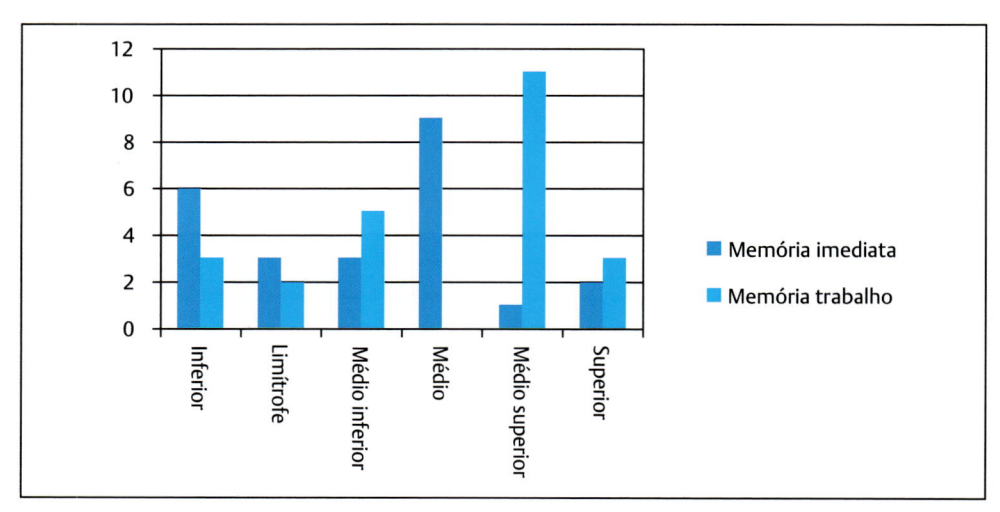

Fig. 15-2. Desempenho dos 24 sujeitos com AVC em memória (imediata e de trabalho).

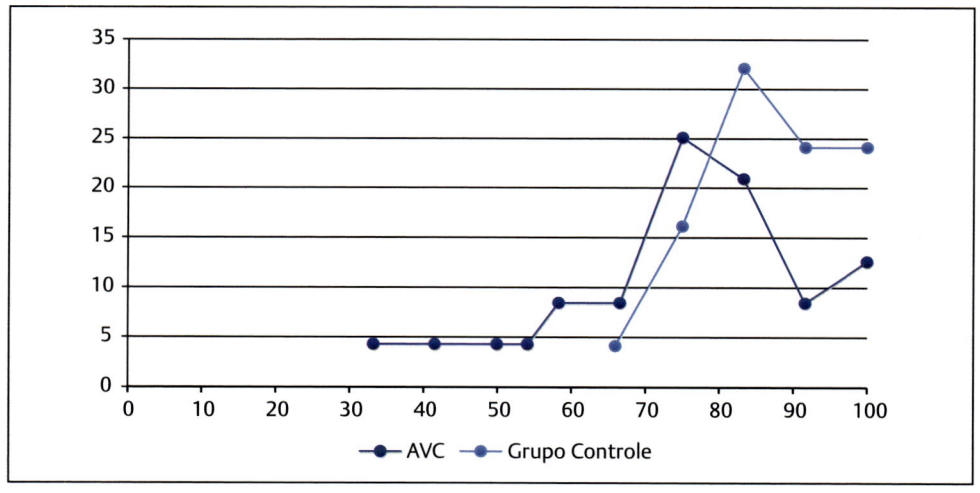

Fig. 15-3. Comparação do desempenho das 24 crianças com AVC e crianças controles na prova de memória imediata auditiva da Bateria Luria Nebraska-C.

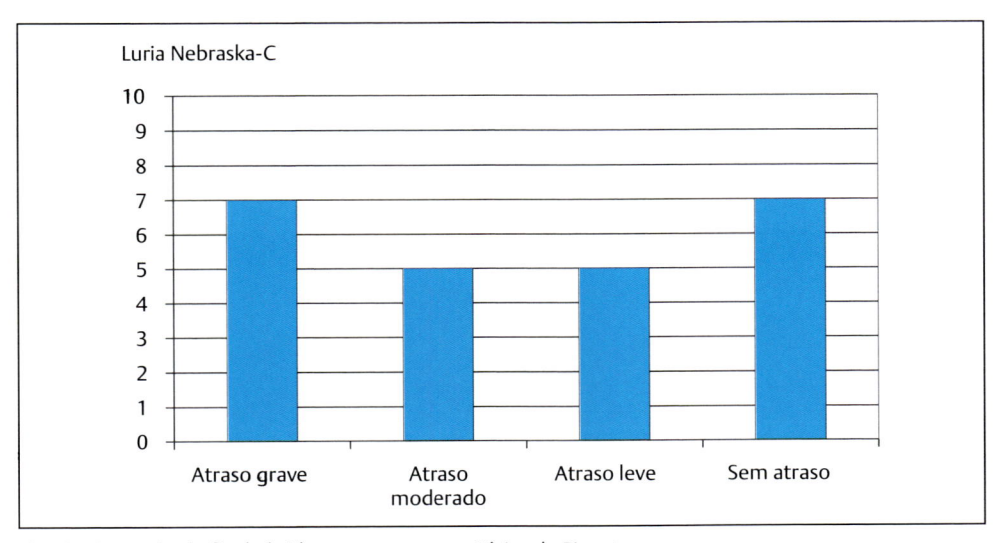

Fig. 15-4. Resultado final obtido nas provas operatórias de Piaget.

comparou o número de anos de defasagem do grupo isquêmico e hemorrágico (p = 0,271 – Teste de Mann Whitney).

Especificamente no que se refere ao desempenho nas habilidades básicas de leitura, escrita e aritmética, a análise dos dados das crianças matriculadas entre a 1ª e a 6ª série mostra que a maioria teve desempenho inferior nas três habilidades avaliadas. De maneira semelhante, quando se comparou o desempenho dos sujeitos com idade superior a 12 anos, matriculados em séries posteriores, foi encontrado resultado semelhante (Figs. 15-6 e 15-7).

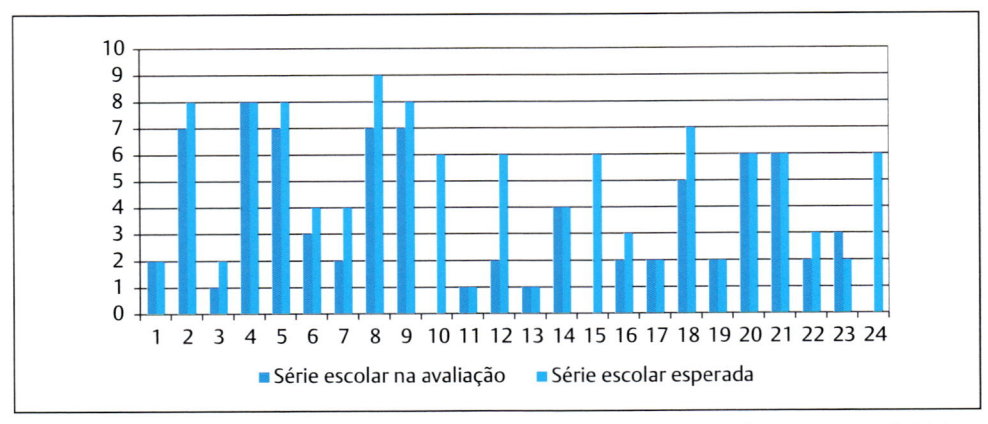

Fig. 15-5. Defasagem escolar das crianças com AVC-I (sujeitos 1 a 17) e AVC-H (sujeitos 18 a 24). Série escolar 1 a 8 = 1ª a 8ª série do Ensino fundamental; série escola 9 = 1º ano do ensino médio; série escolar 0 = classe especial.

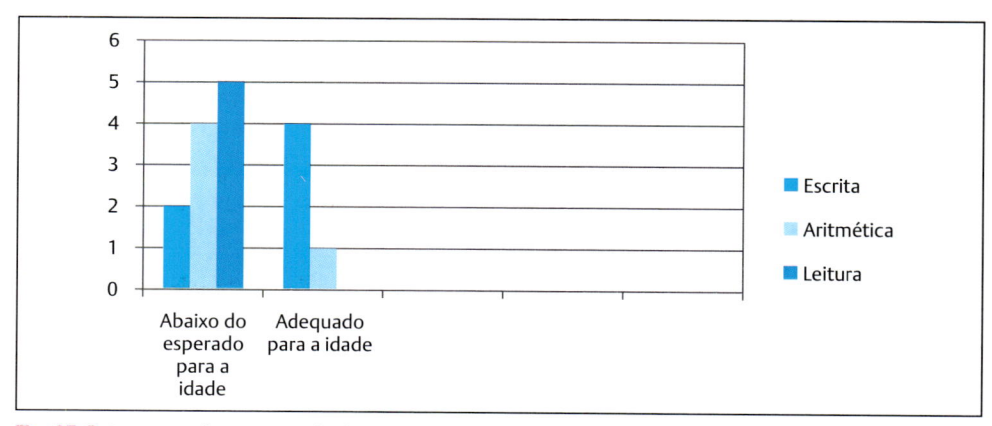

Fig. 15-6. Desempenho no teste de desempenho escolar, em função da série em que estavam matriculadas.

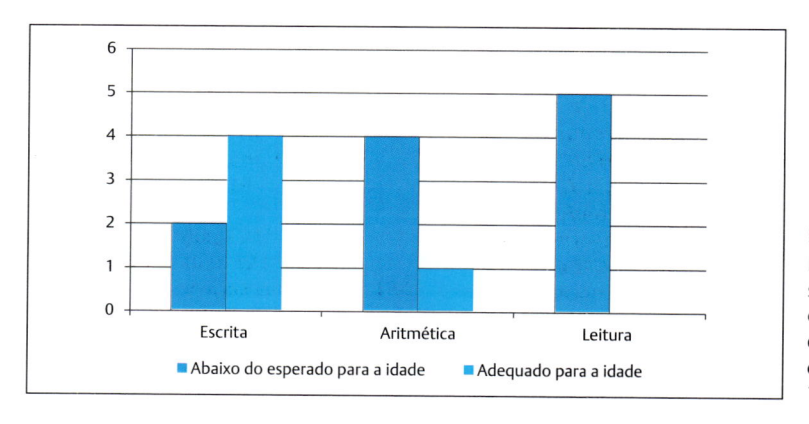

Fig. 15-7. Desempenho dos sujeitos no teste de desempenho escolar, em função da idade (de 13 a 15 anos).

CONSIDERAÇÕES FINAIS

Como se observa, nos pacientes do ANVIA/UNICAMP foram identificadas defasagens consideráveis, quando se analisou inteligência, memória, processos executivos e raciocínio lógico-matemático. Tais fatores certamente contribuíram para o baixo desempenho acadêmico da maior parte dos indivíduos.

A constatação de que há parcela importante de crianças com desempenho intelectualmente deficiente e limítrofe sugere que o AVC compromete áreas motoras comportamentais e setores responsáveis por processos cognitivos. Nunest et al[20] também encontraram prejuízos em diversos domínios cognitivos, além de dificuldades escolares, em crianças com AVC.

Nesse sentido, é importante que os aspectos cognitivos sejam considerados e valorizados na ocorrência de AVC na infância, tanto por profissionais da saúde quanto da educação. O acompanhamento das crianças ao longo do seu desenvolvimento pode propiciar a identificação de anormalidades e, consequentemente, a introdução de estratégias adequadas à sua necessidade. Como resultado, outras áreas do desenvolvimento normalmente comprometidas, relacionadas com fatores socioemocionais e qualidade de vida, podem ser evitados ou minimizados.

Enfim, expandir e aprimorar as pesquisas na população de crianças após o AVC no território nacional poderá trazer benefícios como prevenção, estimulação cognitiva mais adequada e pontual, além de dados estatísticos confiáveis do AVC pediátrico.

REFERÊNCIAS BIBLIOGRÁFICAS

1. deVeber G, MacGregor D, Curtis R, Mayank S. Neurologic outcome in survivors of childhood arterial ischemic stroke and sinovenous thrombosis. J Child Neurol. 2000;15:316-24.
2. Moura-Ribeiro MVL, Schmultzler KMRS. Abordagem médica. In: Moura-Ribeiro MVL, Ferreira LS, Schmultzler KMRS. Condutas em Neurologia Infantil. 3.ed. Rio de Janeiro: Thieme Revinter; 2017. p. 149-64.
3. Rodrigues SD. Avaliação do desenvolvimento cognitivo de crianças com doença cerebrovascular do tipo isquêmica. [Dissertação de Mestrado] Campinas, Faculdade de Ciências Médicas, Unicamp; 2003.
4. Rodrigues SD. Repercussão do acidente vascular cerebral na aprendizagem da criança. Tese de Doutorado. Campinas: Faculdade de Ciências Médicas, Unicamp; 2008.
5. Guimarães IE. Estudo neuropsicológico e intelectual da criança após acidente vascular cerebral isquêmico ou hemorrágico Tese de Doutorado. Campinas: Faculdade de Ciências Médicas, Unicamp; 2008.
6. Westmacott R, MacGregor D, Askalan R, deVeber G. Late emergence of cognitive deficits after unilateral neonatal stroke. Stroke. 2009;40(6):2012-9.
7. Guimarães IE, Ciasca SM, Moura-Ribeiro MVL. Cerebrovascular disease in childhood: neuropsychological investigation in 14 cases. Arq Neuropsiquiatr. 2007;65(1):41-7.
8. Freiria Elias KM, Oliveira CC, Airoldi MJ, Franco KM, Rodrigues SD et al. Central auditory processing outcome after stroke in children. 2014;72(9):680-6.
9. Rodrigues SD, Ciasca SM, Moura Ribeiro MVL. Ischemic cerebrovascular disease in childhood: cognitive assessment of 15 patients. Arq Neuropsiquiatr. 2004;62(3B):802-7.
10. Rodrigues SD, Ciasca SM, Guimarães IE, Freiria EKMI, Camargo CC, Moura Ribeiro MVL. Does Stroke Impair Learning in Children? Stroke Res Treat. 2011;2011:369836.
11. Souza AB, Salgado TDM. Memória, aprendizagem, emoções e inteligência. Rev Liberato. 2015;16(26):101-20.
12. Pereira AM, Araujo CR, Ciasca SM, Rodrigues SD. Avaliação da Memória em crianças e adolescentes com capacidade intelectual limítrofe e deficiência intelectual leve. Rev Psicopedagogia. 2015;32(99):302-13.
13. Schacter, DL, Wagner AD. Aprendizado e memória. In: Kandel ER, Schwartz JH, Jessell TM, Siegelbaum SA, Hudspeth AJ. Princípios de neurociências, 5.ed. Porto Alegre: AMGH; 2014. p. 1256-73.
14. Alonso-Pietro E, Palmero-Soler E, Trujillo-Matienzo C, Cuspineda-Bravo B, Suárez-Luiz I. Potenciales relacionados con eventos y diagnóstico de las alteraciones de la memoria verbal a corto plazo en la enfermedad cerebrovascular. Rev Neurol. 2004;39(6):521-4.
15. Etchepareborda MC, Abad-Mas L. Memória de trabajo en los processos básicos del aprendizaje. Rev Neurol. 2005;40(suppl):S79-83.
16. Tirapu-Ustárroz J, Muñoz-Céspedes JM. Memória y funciones ejecutivas. Rev Neurol. 2005;41(8):475-84.
17. Andrade VM, Santos FH, Bueno OFA. Neuropsicologia hoje, 2.ed. Porto Alegre: Artmed, 2015.
18. Santos FH, Mello CB. Memória operacional e estratégia de memória na infância. In: Andrade VM, Santos FH, Bueno OFA. Neuropsicologia hoje. São Paulo: Artes Médicas; 2004. p. 225-46.
19. Augusto JAO, Ciasca SM. Avaliação da memória em crianças e adolescentes com históricos de acidente vascular cerebral e crianças com queixas de dificuldades escolares. Rev Psicopedagogia. 2015;32(98):128-35.
20. Nunest S, Miranda DL, Reis AT, Gramacho AMS, Lucena R, Argollo N. Complicações neurológicas em anemia falciforme: avaliação neuropsicológica do desenvolvimento com NEPSY. Rev Bras Hematol Hemoter. 2010;32(2):181-5.

FISIOTERAPIA NO AVC PEDIÁTRICO

CAPÍTULO 16

16.1 ▪ Fisioterapia Neurofuncional no AVC Pediátrico

Marina Junqueira Airoldi ▪ *Carolina Camargo de Oliveira* ▪ *Geruza Perlato Bella Regina Célia Turolla de Souza*

AVC PEDIÁTRICO – ASPECTOS RELEVANTES PARA FISIOTERAPEUTAS, PAIS E CUIDADORES

Embora menos frequente em relação à população adulta, com ocorrência entre 2 e 13 crianças por 100.000 habitantes/ano,[1-4] o AVC pediátrico não constitui evento benigno como se pensava algumas décadas atrás. Avanços em técnicas de neuroimagem (tomografia e ressonância magnética de crânio) levaram ao aumento da identificação e constatação diagnóstica. Estudos multidisciplinares recentes revelaram alto índice de morbidade desta condição, sendo que, entre as crianças afetadas, 10% morre a cada ano; entre as sobreviventes, 20 a 30% apresentam recorrência, piorando o prognóstico evolutivo; 70% terão crises convulsivas e outros déficits neurológicos que podem persistir por toda a vida.[5,6]

As sequelas do acidente vascular cerebral (AVC) ocorrido durante o período gestacional, perinatal ou ao longo da infância e adolescência são variáveis, sendo frequentes as alterações sensório-motoras, geralmente caracterizando hemiparesia (73 a 88%), manifestação epiléptica (50%) e alterações cognitivas (envolvendo inteligência, atenção, memória e funções executivas), comportamentais, emocionais, aprendizagem e processamento auditivo (habilidades auditivas, atenção seletiva e processamento temporal). Frequentemente estas sequelas geram prejuízo da capacidade funcional e independência, além da qualidade de vida dos acometidos, de seus familiares e cuidadores.[2,4,7-15]

Em estudo prospectivo longitudinal, deVeber *et al.* (2000)[16] acompanharam pacientes com diagnóstico de AVC arterial isquêmico por 2,1 anos para avaliar prognóstico a curto e longo prazos, utilizando a *Pediatric Stroke Outcome Measure* (PSOM) e a *EuroQol* modificado. A PSOM foi considerada medida de avaliação de boa acurácia para classificação de crianças com bom ou mau prognósticos, assim como boa preditora das sequelas motoras, sensoriais, de linguagem e comportamento; a EuroQol, escala que avalia qualidade de vida em adultos após AVC, também foi considerada boa preditora desse âmbito, após AVC pediátrico. De um total de 163 crianças avaliadas, 41% obtiveram moderado ou grave déficit neurológico e 45% tiveram recuperação incompleta (presença de convulsões, hemiparesia, distúrbios neurológicos associados, necessidade de terapia antitrombótica, de reabilitação, ou, ainda, recorrência de AVC).

Todos os profissionais envolvidos no tratamento desses pacientes, bem como pais e cuidadores devem conhecer os principais fatores de risco do AVC pediátrico, sabendo da correlação e maiores chances de recidiva valorizando o acompanhamento e o tratamento para profilaxia. Os fatores de risco mais comuns do AVC pediátrico isquêmico são: cardiopatias congênitas, arterites decorrentes de quadros infecciosos, doenças hematológicas, e disfunções do sistema imunológico. Neste caso, a recorrência do AVC é mais frequente antes dos 4 anos de idade. Fatores de risco relacionados com o AVC pediátrico hemorrágico são: malformações arteriovenosas; aneurismas; sequelas de traumatismo craniano (em pescoço e cabeça) e tumor cerebral. Estes, mais associados à ocorrência e à possível recorrência em crianças acima dos 9 anos de idade.[17,18]

Dentre as possibilidades de AVC pediátrico, o perinatal é frequente, a partir de 20 semanas gestacionais até 28 dias de vida, com 1 caso a cada 2.300 a 4.000 recém-nascidos a termo vivos, e até 7 para cada 1.000 em recém-nascidos prematuros.[19] Este, junto com o AVC presumido, que não pode ser diagnosticado no momento, mas que pelo quadro clínico, história e exames de imagem deduz-se que muito provavelmente tenha ocorrido nesse mesmo período perinatal, constituem uma das principais causas de encefalopatia crônica não progressiva da infância (ECNPI), conhecida como paralisia cerebral. Este diagnóstico só é estabelecido quando a lesão vascular leva a prejuízo motor (do tono, postura e movimento), como determina a definição de ECNPI. Frequentemente, outras funções também são acometidas, como aspectos cognitivos, linguagem e comportamento.[20]

Para os profissionais da reabilitação, como a Fisioterapia, esses pacientes sempre foram encaminhados com o diagnóstico de ECNPI, sem discriminação em relação à etiologia. Entretanto, essas crianças, recentemente, vêm recebendo um dos diagnósticos estabelecidos pela Classificação Estatística Internacional de Doenças e Problemas Relacionados com a Saúde (CID) versão 10, na categoria "Doenças Cerebrovasculares". Portanto, o diagnóstico de AVC na população pediátrica vem sendo utilizado na rotina dos serviços de saúde, advindo dos avanços em investigação, tanto na clínica neurológica quanto por exames laboratoriais e neuroimagem.

Estudo transversal realizado na Universidade Estadual de Campinas, em 2004, em que a função motora e sensorial de 23 crianças hemiparéticas, com idade média de 12 anos e 8 meses, foi avaliada e correlacionada à ressonância magnética (RM). Ficou comprovado que 30% das crianças tiveram como fator etiológico o AVC. Nesse estudo, o objetivo não foi descriminar diferenças entre exame neuromotor e a etiologia, porém, chamou a atenção o fato de as crianças terem recebido o diagnóstico de ECNPI e não de AVC, embora tivessem casos de AVC perinatal comprovado na amostra.[21]

FISIOTERAPIA NAS ENCEFALOPATIAS – PRÁTICA BASEADA EM EVIDÊNCIAS

A prática fisioterapêutica baseada em evidências tem crescido nas últimas décadas. Estudos recentes envolvendo crianças com ECNPI do tipo hemiparética têm evidenciado tratamentos com melhores resultados, independente da causa da encefalopatia, portanto, incluindo o AVC ocorrido até os 2 anos de idade.

Novak *et al.* (2013),[22] em revisão sistemática sobre o estado de evidência e intervenções em crianças com ECNPI, classifica os tipos de intervenções em 4 categorias: nível de evidência Oxford; Grading of Recomendations Assessment, Developing and Evaluation –

GRADE; Sinal de Alerta de Semáforo (verde, amarelo e vermelho) e pela Classificação Internacional de Funcionalidade (CIF).

A seguir, apresentam-se os tratamentos que, segundo a revisão sistemática de Novak et al.,[22] foram classificados como cor verde no Sinal de Alerta de Semáforo, apresentando forte nível de evidência para o tratamento de crianças e adolescentes com ECNPI do tipo hemiparética. Serão focadas as intervenções de reabilitação objetivando: 1) manejo da espasticidade; 2) aumento da força muscular; 3) aumento das atividades motoras; 4) melhora da função e do autocuidado.

Manejo da Espasticidade

A espasticidade resultante das lesões corticais e subcorticais que acompanham o AVC pediátrico pode influenciar negativamente a aquisição ou a recuperação das habilidades motoras da criança. Causada pela perda da inibição dos motoneurônios superiores sobre os inferiores, leva a aumento do reflexo tônico de estiramento com característica velocidade dependente (hipertonia), aumento dos reflexos fásicos de estiramento (hiper-reflexia) e consequente hiperexcitabilidade muscular, prejudicando o recrutamento muscular harmônico necessário à execução de ações motoras funcionais.[23]

Além dos sinais neurológicos, a morfologia do músculo esquelético espástico sofre alterações, comprometendo o comprimento dos sarcômeros, alterando a relação entre tecido conjuntivo e muscular, o alinhamento biomecânico dos segmentos corporais, resultando em contraturas musculares.[24-26]

O manejo adequado da espasticidade depende da compreensão da fisiologia subjacente ao seu desenvolvimento, do acompanhamento de sua evolução e do conhecimento do impacto da espasticidade que causa à funcionalidade do paciente. Quando não tratada, a espasticidade é responsável pelo encurtamento e consequente desenvolvimento de contraturas dos músculos esqueléticos, com sequelas limitantes dolorosas, que podem ser evitadas com abordagem multidisciplinar.

Assim, todos os profissionais da equipe de saúde, incluindo os da reabilitação, devem contribuir na escolha da abordagem mais apropriada, analisando o grau da espasticidade, a integridade das amplitudes articulares e da elasticidade muscular nos segmentos afetados. Avaliações periódicas são fundamentais para monitorar a evolução e eficácia das intervenções aplicadas.

Manter o comprimento dos músculos por meio de alongamentos e uso de órteses pode ser fundamental para gerenciar a espasticidade a curto e longo prazos.[27] Outra abordagem reportada com sucesso é a estimulação elétrica neuromuscular (EENM), aplicada nos dorsiflexores de tornozelo para o tratamento da marcha com pé equino, associando benefícios neurais pela ativação dos dorsiflexores deficitários e inibição dos músculos antagonistas (os planiflexores), por meio do mecanismo de inibição recíproca, e não neurais, pelo alongamento de gastrocnêmio e sóleo.

Estudos têm constatado benefícios da EENM, principalmente em parâmetros da marcha, como comprimento dos passos, cadência, velocidade, tempo de ciclo, porcentagem da fase de apoio durante a marcha após uso de estimulação elétrica funcional (uma das correntes da EENM);[28] e movimentação do membro superior parético, promovendo ganho de ADM passiva e ativa em punho, da força muscular e uso funcional do membro.[29]

É consenso entre equipes de reabilitação[27,30] a espasticidade focal que compromete amplitude de movimento articular, capacidade funcional e cause dor. A associação entre aplicações de toxina botulínica e a reabilitação sensório-motora traz resultados positivos tanto na manutenção da integridade articular e muscular quanto na qualidade do movimento dos segmentos acometidos pela espasticidade.

Alguns estudos têm sido publicados, mostrando bons resultados após uso da toxina botulínica, particularmente quando associada à reabilitação convencional, com ganhos motores e funcionais.[31] Na função manual por exemplo, a associação de órteses de posicionamento, alongamentos e treino de atividades orientadas à tarefa trouxe ganhos mais evidentes do que em grupo placebo.[32] Outra associação bastante benéfica é com a EENM, por exemplo, no estudo de Galen et al. (2012),[33] com aumento na dorsiflexão no padrão da marcha após terapia combinada com toxina botulínica.

Portanto, uma vez que a espasticidade irá acompanhar a criança durante todo o seu desenvolvimento, é importante que a equipe médica, de reabilitação e o próprio paciente, familiares e cuidadores, participem das escolhas para o manejo da espasticidade, garantindo cuidado continuado a longo prazo.

Aumento da Força Muscular

Durante décadas, os tratamentos envolvendo fortalecimento muscular na reabilitação de pacientes com lesão do sistema nervoso central eram rejeitados e substituídos por outros tipos de exercícios.[34] No final da década de 1990, a presença de déficits de força de contração muscular isométrica, concêntrica e excêntrica em pessoas com lesão do SNC foi documentada por vários pesquisadores e os efeitos positivos do treinamento de força isotônica e isocinética sobre a marcha e a função motora encorajaram os profissionais de reabilitação a utilizarem esse tratamento.

Primariamente, a fraqueza nas lesões de neurônio motor superior está relacionada com impulsos excitatórios inadequados dos neurônios motores alfa em decorrências de disfunção nos sistemas motores descendentes. Porém, além do déficit primário no agonista, a hiperativação de músculos antagonistas espásticos, a presença de contração e as alterações nas propriedades histológicas do músculo secundárias à espasticidade também estão envolvidas na deficiência de ativação muscular.

Engsberg et al. (1999)[35] demonstraram que o torque de contração muscular isocinética de crianças com ECNPI diminui conforme aumenta a velocidade do movimento, pois ocorre ativação dos músculos espásticos pelo reflexo de estiramento. Assim, um músculo antagonista espástico pode limitar a força de contração máxima do músculo agonista durante o movimento. Crianças com ECNPI do tipo espástica apresentam torques de contração muscular excêntrica e concêntrica inferiores a crianças sem comprometimento neuromotor, demonstrando deficiência na produção de contração muscular voluntária, tanto nos músculos espásticos quanto em seus antagonistas.[34]

Evidências disponíveis até o momento suportam que a ativação excêntrica constitui aspecto importante do desempenho muscular e o treinamento excêntrico parece ser método mais eficiente para aumentar a produção de torque que o treinamento concêntrico.

Também existem evidências de que a velocidade de execução do treino de fortalecimento muscular pode influenciar a capacidade de melhora da força e acarretar melhoras funcionais. Kasumoto et al. (2016)[36] demonstraram que exercícios de agachamento com carga em velocidade lenta foram mais efetivos na melhora da velocidade e do gasto energético durante a marcha de crianças com PC espástica, quando comparado ao treinamento com o mesmo exercício em velocidade autodeterminada.

Da mesma forma, crianças e adolescentes com sequela sensório-motora após AVC pediátrico podem e devem ser submetidos a fortalecimento muscular, tanto do membro superior quanto do inferior paréticos, com base nos mesmos princípios supracitados.

Aumento das Atividades Motoras

Nos pacientes com hemiparesia, é comum a negligência do membro superior afetado, fazendo com que tarefas bimanuais sejam adaptadas com utilização apenas do membro superior não afetado, levando ao desenvolvimento motor assimétrico.

Uma das técnicas pesquisadas mais recentemente é a Terapia por Contensão Induzida – *Constraint-Induced Movement Therapy* (CIMT), com bons resultados na função manual de crianças hemiparéticas.[37] Trata-se de protocolo terapêutico com 3 componentes: treinamento intensivo orientado à tarefa, métodos de transferência e restrição da extremidade afetada.[38]

A CIMT utiliza como base neurofisiológica a reorganização cortical uso-dependente que interrompe o processo cíclico chamado "desuso aprendido" possibilitando a reorganização cortical. Esse processo gera tanto aumento na excitabilidade dos neurônios do hemisfério ipsilateral que já participam da inervação da mão afetada, como também do tecido neuronal excitável no hemisfério lesionado, melhorando a comunicação inter-hemisférica.[39,40]

Em estudo de neuroimagem, a resposta de uma região cortical relacionada com um músculo da mão comprometida é quase o dobro depois do uso da CIMT em pacientes hemiplégicos crônicos, comparados com o período pré-tratamento.[39]

Diversos estudos têm demonstrado que a CIMT tem ótimo nível de evidência. Nascimento *et al.* (2009)[41] encontraram 5 ensaios clínicos randomizados que aplicaram a CIMT em crianças e obtiveram evidências dos efeitos positivos da técnica, como a melhora da quantidade e qualidade de uso do membro superior afetado. Estudo de um caso realizado no Brasil após AVC mostrou ganhos significativos na qualidade de movimento durante a intervenção e mantidos em acompanhamento utilizando esta técnica.[42]

A Terapia Intensiva Bimanual – *Hand-arm intensive bimanual therapy* (HABIT), desenvolvida na Universidade de Columbia, utilizada em crianças com hemiplegia, visa a melhorar a coordenação de ambos os braços em funções diárias, utilizando treinamento bimanual intensivo, ao contrário da CIMT.

Uma revisão de literatura comparou os protocolos da CIMT e da HABIT e sugere que a intensidade do tratamento com suficiente repetição por muitas horas pode ser a chave para treinamento bem-sucedido, especialmente em adolescentes.

Outro protocolo de intervenção motora é o GOAL (*Goals-Activity-Motor Enrichment*), que tem por objetivo envolver os pais nas atividades para maior intervenção e desenvolvimento da criança, utilizando mecanismos de enriquecimento ambiental. Estudos sobre a aplicação dessa intervenção consideram que o mecanismo da plasticidade é melhorado se o ambiente é enriquecido de estímulos. Consiste em três componentes: meta orientada intensiva, em treinamento motor, educação dos pais incluindo estratégias de enriquecer o ambiente.[43]

Melhora da Função e Autocuidado

Desde os resultados relatados por Taub *et al.* (2004)[44] e replicado por pesquisadores nacionais,[45,46] diferentes protocolos e aplicação da CIMT vêm sendo testados na forma de programas de intervenção domiciliar, mostrando eficácia na evolução funcional e manutenção dos resultados a longo prazo.

Rostami & Malamiri (2012)[47] compararam os efeitos da CIMT aplicada em ambiente clínico e domiciliar e constataram que, embora os dois grupos tenham obtido melhora da coordenação, velocidade e destreza do membro superior acometido imediatamente após a intervenção, o grupo que praticou a terapia no domicílio manteve os ganhos 3 meses após a intervenção.

Psychouli & Kennedy (2016)[48] investigaram os benefícios da CIMT para a função do membro superior acometido em aplicação domiciliar durante 8 semanas, em que os pais foram instruídos a restringir o membro não acometido durante 2 horas diárias incentivando as crianças a realizarem tarefas cotidianas como se vestir, se alimentar, escovar os dentes e brincar. Nas últimas 4 semanas de aplicação do tratamento foi acrescentado um jogo de computador com manipulação unilateral de um *joystick*. Concluíram que a intervenção realizada em ambiente familiar à criança facilitou a aprendizagem motora alcançada pela CIMT; e que o uso de atividades de caráter lúdico aumenta a motivação e a tolerância da terapia por parte das crianças.

A intervenção realizada no domicílio possibilita o conhecimento da rotina e das dificuldades dos pacientes, permitindo planejamento de terapias individualizadas a fim de atender as necessidades de cada criança. Uma vez que a CIMT preconiza a transferência das habilidades motoras aprendidas durante o treinamento para as tarefas diárias da criança, a utilização dos recursos e utensílios do domicílio propicia a prática das atividades em ambiente real e contextualizado para a criança, possibilitando a redução da dose de tratamento e do tempo de uso da contenção, favorecendo aumento da adesão dos participantes.[49]

FISIOTERAPIA NO AVC PEDIÁTRICO – DA FASE AGUDA AO ACOMPANHAMENTO A LONGO PRAZO

Na população adulta, há algumas décadas vêm-se discutindo quais seriam as mais seguras e efetivas condutas fisioterapêuticas a serem realizadas na fase aguda e subaguda, pós-AVC. A ideia de que o paciente deveria ser mantido sem qualquer estimulação, apenas sendo posicionado durante todo período de choque, foi abandonada desde meados do século XX.

Os estudos não chegaram a um consenso, havendo alternância de pesquisas que revelam bons resultados com mobilização passiva precoce, e aconselha-se iniciar o quanto antes o tratamento fisioterapêutico.

A maioria das pesquisas na área de reabilitação que aborda o AVC pediátrico refere-se à avaliação das sequelas sensório-motoras e funcionais. Foram encontrados poucos estudos sobre o tratamento fisioterapêutico e a busca de evidências para abordagens e técnicas específicas. Em estudo de coorte transversal, Marcroft *et al.* (2018)[50] aplicaram questionário via *web* a fisioterapeutas e terapeutas ocupacionais do Reino Unido, cadastrados na "Associação de Fisioterapeutas Pediátricos e Terapeutas Ocupacionais: crianças jovens e famílias que trabalham com crianças", sobre encaminhamentos, avaliações, abordagens terapêuticas direcionadas ao membro superior e apoio aos pais de crianças com diagnóstico de AVC perinatal. Com um total de 179 profissionais questionados, foi constatado lactentes com sinais de disfunção motora na alta hospitalar priorizados para avaliação inicial precoce; o instrumento de avaliação mais usado foi a Alberta Infant Motor Scale (AIMS) seguido da Bayley Scales of Infant Development (BSID), embora alta porcentagem de profissionais não tenham utilizado qualquer escala padronizada (41,9% dos fisioterapeutas e 40% dos terapeutas ocupacionais). A intervenção relatada em maior frequência foi o Conceito Neuroevolutivo Bobath, seguido do uso de órteses de posicionamento e movimentação passiva; a maioria relatou, ainda, que embora não faça uso no seu dia a dia, escolheria a abordagem bilateral em vez da unilateral, particularmente até os 6 meses de idade; e próximo de 60% de fisioterapeutas e terapeutas ocupacionais afirmaram oferecer apoio psicológico às famílias, encaminhando para serviços específicos e/ou apresentando familiares de outras crianças com AVC. Concluem que é fundamental encaminhar esses pacientes precocemente, já na alta hospitalar, para serviços de reabilitação e de acompanhamento com equipe devidamente treinada, utilizando escalas de avaliação validadas, permitindo a identificação precoce e o gerenciamento de deficiências motoras, além de suporte parental.

Hurd et al. (2017),[51] em interessante estudo, abordam a reabilitação em crianças com diagnóstico de AVC perinatal buscando determinar se a intervenção precoce com terapia intensiva é melhor que a abordagem padrão, incluindo mobilização passiva, alongamento, órteses e uso de toxina botulínica; se a intervenção realizada durante período crítico é melhor do que intervir depois desse período; e, ainda, se os resultados são diferentes quando a intervenção é realizada por fisioterapeuta em uma instituição comparada à realização em casa por um dos pais. A hipótese deste estudo é que a atividade intensa e precoce iniciada durante o período crítico aumentará a conectividade das vias motoras para os membros inferiores e, consequentemente, a função motora. Participam até o momento 3 crianças de 8 meses a 3 anos de idade, com AVC isquêmico perinatal confirmado por ressonância magnética e sinais precoces de hemiparesia. O protocolo de tratamento aplicado é intensivo, com atividades de membros inferiores com base em jogos com pesos para o membro inferior afetado, por 1 hora/dia, 4 dias/semana, durante 12 semanas. As atividades trabalhadas são: caminhada (incluindo subir escadas, rampas), em pé (equilibrando-se e chutando), e outras (como saltando, rastejando). Um peso de 110 g é colocado no tornozelo e outro de 20 g no dorso do pé afetado, assim que possível para a criança. Os participantes foram inicialmente avaliados com a *Gross Motor Function Measure* (GMFM – 66), contagem de passos durante um dia inteiro, potenciais evocados por estimulação magnética transcraniana e reflexo do tendão patelar. Os autores relatam como principais limitações a heterogeneidade interindividual quanto à gravidade do AVC e diferenças de comportamento, que são substanciais, mas mensuráveis. Quanto ao grupo de intervenção em casa, a diferença foi minimizada com o treinamento dos pais e padronização do protocolo a ser aplicado. Como conclusões parciais, os autores afirmam que a intervenção precoce e intensa poderá mudar a prática fisioterapêutica em crianças com AVC perinatal, como este estudo e outros têm pesquisado. Os resultados merecem ser acompanhados em publicação futura.

Desta forma, ainda são poucas as evidências sobre quando e quais condutas realizar no paciente pediátrico pós-AVC. Entretanto, algumas inferências podem ser feitas, trazendo evidências da população adulta para o AVC pediátrico. Por exemplo, embora seja indicado o início precoce da reabilitação, é necessário observar se o paciente está clinicamente estável e, ainda assim, avaliar caso a caso, de preferência em equipe interdisciplinar, riscos e benefícios. Geralmente o início se dá em fase subaguda, mas há protocolos em estudo de início nas primeiras 24 horas com mobilizações passivas e posicionamentos no leito. Em fase subaguda mantêm-se essas condutas, evoluindo gradativamente para alongamentos; movimentação ativo-assistida até ativo-resistida; saída do leito assim que possível; caminhadas; treinos funcionais e voltados à tarefa; e em diversos momentos o uso de órteses, se necessário.

Portanto, embora os trabalhos de pesquisa evidenciem a necessidade do encaminhamento em fase aguda ou, no máximo, subaguda para a Fisioterapia, é necessário que esta prática realmente seja efetivada nos serviços de saúde. Isso permitirá identificação rápida e detalhada de déficits sensório-motores e funcionais, elaboração e aplicação de tratamentos adequados, com evidências científicas, e acompanhamento a longo prazo, promovendo a reabilitação precoce e a melhor recuperação funcional possível. Faz parte da ação educativa dos profissionais de saúde, o esclarecimento a familiares e cuidadores sobre a importância da adesão a todos os tratamentos necessários e por longo prazo, bem como orientar ações possíveis, desde o período de internação, permanecendo durante todo o tratamento ambulatorial.

REFERÊNCIAS BIBLIOGRÁFICAS

1. Giroud M, Lemesle M, Gouyon JB, Nivelon JL, Milan C, Dumas R. Cerebrovascular disease in children under 16 years of age in the city of Dijon, France: A study of incidence and clinical features from 1985 to 1993. J Clin Epidemiol. 1995;48(11):1343-8.
2. Rotta NT, da Silva AR, da Silva FL, Ohlweiler L, Belarmino E Jr, Fonteles VR et al. Cerebrovascular Disease in Pediatric Patients Arq Neuropsiquiatr. 2002;60(4):959-63.
3. Kirkham FJ, Hogan AM. Risk factors for arterial inchemic stroke in childhood. CNS Spectr. 2004;9:451-64.
4. Jordan LC. Stroke in Childhood. The Neurologist. 2006;12:94–102.
5. deVeber G. In pursuit of evidence-base treatments for paediatric stroke: the UK and Chest guidelines. Lancet Neurol. 2005;4(7):432-6.
6. Amlie-Lefond C, Sébire G, Fullerton HJ. Recent developments in childhood arterial ischaemic stroke. Lancet Neurol. 2008;7:425-35.
7. Gordon AL, Ganesan V, Towell A, Kirkham FJ. Functional outcome following stroke in children. J Child Neurol. 2002;17:429-34.
8. Moura-Ribeiro MVL, Ciasca SM. Afecções Vasculares Cerebrais na Infância - Condutas In: Moura-Ribeiro MVL, Ferreira LS. Condutas em Neurologia Infantil – UNICAMP. Rio de Janeiro: Revinter; 2004.
9. Rodrigues SD, Ciasca SM, Moura-Ribeiro MVL. Doença cerebrovascular isquêmica na infância: avaliação cognitiva de 15 pacientes. Arq Neuropsiquiatr. 2004;62(3b):802-7.
10. Matta APC, Galvão KRF, Oliveira BS. Cerebrovascular disorders in childhood. Arq Neuropsiquiatr. 2006;64(2-A):181-5.
11. Oliveira CC, Ciasca SM, Moura-Ribeiro MVL. Stroke in patients with sickle cell disease. Arq Neuropsiquiatr. 2008;66(1):30-3.
12. Rodrigues SD. Repercussão do acidente vascular cerebral na aprendizagem da criança. Tese de doutorado. Campinas: Faculdade de Ciências Médicas, Unicamp; 2008.
13. Airoldi MJ. Aspectos evolutivos de crianças com acidente vascular cerebral isquêmico perinatal. Tese de mestrado. Campinas: Faculdade de Ciências Médicas, Unicamp; 2012.
14. Elias KMIF, Moura-Ribeiro MVL. Stroke caused auditory attention deficits in children. Arq Neuropsiquiatr. 2013;71(1):11-7.
15. Elias KMIF, Oliveira CC, Airoldi MJ, Franco KMD, Rodrigues SD, Ciasca SM et al. Central auditory processing outcome after stroke in children. Arq Neuropsiquiatr. 2014;72(9):680-6.
16. deVeber GA, MacGregor D, Curtis R, Mayank S. Neurologic outcome in survivors of childhood arterial ischemic stroke and sinovenous thrombosis. J Child Neurol. 2000,5;316-24.
17. Moura-Ribeiro MVL, Ferreira LS, Montenegro MA, Vale-Cavalcante M, Piovesana AMSG, Scotoni AE et al. Doença Cerebrovascular na Infância II. Aspectos Clínicos em 42 Casos. Arq Neuropsiquiatr. 1999;57 (3-A):594-8.
18. Noce TR; Fábio SRC, Siqueira-Neto JI, Santos AC, Funayama CAR. Cerebral infarct in children aged zero to fifteen years. Arq Neuropsiquiatr. 2004;62(1):38-43.
19. Kirton A. Modeling developmental plasticity after perinatal stroke: Defining central therapeutic targets in cerebral palsy. Pediatric Neurology. 2013,48(2),81-94.
20. McIntyre S, Morgan C,Walker K, Novak I. Cerebral palsy: don't delay. Dev Disabil Res Rev. 2011;17(2):114-29.

21. Turolla de Souza, RC, Ciasca SM, Moura-Ribeiro MVL, Zanardi VA. Hemiparetic cerebral palsy: clinical data compared with neuroimaging. Rev. Bras. Fisioter. 2006;10(2):157-62.
22. Novak I, McIntyre S, Morgan C, Campbell L, Dark L, Morton N et al. A systematic review of interventions for children with cerebral palsy: state of the evidence. Dev Med Child Neurol. 2013;10;885-910.
23. Smith LR, Ponten E, Hedstrom Y, Ward SR, Chambers H, Subramaniam S et al. Novel transcriptional profile in wrist muscles from cerebral palsy patients. Biomedical Central Medical Genomics. 2009;2(1):44.
24. Lieber RL, Friden J. Spasticity causes a fundamental rearrangement of muscle-joint interaction. Muscle & Nerve. 2002,25(2):265-70.
25. Lieber RL, Steinman S, Barash IA, Chambers H. Structural and Functional Changes en Spastic Skeletal Muscle. Muscle Nerve 2004,29:615-27.
26. Foran JRH, Steinman S, Barash I, SChambers HG, Lieber RL. Structural and mechanical alterations in spastic skeletal muscle. Developmental Medicine & Child Neurology 2005;47:13-717.
27. Thompson AJ, Jarrett L, Lockley L, Marsden J, Stevenson VL. Clinical management of spasticity. J Neurol Neurosurg Psychiatry. 2005;76;459-63.
28. El-Shamy SM, Abdelaal AA. WalkAide Efficacy on Gait and Energy Expenditure in Children with Hemiplegic Cerebral Palsy: A Randomized Controlled Trial. Am J Phys Med Rehabil. 2016;95(9):629-38.
29. Arias AV, Silva ACG, Oliveira CC, Turolla de Souza RC. Estudo sobre os efeitos da Estimulação Elétrica Funcional (FES) na Paralisia Cerebral Hemiparética. Temas sobre Desenvolvimento. 2003;71(12):28-35.
30. Silveira-Moriyama L, Bella MGP, Baldin K. Tratamento Farmacológico da Paralisia Cerebral. In: Moura-Ribeiro MVL, Ferreira LS, Schmutzler KMRS. Condutas em Neurologia Infantil – UNICAMP, 3.ed. Rio de Janeiro: Revinter; 2017.
31. Zonta MB, Bruck I, Puppi M, Muzzolon S, Carvalho Neto A, Coutinho dos Santos. Effects of early spasticity treatment on children with hemiplegic cerebral palsy: a preliminary study. Arq Neuropsiquiatria. 2013;71(7):453-61.
32. Ferrari A, Maoret AR, Muzzini S, Alboresi S, Lombardi F, Sgandurra G et al. A randomized trial of upper limb botulinun toxin versus placebo injection, combined with physiotherapy, in children with hemiplegia. Res Dev Disabil. 2014,35:2505-13.
33. Galen S, Wiggins L, McWilliam R, Granat M. A combination of Botulinum Toxin A therapy and Functional Electrical Stimulation in children with cerebral palsy--a pilot study. Technol Health Care. 2012;20(1):1-9.
34. Damiano DL, Martellotta TL, Quinlivan JM, Abel MF. Deficits in eccentric versus concentric torque in children with spastic cerebral palsy. Med Sci Sports Exerc. 2001;33(1):117-22.
35. Engsberg JR, Ross SA, ROSS, Park TS. Changes in ankle spasticity and strength following selective dorsal rhizotomy and physical therapy for spastic cerebral palsy. J. Neurosurg. 1999,91:727-32.
36. Kusumoto Y, Nittab O, Takaki K. Impact of loaded sit-to-stand exercises at different speeds on the physiological cost of walking in children with spastic diplegia: A single-blind randomized clinical trial. Res Dev Disabil. 2006,57:85-91.
37. Coker-Bolt P, DeLuca SC, Ramey SL. Training Paediatric Therapists to Deliver Constraint-Induced Movement Therapy (CIMT) in Sub-Saharan Africa. Occup Ther Int. 2015,22(3):141-51.
38. Gordon AM, Schneider JA, Chinnan A, Charles JR. Efficacy of a hand–arm bimanual intensive therapy (HABIT) in children with hemiplegic cerebral palsy: a randomized control trial. Dev Med Child Neurol. 2007,49:830-8.
39. Kirkpatrick E, Pearse J, James P, Basu A. Effect of parent-delivered action observation therapy on upper limb function in unilateral cerebral palsy: a randomized controlled trial. Dev Med Child Neurol. 2016,58:1049-56.
40. Manning KY, Menon RS, Gorter JW, Mesterman R, Campbell C, Switzer L et al. Neuroplastic Sensorimotor Resting State Network Reorganization in Children With Hemiplegic Cerebral Palsy Treated With Constraint-Induced Movement Therapy. J Child Neurol. 2016;31(2):220-6.

41. Nascimento LR, Gloria AE, Habib ES. Effects of constraint-induced movement therapy as a rehabilitation strategy for the affected upper limb of children with hemiparesis: systematic review of the literature. Rev Bras Fisioter. 2009;13(2):97-102.
42. Vaz DV, Alvarenga RF, Mancini MC. Terapia de Movimento induzido pela restrição na hemiplegia: um estudo de caso. Fisioterapia e Pesquisa. 2008;15(3):298-303.
43. Morgan C, Novak I, Dalle RC, Guzetta A, Badawi N. GAME (Goals-Activity-Motor Enrichment): protocol of a single blind randomised controlled trial of motor training, parente education and environmental enrichment for infants at highrisk of cerebral palsy. BMC Neurol. 2014;7;14:203.
44. Taub E, Ramey SL, DeLuca S, Echols K. Efficacy of constraint-induced movement therapy for children with cerebral palsy with asymmetric motor impairment. Pediatrics. 2004;113(2):305-12.
45. de Brito Brandão M, Mancini MC, Vaz DV, de Melo APP, Fonseca ST. Adapted version of constraint-induced movement therapy promotes functioning in children with cerebral palsy: a randomized controlled trial. Clin Rehabil. 2010;24(7):639-47.
46. de Brito Brandão M, Gordon AM, Mancini MC. Functional impact of constraint therapy and bimanual training in children with cerebral palsy: A randomized controlled trial. Am J Occup Ther. 2012;66:672-81.
47. Rostami HR, Malamiri RA. Effect of treatment environment on modified constraint-induced movement therapy results in children with spastic hemiplegic cerebral palsy: a randomized controlled trial. Disabil Rehabil. 2012;34(1):40-4.
48. Psychouli P, Kennedy CR. Modified Constraint-Induced Movement Therapy as a Home-Based Intervention for Children With Cerebral Palsy. Pediatric Physical Therapy. 2016;28(2):154-60.
49. Chen CL, Kang LJ, Hong WH, Chen FC, Chen HC, Wu CY. Effect of therapist-based constraint-induced therapy at home on motor control, motor performance and daily function in children with cerebral palsy: a randomized controlled study. Clinical Rehabilitation. 2013;27(3):236-45.
50. Marcroft C, Tsutsumi A, Pearse J, Dulson P, Embleton ND, Basu AP. Current Therapeutic Management of Perinatal Stroke with a Focus on the Upper Limb: A Cross-Sectional Survey of UK Physiotherapists and Occupational Therapists. Phys Occup Ther Pediatr. 2019;39(2):151-67.
51. Hurd C, Livingstone D, Brunton K, Teves M, Zewdie E, Smith A *et al.* Early Intensive Leg Training to Enhance Walking in Children with Perinatal Stroke: Protocol for a Randomized Controlled Trial. Physical Therapy. 2017;97(8):818-25.

16.2 ▪ Fisioterapia Aquática em Crianças com Sequelas de AVC

Marco Antonio Rodrigues Gomes de Oliveira

A fisioterapia aquática engloba a reabilitação física utilizando exercícios e técnicas específicas fundamentalmente associadas às propriedades do meio líquido, com o objetivo de promover ganhos funcionais que serão transferidos para o solo e aplicados nas atividades de vida diária de cada indivíduo.

Os ganhos obtidos na água são fundamentais para estabelecer os objetivos específicos envolvendo o indivíduo, o ambiente, e a tarefa com recuperação da função motora, da postura e dos movimentos.

Os pacientes com sequelas de AVC apresentam padrões de postura, movimento e tono anormais. O potencial de cada criança estará focado na reabilitação, com o objetivo de permitir maior independência no desenvolvimento das habilidades motoras, dos cuidados pessoais e inserção social.

A fisioterapia aquática constitui modalidade de tratamento que usa as propriedades hidrodinâmicas para facilitar ou resistir a determinados movimentos, além de estabilizar ou desestabilizar o paciente em imersão.

Os pacientes com AVC têm como principal objetivo a aquisição da funcionalidade de acordo com as capacidades físicas e cognitivas, e com base nas propriedades hidrodinâmica e nos fundamentos da ciência do movimento, a fisioterapia aquática tem papel fundamental.

A motivação deverá ter relevância, pois a estimulação do paciente durante a realização da tarefa é capaz de proporcionar a ele experiências que não são possíveis à sua realização no solo.

A água tem propriedades físicas que incluem: massa, peso, densidade e gravidade específica, flutuabilidade, pressão hidrostática e superfície de tensão.

A temperatura da água para se efetuar tratamento deverá estar termoneutra, entre 32° a 34°C, confortável para o paciente exercitar-se.

Nesse ambiente existe aumento: da frequência respiratória e cardíaca; do suprimento de sangue para os músculos; do metabolismo muscular e da circulação periférica; pode ser constatado, também, aumento da quantidade de sangue de retorno ao coração; da taxa metabólica; diminuição da pressão sanguínea; e de edemas das partes submersas.

Dessa forma, os efeitos terapêuticos da hidroterapia promovem relaxamento muscular, com redução dos espasmos musculares; facilitação da movimentação articular; aumento da força e resistência muscular; aumento da circulação periférica; melhora respiratória; consciência corporal; equilíbrio e estabilidade do tronco.

Adicionalmente, existem influências cardiovasculares, respiratórias e no sistema renal.

ABORDAGEM DA FISIOTERAPIA AQUÁTICA EM CRIANÇAS COM AVC

A fisioterapia aquática utiliza-se dos princípios físicos e termodinâmicos da água proporcionando estimulação sensorial global (auditiva, visual, tátil, vestibular e proprioceptiva).

A avaliação fisioterapêutica em solo será relevante na elaboração do programa de tratamento.

Nos objetivos de tratamento, o fisioterapeuta deverá correlacionar: posicionamento, direcionamento de movimento, braço de alavanca, tipos de contração muscular, nível de imersão, entrada e saída da piscina.

O fisioterapeuta deverá analisar a avaliação em solo e na piscina para traçar programa de tratamento para o paciente com sequela de AVC.

Paciente

- Apresenta redução nas possibilidades dos movimentos em diferentes situações, ocorrendo por medo de quedas decorrentes da diminuição da destreza motora para reagir frente às perturbações do centro de gravidade e do meio ambiente.
- O equilíbrio é considerado complexo e multissistêmico, requerendo integração da informação sensório-motora para produzir uma resposta musculoesquelética apropriada.
- A viscosidade da água pode produzir uma consciência sensorial aumentada em decorrência de estímulos de mecanorreceptores.
- Durante os exercícios a resistência gerada pela pressão hidrostática e viscosidade que aumentam os estímulos dos fusos musculares, aumento da propriocepção do segmento a ser movido, favorecendo a formação de *inputs* sensoriais para formatação adequada do esquema corporal.
- A pressão hidrostática mais a viscosidade da água promoverão apoio ao paciente proporcional ao nível de imersão (quanto maior o nível de imersão maior será o apoio oferecido pela água), isso permitirá ao paciente a possibilidade de realizar ajustes tônicos para evitar quedas.
- Trabalhando reações de: endireitamento, equilíbrio e proteção, podendo ser potencializadas pela adição do fluxo turbulento e diminuição do nível de imersão.
- Alterações no sistema respiratório (algumas doenças neurológicas): o objetivo deverá ser manter a capacidade respiratória com o paciente imerso.
- A pressão hidrostática resistirá à expansibilidade torácica e a força do empuxo dará resistência ao trabalho diafragmático.
- Quando a posição vertical oferecer muita resistência, deve-se optar pelo decúbito dorsal, aliviando o estresse da força do empuxo e pressão hidrostática.

Temperatura

Associação da temperatura 33°-35°C a outras propriedades da água, a flutuação promovida pela força do empuxo favorece o relaxamento muscular global e a diminuição do estímulo neural do motoneurônio gama para o músculo agonista (movimentos suaves e recíprocos pela própria adequação tônica).

Pacientes com AVC são afetados por paresia muscular afetando suas habilidades funcionais, podendo levar ao sedentarismo, limitações articulares e osteoporose. Pode-se incluir programas de condicionamento aeróbico com a finalidade de estimular os músculos fracos e melhorar a ADM.

A água e seus níveis proporcionarão resistência variável e leveza ao movimento, permitindo a esses pacientes completar um programa de fortalecimento muscular em ambiente seguro.

Existem controvérsias para tratar pacientes atáxicos na água em decorrência de instabilidades geradas por ela.

Os pacientes com hipersensibilidade ao toque e/ou dor se beneficiam da água em razão da estimulação sensorial, pois o calor dela relaxará a musculatura por conta da vasodilatação periférica, a flutuabilidade diminui a sobrecarga nas articulações.

É inevitável, diante de uma disfunção neurológica, a alteração da forma e densidade corporal, sendo necessária a elaboração de estratégias que promovam simetria corporal.

Os exercícios ativos-assistidos, por meio da sensação de turbulência e do efeito metacêntrico, vão estimular reações de equilíbrio e de endireitamento, podendo diminuir a negligência após o AVC.

Contraindicações
- Febre, infecções do trato urinário e infecções de ouvido e de vias áreas superiores.
- Ausência do reflexo de tosse e alteração esfincteriana.

Avaliação em Fisioterapia Aquática
Avaliação ao meio líquido: contato prévio com a água; entrada na água; adaptação ao meio líquido e controle respiratório (paciente: não adaptado, semiadaptado e adaptado); independência ao meio líquido; equilíbrio: equilíbrio estático e dinâmico, rotações: sagital (anteroposterior), transversal (laterolateral), combinada.

- **Fase 1:**
  - Avaliação do paciente para eleger o tratamento e competência nas habilidades aquáticas. Educação para segurança e programa inicial de hidroterapia para diminuir a dor e aumentar a amplitude de movimento.
- **Fase 2 (inicial):**
  - Fortalecimento muscular por conta de viscosidade da água como meio de resistência progressiva.
  - Exercícios iniciais de condicionamento cardiovascular e técnicas de autoalongamento.
  - Restauração e manutenção da força muscular ao redor da estrutura lesionada.
- **Fase 3 (intermediária):**
  - Melhora do equilíbrio e da coordenação para preparar o paciente para padrões de movimento mais complexos na água e no solo.
  - Condicionamento cardiovascular é intensificado a fim de prepará-lo para o retorno ao trabalho e/ou competição, com variantes de frequência, duração e intensidade, necessárias para melhora do condicionamento.
  - Medir e ajustar a intensidade: como aquecer-se e desaquecer-se adequadamente para a atividade.
  - Exercício de alongamento e amplitude total.
- **Fase 4:**
  - Exercícios de flexibilidade e amplitude de movimento.
  - Exercícios resistidos máximos, de resistência muscular e coordenação neuromuscular.
  - Enfatizar exercícios na água orientados para tarefas que possam lembrar movimentos usados no esporte ou no trabalho.
  - Condicionamento cardiovascular com introdução de trabalho anaeróbio intervalado.
- **Fase 5 (integração em solo):**
  - Formato das sessões:
    - Adaptação na água.
    - Aquecimento.
    - Condicionamento físico e de força.
    - Desaquecimento.
    - Treinamento de flexibilidade e relaxamento.

LEITURAS SUGERIDAS

Oliveira MARG, Goncalves MV. A relação entre a hidroterapia e a melhora da qualidade de vida. In: XVII Congresso Brasileiro de Fisioterapia, 2007. São Paulo: Revista Brasileira de Fisioterapia; 2007.

Oliveira MARG. IV Congresso Internacional de Medicina de Reabilitação da AACD, 2009, São Paulo. Medicina de Reabilitação. São Paulo: Hermano Serviços de Editoração LTDA, 2009;28:222.

QUALIDADE DE VIDA APÓS ACIDENTE VASCULAR CEREBRAL NA INFÂNCIA E ADOLESCÊNCIA

Sylvia Maria Ciasca
Janaína Aparecida de Oliveira Augusto

Atualmente há consenso que as sequelas em crianças e adolescentes após acidente vascular cerebral (AVC) abrange áreas que envolvem o comportamento, o motor, a cognição, o emocional, o social, acarretando impactos significativos na qualidade de vida.[1-5]

A qualidade de vida pós-AVC depende da gravidade da lesão, da extensão, localização, e as intervenções realizadas na fase aguda.

De modo geral, as sequelas motoras afetam força, tono/trofismo, alterações ortopédicas, com prejuízos referentes à coordenação motora grossa (incluindo ações como andar, correr, saltar, chutar), atividades de vida diária (comer, tomar banho, autocuidado) e lazer (brincar, fazer exercícios).[6]

Dentre as alterações motoras após AVC, as hemiparesias e hemiplegias estão presentes entre 50 a 80% das crianças acometidas.[7]

É importante destacar que intervenções precoces são fundamentais para o bom prognóstico, incluindo fisioterapeutas, terapeutas ocupacionais, fonoaudiólogos, cirurgiões ortopédicos e outros.

As alterações cognitivas envolvem dificuldades na resolução de problemas, planejamento, controle inibitório, autorregulação das emoções, atenção, habilidades visuoespaciais, visuomotoras, compreensão, velocidade de processamento e memória.[1,2,5,6]

Em decorrência das sequelas cognitivas citadas, há associação a transtornos do neurodesenvolvimento como: déficit de atenção/hiperatividade (TDAH), transtorno do espectro autista (TEA) e deficiência intelectual.

Os déficits cognitivos acarretam prejuízos não somente na qualidade de vida, mas no processo de aprendizagem, visto que as funções descritas anteriormente são crucias para que ocorra de maneira adequada e satisfatória. Nesse sentido faz-se necessário que a escola, junto com os profissionais responsáveis pela intervenção do indivíduo, possa elaborar estratégias adaptativas para amenizar os possíveis impactos no desenvolvimento educacional.

Ainda sobre a cognição e a linguagem, crianças em idade escolar, que tiveram AVC perinatal no hemisfério esquerdo, tendem a cometer mais erros morfológicos, a usar sintaxe menos complexa e elaborar textos com poucos detalhes dentro de uma narrativa quando comparadas às crianças sem esse histórico.[8]

Rowan et al.[9] encontraram déficits relacionados com a linguagem envolvendo nomeação, dificuldades de repetição, fluência verbal, repertório verbal simplificado e dificuldades na linguagem escrita.

Referente aos aspectos comportamentais, com frequência os pais relatam irritabilidade presente desde recém-nascido, choro constante, comportamentos agressivos e, quando maior, ansiedade excessiva, baixa autoestima, agitação, hiperatividade e desatenção.

No referente ao campo emocional, Max,[10] em seu estudo, encontrou resultados indicando que 59% das crianças acometidas por AVC desenvolveram distúrbios psiquiátricos em comparação a 14% do grupo-controle. Sintomas depressivos também são identificados nessa população.

No âmbito social há poucos estudos cuja proposta seja analisar o impacto das sequelas no desenvolvimento social da criança, no entanto, com a redução e/ou restrição na participação da criança em diversas atividades, inevitavelmente isso terá consequências prejudiciais ao indivíduo. Por outro lado, essas crianças podem vir a ser alvo de *bullying*, afetando diretamente a interação social com os demais nos diversos ambientes frequentados.

Friefeld *et al.*[11] verificaram que déficits cognitivos, dificuldades comportamentais e inteligência abaixo da média estão associados à pior socialização e qualidade de vida.

É importante lembrar que um número expressivo de crianças com AVC apresentam desenvolvimento adequado, reforçando o papel fundamental da plasticidade cerebral. Ghotra *et al.*,[12] em seus estudos sobre qualidade de vida em crianças pós-AVC isquêmico, identificou que quase metade do AVCs neonatais e um terço das ocorrências na infância tiveram desenvolvimento típico.

Quanto ao gênero deve-se destacar que o AVC na infância em idade mais avançada, em decorrência de trombose venosa, favorece piores resultados na qualidade de vida, principalmente no sexo feminino.[13]

Em síntese, gravidade da lesão, idade da ocorrência do AVC, grau das alterações cognitivas, presença de epilepsia, dificuldades emocionais e ambiente familiar inadequado (incluindo problemas no relacionamento dos pais e a dinâmica familiar ruim) têm sido associados à pior qualidade de vida.

PERCEPÇÃO DA CRIANÇA *VERSUS* PERCEPÇÃO FAMILIAR SOBRE QUALIDADE DE VIDA

Avaliações a respeito da qualidade de vida após AVC na infância vêm sendo divulgadas com frequência, principalmente, na esfera internacional. Nesse sentido, há estudos comparativos entre a percepção da criança e do cuidador principal, tornando assim as informações mais fidedignas, com resultados interessantes.

Diante disso, as pesquisas vêm apontando discrepância entre os domínios afetados na percepção da criança e dos familiares, indicando a necessidade de se analisar prioridades a serem trabalhadas no processo interventivo. A seguir serão apresentadas algumas dessas pesquisas.

Referente à funcionalidade em estudo comparativo sobre a percepção de crianças e adolescentes que sofreram AVC e seus familiares a respeito dos prejuízos depois do ocorrido, os autores observaram discrepâncias importantes, enquanto os responsáveis relataram maior comprometimento relacionado com os aspectos emocionais as crianças apontaram maiores prejuízos no funcionamento físico.[14]

No estudo de Lo,[15] as crianças classificaram seu nível de qualidade de vida maior do que seus familiares, tal resultado também foi encontrado em pesquisas anteriores.

A respeito disso Kornfeld,[16] descreve que as crianças podem omitir restrições relacionadas com o AVC, não querendo se expor como sendo diferentes das demais, visto que elas tendem a apresentar dificuldades na relação entre pares (aceitação do outro diante das limitações).

Ressalta-se que as meninas tendem a classificar sua qualidade de vida mais baixa do que os meninos, independentemente do domínio afetado.[15,16] Além disso, as meninas tendem a falar mais a respeito das dificuldades e limitações.

MORTALIDADE

O Departamento de Pediatria da Universidade de Alberta, Canadá, realizou estudo e verificou que o AVC na infância está entre as 10 principais causas de morte na população infanto-juvenil.[17]

Em estudo comparativo entre as taxas de mortalidade entre AVC isquêmico (AVCI) e hemorrágico (AVCH), Greenham *et al.*[18] verificaram que a porcentagem varia entre 7-28% em casos de AVCI e 6-54% no AVCH.

No Brasil,[19] estudos mais recentes, ditado de 2008, mostraram 266 ocorrências de AVC na infância, com taxa de mortalidade de aproximadamente 7%. É importante lembrar que esses dados correspondem aos registrados apenas no estado de São Paulo[19] e não há dados do restante do país.

FAMÍLIA

Os impactos observados em decorrência do AVC afetam diretamente a qualidade de vida familiar, uma vez que essa condição implica cuidados e acompanhamento médico constantes, exigindo dedicação exclusiva com o filho, onerando a vida financeira.

Em 2009 foi realizada pesquisa,[20] nos EUA, sobre o custo anual onerado por pacientes pediátricos com o diagnóstico de AVC às suas famílias, sendo o valor calculado $ 420.000,00. Esse ônus foi estimado com relação aos custos de cuidados de saúde durante período de 5 anos, sendo 15 vezes maior que o valor gerado por crianças, que não tiveram AVC durante o mesmo período.

Hamilton, Huang, Seiber & Lo[21] observaram que quanto maior o ônus gerado pelos custos do tratamento para pacientes, pior era a qualidade de vida da família.

Os mesmos autores[21] encontraram resultados sugestivos de que AVCs neonatais custariam menos que o AVC na infância. Quanto à etiologia, os associados à cardiopatia congênita ou vasculopatia custariam mais; em contrapartida, os perinatais custariam menos. Além disso, os autores concluíram que custos mais elevados estariam correlacionados com o comprometimento funcional global maior e baixo nível de qualidade de vida.

Gardner,[22] calculou o valor aproximado do custo do tratamento no AVC neonatal e na infância em torno de $ 110.921,55, representando aumento de custo de 15 vezes em comparação com os valores do grupo-controle. Os custos foram maiores em casos de AVC na infância (US$ 135.611), enquanto no AVC neonatal os gastos giraram em torno de US$ 51.719. Houve diferenças também entre AVCI e AVCH.

Com relação às consequências geradas na família pós-AVC[17,23] são relatados altos índices de estresse, depressão, ansiedade no cuidador principal da criança. Além disso, há número grande de separações conjugais a longo prazo.[17]

Embora haja pequena diferença, a literatura mostra que pais tendem a relatar níveis mais baixos de estresse e depressão do que as mães; em contrapartida, eles relatam níveis mais elevados em bem-estar e saúde física.[23]

Essa diferença pode ser explicada pelos papéis representativos que cada gênero tem na sociedade, além disso, normalmente em filhos que necessitam de cuidados mais específicos, as tarefas árduas ficam a cargo da mulher, gerando alterações emocionais e psicológicas elevadas. São detectados percentis elevados de sentimento de culpa nos pais de crianças, particularmente nas mães.[23]

Os autores[23] citam, ainda, como áreas de preocupações relatadas pelos pais a satisfação conjugal, a qualidade de saúde relacionada à vida e ao funcionamento familiar.

A qualidade de vida da família recebe influência direta do bom funcionamento psicológicos de seus entes, de modo geral, famílias de crianças cujo desfecho no grau de comprometimento situa-se entre moderado a grave tende a apresentar níveis de qualidade de vida piores em relação aos que apresentam déficits leves ou desenvolvimento dentro da normalidade.[23]

Diante disso, é fundamental que a família receba atenção dos profissionais responsáveis pelo tratamento das crianças e, quando pertinente, realize encaminhamentos para serviços especializados (psicologia, psiquiatria e grupos de apoio).

REFERÊNCIAS BIBLIOGRÁFICAS

1. Rodrigues SD, Ciasca SM. Repercussão do acidente vascular cerebral na aprendizagem da criança Tese de Doutorado. Campinas (SP). Faculdade de Ciências Médicas, Universidade Estadual de Campinas; 2008.
2. Elias KMIF, Moura-Ribeiro MVL. Stroke caused auditory attention deficits in children. Arq Neuro-Psiquiatr. 2013;71(1):11-7.
3. Elias KMIF. Central auditory processing outcome after stroke in children. Arq Neuro-Psiquiatr. 2014;72(9):680-6.
4. Oliveira CC, Ciasca SM, Moura-Ribeiro MVL. Stroke in patients with sickle cell disease: clinical and neurological aspects. Arq Neuro-Psiquiatr. 2008;66(1):30-3.
5. Augusto, JAO, Ciasca, SM. Avaliação da memória em crianças e adolescentes com histórico de acidente vascular cerebral e crianças com queixas de dificuldades escolares. Rev Psicopedag. 2015;32(98):128-35.
6. Kirton A, deVeber G. Life After Perinatal Stroke. American Heart Association. Stroke. 2013;44(11):3265-71.
7. Ganesan V, Hogan A, Shack N, Gordon A, Isaacs E, Kirkham FJ. Outcome after ischaemic stroke in childhood. Dev Med Child Neurol. 2000;42:455-61.
8. Reilly JS, Wasserman S, Appelbaum M. Later language development in narratives in children with perinatal stroke. Dev Sci. 2013;16(1):67-83.
9. Rowan A, Vargha-Khadem F, Calamante F, Tournier JD, Kirkham FJ, Chong WK et al. Cortical abnormalities and language function in young patients with basal ganglia stroke. Neuroimage. 2007;36:431-40.
10. Max JE, Mathews K, Lansing AE, Robertson BA, Fox PT, Lancaster JL et al. Psychiatric disorders after childhood stroke. J Am Acad Child Adolesc Psychiatry. 2002;41:555-62.
11. Friefeld S, Yeboah O, Jones JE, deVeber G. Health-related quality of life and its relationship to neurological outcome in child survivors of stroke. CNS Spectr. 2004;9:65-75.
12. Ghotra SK, Johnson JA, Qiu W, Newton A, Rasmussen C, Yager JY. Age at stroke onset influences the clinical outcome and health-related quality of life in pediatric ischemic stroke survivors. Dev Med Child Neurol. 2015;57(11):1027-34.
13. Friefeld SJ, Westmacott R, Macgregor D, deVeber GA. Predictors of quality of life in pediatric survivors of arterial ischemic stroke and cerebral sinovenous thrombosis. J Child Neurol. 2011;26(9):1186-92.
14. Ghotra SK, Johnson JA, Qiu W, Newton AS, Rasmussen C, Yager JY. Health-related quality of life and its determinants in paediatric arterial ischaemic stroke survivors. Arch Dis Child. 2018;103(10):930-6.
15. D Lo W. Quality of life and paediatric stroke: the shadows of things that may be. Dev Med Child Neurol. 2017;59(1):7-8.

16. Kornfeld S, Studer M, Winkelbeiner S, Regényi M, Boltshauser E, Steinlin M. Quality of life after paediatric ischaemic stroke. Swiss Neuropediatric Stroke group. Dev Med Child Neurol. 2017;59(1):45-51.
17. Ghotra SK. Health Related Quality of Life and its determinants in Survivors of Pediatric Stroke. Department of Pediatrics University of Alberta; 2014.
18. Greenham M, Gordon A, Anderson V, Mackay MT. Outcome in Childhood Stroke. Stroke. 2016;47(4):1159-64.
19. São Paulo (Estado). Secretaria da Saúde. Saúde alerta para risco de acidente vascular cerebral em crianças; 2010.
20. Perkins E, Stephens J, Xiang H, Lo W. The cost of pediatric stroke acute care in the United States. Stroke. 2009;40(8):2820-7.
21. Hamilton W, Huang H, Seiber E, Lo W. Cost and Outcome in Pediatric Ischemic Stroke. J Child Neurol. 2015;30:1483-8.
22. Gardner MA, Hills NK, Sidney S, Johnston SC, Fullerton HJ. The 5-year direct medical cost of neonatal and childhood stroke in a population-based cohort. Neurology. 2010;74:372-8.
23. Bemister TB, Brooks BL, Dyck RH, Kirton A. Parent and family impact of raising a child with perinatal stroke. BMC Pediatr. 2014 July 14;14:182.

AVC NA INFÂNCIA: DESAFIOS NO AMBIENTE FAMILIAR E SOCIAL

CAPÍTULO 18

Cristiane Margarida dos Santos

INTRODUÇÃO

O acidente vascular cerebral (AVC), embora seja frequente em adultos, pode acontecer em qualquer idade.

Vejamos, a seguir, o histórico do paciente Guilherme, que nasceu na 39ª semana de gestação, que ocorreu sem intercorrências e de parto cesárea.

Durante uma consulta de rotina com 2 meses de idade, a pediatra percebeu que a fontanela anterior estava fechada e encaminhou para avaliação neurológica com pré-diagnóstico de craniostenose.

Após exame de neuroimagem (tomografia computadorizada), foi descartada a craniostenose e constatado AVC isquêmico na artéria cerebral média à direita (Fig. 18-1), que poderia ter ocorrido a partir da 32ª semana de gestação.

Desta forma, iniciaram-se, imediatamente, sessões de Fisioterapia para amenizar possíveis sequelas, já que não eram perceptíveis aos familiares quaisquer alterações em razão da pouca idade, embora a neurologista tenha conseguido identificar alterações motoras no membro superior à esquerda, em decorrência do local da lesão no cérebro.

Na tentativa de descobrir a causa do AVC, foram realizados exames em que o hematologista descartou alteração no sangue e constatou que a circular de cordão pode ter contribuído para o AVC, visto que a foto após o nascimento e as condições analisadas no vídeo demonstraram sofrimento no momento do parto.

Desta forma foi realizada retrospectiva desde o nascimento do Guilherme com o intuito de encontrar algum momento em que se percebeu mudança de comportamento e constatou-se que o AVC ocorreu 48 horas após o parto.

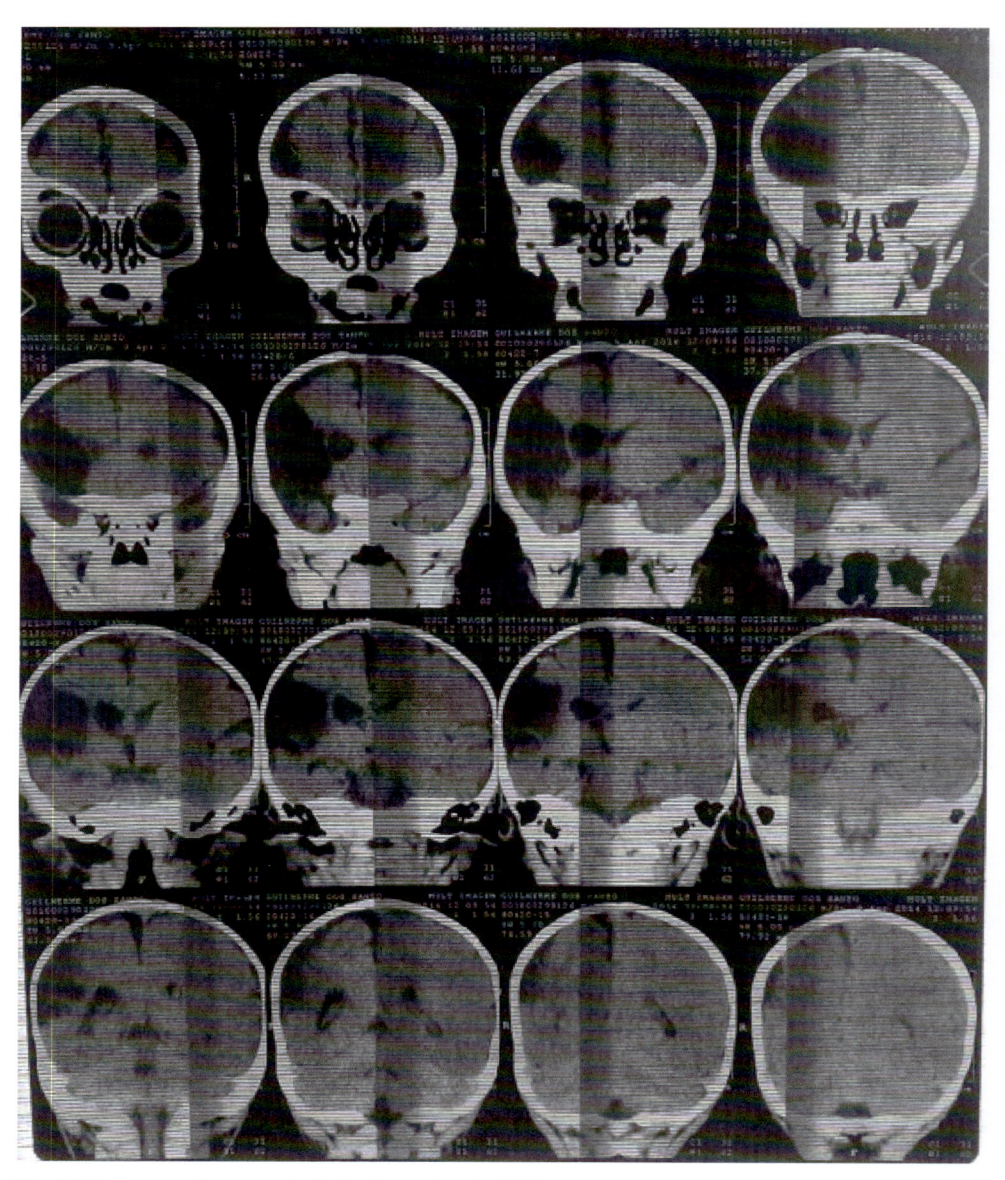

Fig. 18-1. Tomografia computadorizada mostrando AVC.

MANIFESTAÇÃO DE MODIFICAÇÕES ORGÂNICAS OU FUNCIONAIS OBSERVADAS

Após alta hospitalar, Guilherme foi para casa, a mãe observou descamação labial e percebeu que o recém-nascido não estava conseguindo sugar o leite materno, atribuindo essa dificuldade de sucção ao fato de ter retirado a pele do lábio superior.

Como o nascimento ocorreu no verão, a mãe temendo que o recém-nascido ficasse desidratado, ofereceu em seringas água e leite materno, porém, sem sucesso nas primeiras horas, já que Guilherme apresentava-se apático, expressando tristeza e enorme fadiga.

Esses sintomas diminuíram em 24 horas, quando o recém-nascido começou a engolir o leite materno oferecido na seringa e depois conseguiu sugar na mamadeira.

A sucção do leite materno na mama ocorreu somente após o 5º dia de vida, depois de várias insistências realizadas antes das mamadas.

Outro fato que chamou a atenção foi o umbigo estar com secreção e leve sangramento e, quando examinado por médico no Pronto-Socorro, foi detectada inflamação; por isso retirou o coto umbilical e orientou os cuidados para os dias e semanas subsequentes.

Somente na consulta com a pediatra, no segundo mês de vida, observou-se algo diferente e assim a família descobriu que o AVC pode ocorrer em qualquer idade.

DESAFIOS NO AMBIENTE FAMILIAR E SOCIAL
Informações Escassas
As informações quanto à existência do AVC em qualquer idade ainda são precárias, e a maioria das pessoas desconhece que recém-nascidos, lactentes, crianças, também podem ser acometidos pelo AVC.

De modo geral, as pessoas atribuem as causas do AVC a problemas relacionados com hipertensão arterial, e não imaginam que vários outros fatores, inclusive desconhecidos, podem ser de risco para AVC desde a fase intrauterina.

Atualmente existem informações em páginas e grupo de redes sociais, bem como em *sites* na internet que facilitam as informações, porém, é necessário, ainda, trabalho de conscientização para que possa atingir o maior número possível de pessoas possíveis e garantir que todos possam identificar os sintomas que antecedem o AVC ou até mesmo solicitar a avaliação e intervenção do neurologista em maternidades e hospitais infantis, caso perceba alguma alteração orgânica em recém-nascidos, crianças, adolescentes, jovens, adultos e idosos.

Despesas Financeiras
Geralmente as terapias com profissionais especializados e exames detalhados precisam de urgência, já que quando os Planos de Saúde arcam com essas despesas a burocracia torna tais procedimentos morosos. Além disso, a Saúde Pública tem o dever de oferecer suporte ao paciente acometido por AVC, porém, a realidade é bem complicada, as pessoas passam meses, até anos em filas de espera para receber o tratamento de que precisa.

Diante desses empecilhos, os familiares e pacientes acabam tendo gastos com exames, procedimentos e também com medicamentos, órteses etc.

Tempo de Dedicação
Os familiares precisam reservar um tempo de seu dia para atender às necessidades do paciente acometido pelo AVC, pois medicações, acompanhamento às terapias, bem como visitas a vários especialistas fazem parte da rotina diária.

Além disso, cuidados especiais quanto à alimentação adequada, vestimentas, uso de órteses nos horários indicados e atividades complementares também requerem tempo e dedicação.

Aceitação dos Familiares

Familiares criam expectativas e acabam tendo seus planos "frustrados" quando se deparam com uma criança especial.

Muitas pessoas conseguem superar este primeiro momento de impacto e desempenham seu papel de pai, mãe, avós, tios, irmãos, de forma esplendorosa, mas essa aceitação é complexa e não atinge a todos, pois a reabilitação é lenta.

Outro fato importante é que o índice de divórcio cresce cada vez mais entre os casais com filhos especiais e a maioria dos pais não consegue lidar com esta nova situação e acabam abandonando seus lares e suas famílias.

Falta de Conhecimento dos Profissionais da Saúde

Infelizmente, a maioria dos médicos desconhecem a existência de AVC em crianças e adolescentes, sendo que muitos demonstram certa resistência em admitir que tal situação seja real e acaba deixando de prestar os devidos cuidados.

Por este motivo, há necessidade de que venha ao conhecimento de todos que o AVC infantil existe, para que toda a sociedade e profissionais da saúde possam se especializar e proporcionar atendimento mais amplo e preciso tanto ao diagnosticar quanto ao tratar alguma patologia em pacientes acometidos pelo AVC.

Burocracia

Vivemos num país burocrático, onde as informações e a obtenção dos direitos dos pacientes e familiares acometidos por AVC são de difícil acesso.

Desta forma, cabe aos profissionais envolvidos disseminar as informações e, assim, contribuir para um futuro melhor, uma vez que pacientes e/ou familiares têm vários direitos garantidos em lei, dentre eles:

- Cartão de Estacionamento para vagas especiais.
- Compra de veículos com redução de impostos.
- Isenção de IPVA.
- Amparo Assistencial (LOAS – Lei Orgânica de Assistência Social nº 8.742/93).

Olhar da Sociedade

Geralmente a sociedade consegue observar diferenças no paciente a partir do momento em que a hemiparesia, hemiplegia ou outra limitação se torna perceptível.

A maioria, ao ter conhecimento que a causa foi AVC, questiona sobre hipertensão arterial e depois descobre que vários são os fatores de risco do AVC e acabam demonstrando compaixão.

Apesar dos paradigmas sociais, é importante que pacientes e familiares estejam emocionalmente estruturados, preparados e aptos a demonstrar que as sequelas, embora temporárias ou permanentes, precisam estar livres de preconceitos por parte da sociedade, para garantir a todos qualidade de vida e respeito.

Vale ressaltar que crianças, adolescentes e jovens acometidos por AVC em idade escolar precisa, além dos tratamentos especializados, de um suporte emocional por parte dos profissionais da educação, visto que é necessário mobilizar todos que estão inseridos no contexto social desses pacientes, para que possam dar continuidade à evolução clínica a longo prazo por meio de tratamento adequado, livre de preconceitos e prática de *bullying*.

Capacitação dos Profissionais da Educação

É extremamente importante a participação efetiva de toda a equipe escolar quanto aos cuidados especiais, aos pacientes acometidos pelo AVC, visto que é necessário evitar impactos e quedas que possam motivar lesões cerebrais.

Além disso, deve haver comunicação entre os profissionais da educação e os profissionais que atendem os pacientes, a fim de amenizar o máximo possível as dificuldades em sala de aula.

Por isso, a importância da conscientização do AVC infantil também nas escolas, para que os profissionais possam identificar os sintomas e prestar socorro preciso e imediato, inclusive como proceder em casos de convulsões, fato comum na vida dos pacientes.

LEITURAS SUGERIDAS

Brasil. [Lei n. 8.742, de 7 de dezembro de 1993]. Lei Orgânica da Assistência Social (LOAS). [Internet] Acesso em 25 Maio 2018. Disponível em: http://www.planalto.gov.br/ccivil_03/Leis/L8742compilado.htm

Instituto Brasileiro dos Direitos da Pessoa com Deficiência. Cartilha IBDD dos direitos das pessoas com deficiência. 2009, 104p. [Internet] Acesso em 25 Maio 2018. Disponível em: http://www.ibdd.org.br/arquivos/cartilha-ibdd.pdf

Moura-Ribeiro MVL, Ferreira LS, Schumutzler KMRS. Condutas em Neurologia Infantil, 3.ed. Rio de Janeiro: Thieme Revinter; 2017.

ÍNDICE REMISSIVO

Entradas acompanhadas por um *f* ou *q* itálico
indicam figuras e quadros, respectivamente.

A

Abordagem
  por neuroimagem, 34
    em eventos agudos, 34
AC (Angioma Cavernoso), 105
  do cerebelo, 110
  do tálamo, 111
  do tronco cerebral, 108
  dos gânglios da base, 111
  em outras topografias, 112
  na RM, 108*f*
  supratentorial, 110
ACA (Artéria Cerebral Anterior), 26, 38
  proximais, 113
ACC (Artéria Carótida Comum), 26
ACE (Artéria Carótida Externa), 26
ACI (Artéria Carótida Interna), 26, 90, 165
  aneurismas cerebrais e, 118
  esquerda, 58*f*
    bifurcação da, 58*f*
      dilatação aneurismática na, 58*f*
  intracranianas, 113
ACM (Artéria Cerebral Média), 26, 38, 90, 113, 172
  esquerda, 37*f*, 58*f*
    AVCI agudo, 37*f*
    bifurcação da, 58*f*
      dilatação aneurismática na, 58*f*
ACO (Anticoagulante Oral), 154
ACoA (Artéria Corióidea Anterior), 26, 89
ACP (Artérias Cerebrais Posteriores), ver PCA
ACs (Angiomas Cavernosos), 54, 59
AD (Autossômico Dominante), 99
ADCVI (Ambulatório de Doenças Cerebrovasculares na Infância)
  do Hospital de Clínicas de Porto Alegre, 79
    unidade de neurologia infantil, 79
      AVC perinatal, 79
      AVCH, 80

      AVCI, 79
      TSV, 80
ADEM (Encefalomielite Disseminada Aguda), 51
Adolescência
  anormalidades vasculares na, 105-130
    aneurismas cerebrais, 118
    DMM, 112
    malformações cavernosas, 105
    MAVs, 124
  AVC na, 1-8, 63-72, 217-220
    histórico do, 1-8
      considerações gerais, 1
      exemplos de, 5*f*
    papel da imagem por TD no, 63-72
      localização em tratos específicos, 71
        da substância branca, 71
      no diagnóstico, 63
      orientação terapêutica, 71
      prognóstico, 71
      vantagens da, 69
        sobre difusão simples, 69
    qualidade de vida após, 217-220
      família, 219
      mortalidade, 219
      percepção da criança, 218
        versus familiar, 218
Adolescente(s)
  AVC em, 4
    evolução, 8
    orientações gerais, 7
    tratamento, 7
  AVCH em, 6
  AVCI em, 4, 76
    arteriopatias, 4
    doenças, 6
      cardíacas, 6
      hematológicas, 6
      protrombóticas, 6

fatores de risco, 76
revisão, 76
AEMD (Artéria recorrente de Heubner), 89
AIMS (*Alberta Infant Motor Scale*), 208
AIT (Ataque Isquêmico Transitório), 78, 114, 168
ALE (Artérias Lenticuloestriadas), 89
ALEL (Artéria Lenticuloestriada Lateral), 89
ALEM (Artéria Lenticuloestriada Medial), 89
Anatomia
 da CI, 87
 da região estriatocapsular, 87*f*
 do sistema venoso, 142
  em crianças, 142
  em neonatos, 142
 vascular, 181
  da medula espinal, 181
Anemia
 falciforme, 47
Aneurisma(s), 56
 cerebrais, 118
  acompanhamento clínico, 124
   recomendações, 124
  apresentação clínica, 120
  epidemiologia, 118
  exames de imagem, 120
  fisiopatologia, 119
  tratamento, 121
   conservador, 122
   endovascular, 123
    microcirurgia combinada, 124
   microcirúrgico, 122
 em paciente pediátrico, 121*f*
 pediátrico, 122
  tratamento para, 122
   endovascular, 123
   microcirúrgico, 122
Angiogênese, 21-28
 desenvolvimento, 25
  cerebrovascular, 25
  embrionário, 25
 por brotamento, 24*f*
 processos de, 24*f*
 vasculogênese *versus*, 23*f*
Angiografia
 achados na, 169*q*
  na DMM, 169*q*
 cerebral, 150
  digital, 150
   na TSVC, 150
Angioressonância
 na DMM, 116, 170
 nuclear magnética, 16*f*
  de AVC, 16*f*
   neonatal, 16*f*

angio-RM (Angiografia por Ressonância), 34
 na DMM, 170
angio-TC (Angiotomografia Computadorizada), 34
 cerebral, 149
  na TSVC, 149
 de crânio, 169
  na DMM, 169
Anormalidade(s)
 vasculares, 105-130
  na adolescência, 105-130
   aneurismas cerebrais, 118
   DMM, 112
   malformações cavernosas, 105
   MAVs, 124
  na infância, 105-130
   aneurismas cerebrais, 118
   DMM, 112
   malformações cavernosas, 105
   MAVs, 124
Anticoagulação
 oral, 154
  na TSVC, 154
 proposta de roteiro, 153
  do HC-UNICAMP, 153
AO (Artéria Occipital), 172
AR (Autossômica Recessiva), 100
Arteriografia
 na DMM, 116
Arteriopatia(s)
 cerebral, 48
  focal, 48
   em adolescentes, 4
   em crianças, 4
 na SD, 177
  tipo Moyamoya, 177
ASCO (Aterosclerose, doença de Pequenos Vasos, fonte Cardíaca, Outras causas), 100
ASD (Angiografia de Subtração Digital), 148
 na DMM, 169
ATS-ACM (Artéria Temporal Superficial para as Artérias Cerebrais Médias)
 anastomose da, 116
AV (Artéria Vertebral), 26
Avaliação(ões)
 hemodinâmicas, 171
  na DMM, 171
   com PET, 171
   com SPECT, 171
AVC (Acidente Vascular Cerebral), 31, 85, 113, 114
 agudo, 37
  DWI, 37
  espectroscopia, 37

apresentação radiológica do, 44
　nas diversas etiologias, 44
　　na faixa etária pediátrica, 44
em adolescentes, 4
　evolução, 8
　hemorrágico, 6
　isquêmico, 4
　orientações gerais, 7
　tratamento, 7
em crianças, 4
　evolução, 8
　hemorrágico, 6
　isquêmico, 4
　orientações gerais, 7
　tratamento, 7
fatores de risco no, 75-81
　vivências em, 75-81
　　ADCVI, 79
　　revisão, 75
　　unidade de neurologia infantil, 79
fetal, 2
genética e, 99-102
　genes associados ao, 101f
histórico do, 1-8
　na adolescência, 1-8
　　considerações gerais, 1
　　exemplos de, 5f
　na infância, 1-8
　　considerações gerais, 1
　　exemplos de, 5f
　　no Brasil, 1
na adolescência, 63-72, 217-220
　papel da imagem por TD no, 63-72
　　localização em tratos específicos, 71
　　　da substância branca, 71
　　no diagnóstico, 63
　　orientação terapêutica, 71
　　prognóstico, 71
　　vantagens da, 69
　　　sobre difusão simples, 69
　qualidade de vida após, 217-220
　　família, 219
　　mortalidade, 219
　　percepção da criança, 218
　　versus familiar, 218
na infância, 63-72, 195-201, 217-220, 223-227
　desafios no ambiente familiar e social, 223-227
　　aceitação dos familiares, 226
　　burocracia, 226
　　capacitação dos profissionais da educação, 227

　　despesas financeiras, 225
　　falta de conhecimento, 226
　　　dos profissionais da saúde, 226
　　informações escassas, 225
　　manifestação de modificações
　　　observadas, 225
　　　funcionais, 225
　　　orgânicas, 225
　　olhar da sociedade, 226
　　tempo de dedicação, 225
　evolução após, 195-201
　　acadêmica, 195-201
　　cognitiva, 195-201
　papel da imagem por TD no, 63-72
　　localização em tratos específicos, 71
　　　da substância branca, 71
　　no diagnóstico, 63
　　orientação terapêutica, 71
　　prognóstico, 71
　　vantagens, 69
　　　sobre difusão simples, 69
　qualidade de vida após, 217-220
　　família, 219
　　mortalidade, 219
　　percepção da criança, 218
　　versus familiar, 218
neonatal, 15f
　angioressonância de, 16f
　RM de, 15f
pediátrico, 203-215
　fisioterapia no, 203-215
　　aquática, 213-215
　　neurofuncional, 203-210
perinatal, 2, 11-17, 79
　aspectos, 11-17
　　clínicos, 11-17
　　neurológicos, 11-17
　avaliação clínica, 3
　　neurológica, 3
　classificação, 11
　definição, 11
　diagnóstico, 14
　　EEG, 16
　　neuroimagem, 14
　　quadro clínico, 14
　evolução, 17
　incidência, 12
　no ADCVI, 79
　　do Hospital de Clínicas de Porto Alegre, 79
　patogênese, 12
　terapêutica, 16
　tratamento, 3

AVCH (Acidente Vascular Cerebral
    Hemorrágico), 54, 85
  em adolescentes, 6
  em crianças, 6
  fatores de risco no, 81q
  neonatal, 12
  no Hospital de Clínicas de Porto Alegre, 79
    ADCVI, 79
    unidade de neurologia infantil, 79
  presumido, 12
AVCI (Acidente Vascular Cerebral Isquêmico), 85
  achados de, 37f
  agudo, 37f
    ACM esquerda, 37f
  em adolescentes, 4, 76
    arteriopatias, 4
    doenças, 6
      cardíacas, 6
      hematológicas, 6
      protrombóticas, 6
    fatores de risco do, 76
      revisão, 76
  em crianças, 4, 76
    arteriopatias, 4
    doenças, 6
      cardíacas, 6
      hematológicas, 6
      protrombóticas, 6
    fatores de risco do, 76
      revisão, 76
  fase aguda de, 35
    na TC, 35
      evolução após o íctus, 35
  fetal, 11
  na infância, 34, 77q, 79, 80q
    fatores de risco para, 77q, 80q
    no Hospital de Clínicas de Porto Alegre, 79
      ADCVI, 79
      unidade de neurologia infantil, 79
  neonatal, 11
  perinatal, 11, 75, 143, 187-189
    crianças com, 187-189
      aspectos evolutivos de, 187-189
    fatores de risco do, 75
      revisão, 75
    presumido, 11
AVM (Acidente Vascular na Medula
    Espinal), 181-185
  anatomia vascular, 181
    da medula espinal, 181
  diagnósticos, 185
    diferenciais, 185
    equívocos de, 185

epidemiologia, 181
hemorrágico, 184
isquêmico, 18
manejo dos pacientes, 185
síndromes medulares, 182

B

Brotamento
  angiogênese por, 24f
BSID (*Bayley Scales of Infant Development*), 208

C

CAD (Coeficientes Aparentes de Difusão)
  mapa de, 64
Cardiopatia(s)
  AVCI e, 48
    na infância, 48
CCS (Sistema de Classificação Causal), 100
CCSS (Childhood Cancer Survivor Study), 78
Cerebelo
  AC do, 110
CI (Cápsula Interna)
  anatomia da, 87
  fibras de projeção, 88q
    principais, 88q
  segmentos da, 88q
  trajeto pela, 89f
    trato corticospinal no, 89f
CIMT (Terapia por Contensão Induzida/
  Constraint-Induced Movement Therapy), 207
Circulação
  da região estriatocapsular, 89
Citopatia
  mitocondrial, 53f
Crescimento
  de novos vasos, 22f
    a partir de preexistentes, 22f
  intussusceptivo., 25
Criança(s)
  AVC em, 4
    evolução, 8
    orientações gerais, 7
    tratamento, 7
  AVCH em, 6
  AVCI em, 4, 76
    arteriopatias, 4
    doenças, 6
      cardíacas, 6
      hematológicas, 6
      protrombóticas, 6
    fatores de risco do, 76
      revisão, 76

com AVCI, 187-189
  aspectos evolutivos, 187-189
com glomerulonefrite, 52f
  aguda, 52f
com sequelas, 213-215
  de AVC, 213-215
    fisioterapia aquática em, 213-215
  hipertensão arterial, 52f
  lesões em, 52f
    de substância branca, 52f
  TSVC na, 139-155
    diagnóstico, 147
      angiografia cerebral digital, 150
      angio-TC cerebral, 149
      neuroimagem, 148
      RM, 149
      TC contrastada, 148
      testes laboratoriais, 147
    fatores de risco, 140
    fisiopatologia, 142
      não neonatal, 145
      neonatal, 143
    localização, 147
    manifestações clínicas, 140
    prognóstico, 155
    sinais da, 146q
    sintomas da, 146q
    sistema venoso em, 142
      anatomia do, 142
      fisiologia do, 142
    tratamento, 150
      anticoagulação oral, 154
      outras medicações, 155
      sugestão de protocolo do
        HC-UNICAMP, 152
      terapia trombolítica, 155
Cuidador(es)
  aspectos relevantes para, 203
  no AVC pediátrico, 203

D

DCV (Doença Cerebrovascular), 1
  na infância, 31-61
    neuroimagem e, 31-61
      abordagem em eventos agudos, 34
      achados por TC, 34
      caracterização das lesões vasculares, 38
        no SNC, 38
      definição, 32
      diagnóstico diferencial, 51
      etiologia, 33
      fase aguda de AVCI, 35
      fisiopatologia, 32
      incidência, 32

quadro clínico, 33
recorrência, 32
RM, 36
oclusiva crônica, 176
  AVC e, 176
  na SD, 176
Desafio(s)
  no ambiente familiar e social, 223-227
    AVC na infância, 223-227
      aceitação dos familiares, 226
      burocracia, 226
      capacitação dos profissionais da
        educação, 227
      despesas financeiras, 225
      falta de conhecimento, 226
        dos profissionais da saúde, 226
      informações escassas, 225
      manifestação de modificações
        observadas, 225
        funcionais, 225
        orgânicas, 225
      olhar da sociedade, 226
      tempo de dedicação, 225
Desenvolvimento
  cerebrovascular, 25
    embrionário, 25
  cronológico, 26, 27
    da vascularização cerebral, 26, 27
      arterial, 26
      venosa, 27
  do sistema venoso cerebral, 27f
    na fase adulta, 27f
    no período gestacional, 27f
Dilatação(ões)
  aneurismáticas, 58f
    na ACP esquerda, 58f
    na bifurcação, 58f
      da ACI esquerda, 58f
      da ACM esquerda, 58f
    da tórcula de Herophili, 147f
    MAVs com, 147f
DISAPRE (Ambulatório de Distúrbios do
  Aprendizado), 31
Dissecção
  arterial, 48
    na infância, 48
Distribuição
  vascular, 38
    das lesões isquêmicas, 38
    padrão de, 38
Distúrbio(s)
  de hipercoagulação, 175
    AVC e, 175
    na SD, 175

DMM (Doença de Moyamoya), 45, 46f, 112, 165-177
  AITs, 115
  angiorressonância, 116
  arteriografia, 116
  associação à, 166q
    doenças subjacentes em, 166q
  avaliação pós-operatória, 117
  características clínicas, 114
  circulação regional, 115
  definição, 165, 169q
    achados na angiografia, 169q
    breve histórico, 165q
  diagnóstico, 168
    achados dos exames de imagem, 169
      angio-RM, 170
      angio-TC de crânio, 169
      ASD, 169
      avaliações hemodinâmicas, 171
        com PET, 171
        com SPECT, 171
      eletroencefalografia, 171
      IRM, 17
      TC de crânio, 169
      US da artéria carótida, 169
    apresentação clínica, 168
    avaliação diagnóstica, 169
  epidemiologia, 113, 167
  fisiopatologia, 167
  genética, 167
  história natural, 168
  indicações para cirurgia, 115
  metabolismo cerebral, 115
  prognóstico, 173
    fatores determinantes no, 175q
  revascularização cirúrgica, 173, 174q
    resultados da, 173
    técnicas da, 173
  terminologia, 166
    versus SMM, 166
  tratamento, 116, 171, 174q
    cirúrgico, 116, 172
    recomendações para, 174q
    técnicas de revascularização, 172, 173
      direta, 172
      indireta, 173
Doença(s)
  de Leigh, 53f
  em adolescentes, 6
    cardíacas, 6
    hematológicas, 6
    protrombóticas, 6
  em crianças, 6
    cardíacas, 6
    hematológicas, 6
    protrombóticas, 6
Doppler
  ultrassonografia com, 34
Drenagem
  venosa, 41
    territórios de, 41
DSA (Angiografia com Subtração Digital), 34
DTI (Imagem de RM por Tensor de Difusão), 95f
  nos infartos subcorticais, 94
    profundos, 94
      na infância, 94
DTT (Tensor de Difusão por Tratografia), 95f
  nos infartos subcorticais, 94
    profundos, 94
      na infância, 94
DWI (Imagens Ponderadas por Difusão), 36
  no AVC, 15, 37
    agudo, 37
    perinatal, 15
  nos infartos subcorticais, 94
    profundos, 94
      na infância, 94

E

EAGA (Estudo de Associação Genômica Ampla), 100
ECNPI (Encefalopatia Crônica Não Progressiva da Infância), 204
EDAMS (Encéfalo-Duro-Arteriomiossinangiose)
  anastomose, 117
EDAS (Encéfalo-Duro-Arteriossinangiose)
  anastomose, 117
EEG (Eletroencefalograma)
  no AVC, 16
    perinatal, 16
EENM (Estimulação Elétrica Neuromuscular), 205
EFC (Embolia Fibrocartilaginosa), 184
EHI (Encefalopatia Hipóxico-Isquêmica), 142
Eletroencefalografia
  na DMM, 171
    pediátrica, 171
Embolização(ões)
  da MAV, 128f
    pré-operatória, 128f
EMS (Encéfalo-Miossinangiose)
  anastomose, 117
Encefalopatia(s)
  fisioterapia nas, 204
    aumento, 206
      da força muscular, 206
      das atividades motoras, 207

espasticidade, 205
    manejo da, 205
    melhora, 207
        da função, 207
        do autocuidado, 207
    prática, 204
        baseada em evidências, 204
Erro(s)
    inatos, 52
        do metabolismo, 52
Espectroscopia
    no AVC, 37
        agudo, 37
Evento(s) Isquêmico(s)
    lesões que simulam, 51
        ACs, 59
        ADEM, 51
        aneurismas, 56
        AVCh, 54
        erros inatos do metabolismo, 52
        MAVs, 56
        PRESS, 51
        trombose venosa, 53
            cerebral, 53
Evolução
    após AVC, 195-201
        na infância, 195-201
            acadêmica, 195-201
            cognitiva, 195-201

F

FA (Anisotropia Fracionada), 36
FAM (Frequência Alélica Menor), 100
Família
    no AVC, 219
        na adolescência, 219
        na infância, 219
Fator(es) de Risco
    da TSVC, 140
        na criança, 140
        para desenvolvimento, 141q
    no AVC, 75-81
        vivências em, 75-81
            ADCVI, 79
            revisão, 75
            unidade de neurologia infantil, 79
    nos infartos subcorticais, 90
        profundos, 90
            na infância, 90
Fibra(s)
    de projeção, 88q
        principais, 88q
            da CI, 88q

Fisioterapeuta(s)
    aspectos relevantes para, 203
        no AVC pediátrico, 203
Fisioterapia
    no AVC pediátrico, 203-215
        aquática, 213-215
            abordagem, 213
            avaliação da, 215
        neurofuncional, 203-210
            aspectos relevantes, 203
                para cuidadores, 203
                para fisioterapeutas, 203
                para pais, 203
            na fase aguda, 208
            nas endefalopatias, 204
            no acompanhamento a longo prazo, 208
Fístula
    dural, 147f
        congênita, 147f
            do seio transverso, 147f
Fossa
    posterior, 53f
        lesões de, 53f
            em criança recém-nascida, 53f

G

Gânglio(s)
    da base, 111
        AC dos, 111
Gene(s)
    associados ao AVC, 101f
Genética
    AVC e, 99-102
        genes associados ao, 101f
Glomerulonefrite
    aguda, 52f
GMFM (*Gross Motor Function Measure*), 209
GOAL (*Goals-Activity-Motor Enrichment*), 207

H

H&H (Escala de Hunt e Hess), 120
HABIT (Terapia Intensiva Bimanual/*Hand-Arm Intensive Bimanual Therapy*), 207
HBPM (Heparina de Baixo Peso Molecular)
    sugestão de protocolo, 152
        do HC-UNICAMP, 152
HC-UNICAMP (Hospital das Clínicas da Unicamp), 31
    sugestão de protocolo do, 152
        anticoagulação, 153
            proposta de roteiro, 153
        complicações, 154
        em trombofilias, 152
        HBPM, 152

heparina convencional, 153
  não fracionada, 153
  TA, 152
Hemissíndrome
  esquerda, 145*f*
  em RNT, 145*f*
Hemossiderina
  na RM, 107*f*
Heparina
  convencional, 153
  não fracionada, 153
HIC (Hipertensão Intracraniana), 140, 142
  por trombose, 140*f*
  de seio sagital, 140*f*
    superior, 140*f*
Hipercoagulação
  distúrbios de, 175
    AVC e, 175
    na SD, 175
Hipertensão
  arterial, 52*f*
    criança com, 52*f*
HIV (Hemorragia Intraventricular), 143
HSA (Hemorragia Subaracnóidea), 119

I
IEC (Infarto Estriatocapsular), 85-96
ILE (Infarto Lenticuloestriado), 85-96
Imagem(ns)
  vasculares, 57*f*
    anômalas, 57*f*
Infância
  anormalidades vasculares na, 105-130
    aneurismas cerebrais, 118
    DMM, 112
    malformações cavernosas, 105
    MAVs, 124
  AVC na, 1-8, 63-72, 77*q*, 195-201, 217-220, 223-227
    desafios no ambiente familiar e social, 223-227
      aceitação dos familiares, 226
      burocracia, 226
      capacitação dos profissionais da educação, 227
      despesas financeiras, 225
      falta de conhecimento, 226
        dos profissionais da saúde, 226
      informações escassas, 225
      manifestação de modificações
        observadas, 225
        funcionais, 225
        orgânicas, 225

olhar da sociedade, 226
tempo de dedicação, 225
evolução após, 195-201
  acadêmica, 195-201
  cognitiva, 195-201
papel da imagem por TD no, 63-72
  localização em tratos específicos, 71
    da substância branca, 71
  no diagnóstico, 63
  orientação terapêutica, 71
  prognóstico, 71
  vantagens, 69
    sobre difusão simples, 69
qualidade de vida após, 217-220
  família, 219
  mortalidade, 219
  percepção da criança, 218
    versus familiar, 218
DCV na, 31-61
  neuroimagem e, 31-61
    abordagem em eventos agudos, 34
    achados por TC, 34
    caracterização das lesões vasculares, 38
      no SNC, 38
    definição, 32
    diagnóstico diferencial, 51
    etiologia, 33
    fase aguda de AVCI, 35
    fisiopatologia, 32
    incidência, 32
    quadro clínico, 33
    recorrência, 32
    RM, 36
infartos subcorticais na, 85-96
  profundos, 85-96
    anatomia da CI, 87
    etiologia, 90
    fatores de risco, 90
    IEC, 85-96
    ILE, 85-96
    neuroimagem, 93
    quadro clínico, 92
    tratamento, 94
    vascularização da região estriatocapsular, 89
Infarto(s)
  subcorticais profundos, 85-96
    na infância, 85-96
      anatomia da CI, 87
      etiologia, 90
      fatores de risco, 90
      IEC, 85-96
      ILE, 85-96

neuroimagem, 93
quadro clínico, 92
tratamento, 94
vascularização da região
estriatocapsular, 89
Infecção(ões)
bacterianas, 176
suscetibilidade aumentada para, 176
AVC na SD e, 176
IPSS (International Pediatric Stroke Study), 1, 31, 76, 144
IRM (Imagem por Ressonância Magnética)
na DMM, 170
Isquemia
hemodinâmica, 41
padrão vascular, 41

L
Leigh
doença de, 53f
Lesão(ões)
cerebrais, 53f, 143f
de origem metabólica, 53f
na TSVC, 143f
espectro de, 143f
em criança, 52f, 53f
de fossa posterior, 53f
de substância branca, 52f
isquêmicas, 36f, 44
agudas, 44
no período perinatal, 44
em fase aguda, 36f
que simulam eventos isquêmicos, 51
ACs, 59
ADEM, 51
aneurismas, 56
AVCh, 54
cerebral, 53
erros inatos do metabolismo, 52
MAVs, 56
PRESS, 51
trombose venosa, 53
vasculares, 38
no SNC, 38
caracterização das, 38

M
Malformação(ões)
cardíacas congênitas, 175
AVC e, 175
na SD, 175
cavernosas, 105
AC, 108
do cerebelo, 110

do tálamo, 111
do tronco cerebral, 108
dos gânglios da base, 111
em outras topografias, 112
supratentorial, 110
apresentação clínica, 107
tratamento, 108, 112
conservador, 108
outras alternativas de, 112
MAVs (Malformações Arteriovenosas), 33, 56
com dilatação, 147f
da tórcula de Herophili, 147f
embolizações, 128f
pré-operatórias, 128f
epidemiologia, 125
exames de imagem, 126
fisiopatologia, 125
história natural, 125
recorrência, 129
tratamento, 126
endovascular, 127
microcirúrgico, 127
multimodal, 129
radiocirurgia, 128
MCH (Miocardiopatia Hipertrófica), 99
Medula
espinal, 181
anatomia vascular da, 181
MELAS (Miopatia Mitocondrial, Encefalopatia, Acidose Láctica e episódios AVC-like), 53f, 92
Modificação(ões)
no AVC na infância, 225
manifestação de, 225
funcionais, 225
orgânicas, 225
Mortalidade
no AVC, 219
na adolescência, 219
na infância, 219
Moyamoya
aparência angiográfica, 166f
clássica, 166f
colaterais de, 114f
na SD, 176, 177
arteriopatia tipo, 177
AVC e, 176

N
Neonato(s)
sistema venoso em, 142
anatomia do, 142
fisiologia do, 142
Neovasculogênese, 21

Neuroimagem
    e doenças cerebrovasculares, 31-61
        na infância, 31-61
            abordagem em eventos agudos, 34
            achados por TC, 34
            caracterização das lesões vasculares, 38
                no SNC, 38
            definição, 32
            diagnóstico diferencial, 51
            etiologia, 33
            fase aguda de AVCI, 35
            fisiopatologia, 32
            incidência, 32
            quadro clínico, 33
            recorrência, 32
            RM, 36
        na TSVC, 148
            angiografia cerebral, 150
                digital, 150
            angio-TC cerebral, 149
            RM, 149
            TC contrastada, 148
        nos infartos subcorticais, 90
            profundos, 90
                na infância, 90

O
OSCP (Oxfordshire Community Stroke Project), 100

P
Pai(s)
    aspectos relevantes para, 203
        no AVC pediátrico, 203
PCA (Artéria Cerebral Posterior), 26, 38
    esquerda, 58*f*
        dilatação aneurismática na, 58*f*
PChA (Artéria Corióidea Posterior), 26
PCOMM (Artéria Comunicante Posterior), 26
PET (Tomografia por Emissão
    de Pósitrons), 34, 115
        avaliações hemodinâmicas com, 171
            na DMM, 171
PRESS (Encefalopatia Posterior Reversível), 51
ProA (Artéria Proatlantal), 26
Processamento Auditivo
    central, 191-194
Processo(s)
    de angiogênese, 24*f*
PSOM (*Pediatric Stroke Outcome Measure*), 203
PW (Polígono de Willis), 26

Q
Qualidade de Vida
    após AVC, 217-220
        na adolescência, 217-220
            família, 219
            mortalidade, 219
            percepção da criança, 218
                versus familiar, 218
        na infância, 217-220
            família, 219
            mortalidade, 219
            percepção da criança, 218
                versus familiar, 218

R
Radiocirurgia
    da MAV, 128
Região
    estriatocapsular, 87*f*, 89
        anatomia da, 87*f*
        circulação da, 89*f*
        vascularização da, 89, 90*q*
Revascularização
    na DMM, 172, 173, 174*q*
        cirúrgica, 173, 174*q*
            resultados da, 173
            técnicas da, 173, 174*q*
        técnicas de, 172
            direta, 172
            indireta, 173
RM (Ressonância Magnética), 31, 34
    de AVC, 3, 14, 15*f*
        neonatal, 15*f*
        perinatal, 14
    na TSVC, 149
    nos infartos subcorticais, 94
        profundos, 94
            na infância, 94
RNT (Recém-Nascido a Termo), 144
    hemossíndrome em, 145*f*
        esquerda, 145*f*

S
SAF (Síndrome do Anticorpo
    Antifosfolipídeo), 148, 159
SCIWORA (*Spinal Cord Injury without
    Radiographic Abnormality*), 183
SD (Síndrome de Down)
    AVC na, 165-177
        arteriopatia, 177
            tipo moyamoya, 177

condições que podem predispor, 175
  distúrbios de hipercoagulação, 175
  DVC oclusiva crônica, 176
  fatores genéticos, 176
  malformações cardíacas congênitas, 175
  moyamoya, 176
  outros mecanismos, 176
  suscetibilidade aumentada, 176
    para infecções bacterianas, 176
Segmento(s)
  da CI, 88q
Seio
  reto, 54f
    trombo no interior do, 54f
  transverso, 147f
    fístula dural congênita do, 147f
Sequela(s)
  de AVC, 213-215
    fisioterapia em crianças com, 213-215
      aquática, 213-215
Sinal(is)
  de maus-tratos, 60
Síndrome(s)
  medulares, 182
Sistema Venoso
  anatomia do, 142
    em crianças, 142
    em neonatos, 142
  cerebral, 27f
    desenvolvimento do, 27f
      na fase adulta, 27f
      no período gestacional, 27f
SMM (Síndrome de Moyamoya)
  DMM versus, 166
SNC (Sistema Nervoso Central), 99
  lesões vasculares no, 38
    caracterização das, 38
    isquêmicas, 38
SNP (Marcadores de Polimorfismo de Nucleotídeo Único), 100
SPECT (Tomografia Computadorizada por Emissão de Fóton Único), 34, 115
  avaliações hemodinâmicas com, 171
    na DMM, 171
SQTL (Síndrome do QT Longo), 100
SSS-TOAST (Estudo TOAST-Stroke), 100

T

TA (Terapia de Anticogulação), 150
  sugestão de protocolo, 152
    do HC-UNICAMP, 152
Tálamo
  AC do, 111

TC (Tomografia Computadorizada)
  achados por, 34
  contrastada, 148, 150f
    na TSVC, 148, 150f
  de crânio, 169
    na DMM, 169
  fase aguda na, 35
    de AVCI, 35
      evolução após o íctus, 35
  no AVC, 3
  nos infartos subcorticais, 94
    profundos, 94
      na infância, 94
TCE (Traumatismo Cranioencefálico), 91
TD (Tensores de Difusão), 67
  papel da imagem no AVC por, 63-72
    na adolescência, 63-72
      localização em tratos específicos, 71
        da substância branca, 71
      no diagnóstico, 63
      orientação terapêutica, 71
      prognóstico, 71
      vantagens, 69
        sobre difusão simples, 69
    na infância, 63-72
      localização em tratos específicos, 71
        da substância branca, 71
      no diagnóstico, 63
      orientação terapêutica, 71
      prognóstico, 71
      vantagens, 69
        sobre difusão simples, 69
TDAH (Transtorno do Déficit de Atenção/Hiperatividade), 217
TEA (Transtorno do Espectro Autista), 217
Terapia
  trombolítica, 155
    na TSVC, 155
Teste(s)
  laboratoriais, 147, 148q
    para trombofila, 147, 148q
      pesquisa de, 148q
TOAST (Tratamento do Derrame Agudo), 100
Trato
  corticospinal, 89f
    no trajeto pela CI, 89f
Trombo
  no interior, 54f
    do seio reto, 54f
Trombofilia(s)
  sugestão de protocolo, 152
    do HC-UNICAMP, 152

testes laboratoriais para, 147, 148*q*
   pesquisa de, 148*q*
Trombose(s)
   fatores associados a, 157-161
   venosa, 53, 143*q*
     cerebral, 53, 143*q*
     neonatal, 143*q*
Tronco
   cerebral, 108
     AC do, 108
TSV (Trombose de Seios Venosos), 78
   fatores de risco na, 81*q*
   no Hospital de Clínicas de Porto Alegre, 79
     ADCVI, 79
     unidade de neurologia infantil, 79
TSVC (Trombose Sinovenosa Cerebral), 139-161
   fatores associados, 157-161
   lesão cerebral na, 143*f*
     espectro de, 143
   na criança, 139-155
     diagnóstico, 147, 149*q*
       angiografia cerebral digital, 150
       angio-TC cerebral, 149
       neuroimagem, 148
       RM, 149
       TC contrastada, 148
       testes laboratoriais, 147
     fatores de risco, 140
     fisiopatologia, 142
       não neonatal, 145
       neonatal, 143
     localização, 147
     manifestações clínicas, 140
     prognóstico, 155
     sinais, 146*q*
     sintomas, 146*q*
     sistema venoso em, 142
       anatomia do, 142
       fisiologia do, 142
     tratamento, 150
       anticoagulação oral, 154
       outras medicações, 155
       sugestão de protocolo do HC-UNICAMP, 152
       terapia trombolítica, 155
   neonatal, 145*f*
     sintomas, 145*f*

U

UNICAMP (Universidade Estadual de Campinas), 31
US (Ultrassonografia)
   com Doppler, 34
   da artéria carótida, 169
   na DMM, 169
   no AVC, 14
     perinatal, 14
USTF (Ultrassonografia Transfontanela), 144
UTI (Unidade de Terapia Intensiva)
   neonatal, 144

V

Vascularização
   cerebral, 26, 27
     desenvolvimento da, 26, 27
       arterial, 26
       venosa, 27
   da região estriatocapsular, 89, 90*q*
Vasculogênese, 21-28
   crescimento de novos vasos, 22*f*
     a partir de preexistentes, 22*f*
   desenvolvimento, 25
     cerebrovascular, 25
     embrionário, 25
     cronológico, 26, 27
       da vascularização cerebral, 26, 27
         arterial, 26
         venosa, 27
       do sistema venoso cerebral, 27*f*
         na fase adulta, 27*f*
         no período gestacional, 27*f*
   versus angiogênese, 23*f*
Vaso(s)
   sanguíneos, 22*f*
     crescimento de novos, 22*f*
     a partir de preexistentes, 22*f*
VIPS (Vascular Effects of Infection in Pediatric Stroke), 76
Vivência(s)
   em fatores de risco, 75-81
     no AVC, 75-81
       ADCVI, 79
       revisão, 75
       unidade de neurologia infantil, 79
VJI (Veia Jugular Interna), 142